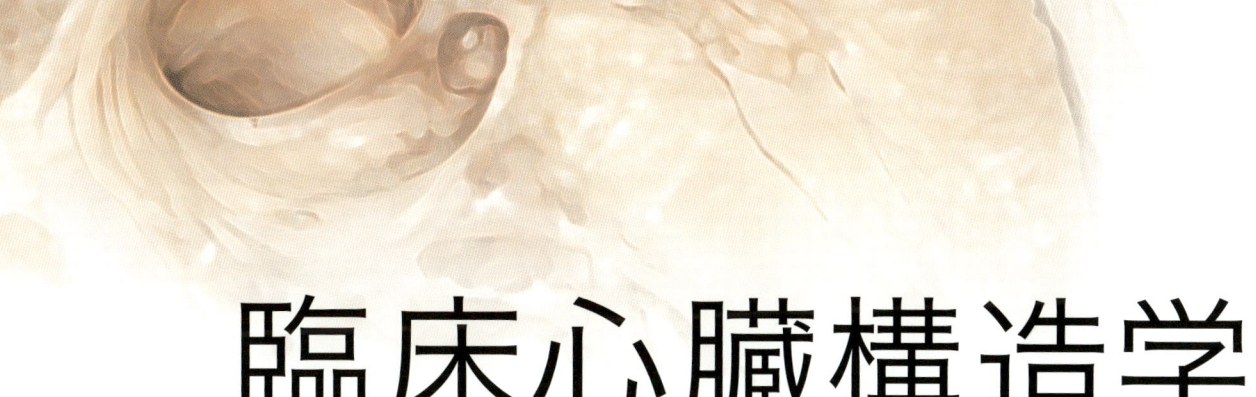

臨床心臓構造学

不整脈診療に役立つ心臓解剖

井川 修　日本医科大学多摩永山病院内科・循環器内科臨床教授

井川　修

【略歴】
　　昭和 51 年 3 月 31 日　　大阪府立大学工学部航空工学科卒業
　　昭和 58 年 3 月 31 日　　鳥取大学医学部卒業
　　昭和 62 年 3 月 31 日　　鳥取大学医学部大学院内科系卒業
　　平成　5 年 4 月　1 日　　同第一内科助手
　　平成　9 年 4 月　1 日　　同第一内科講師
　　平成 11 年 12 月 1 日〜平成 12 年 11 月 30 日　米国ノースウェスタン大学留学
　　　　　　　　　　　　　　　　　　　　　　　　　　　（文部科学省在外研究員）
　　平成 15 年　4 月 1 日　　同病態情報内科学・循環器内科助教授（現：准教授）
　　平成 21 年　4 月 1 日　　同循環器内科科長・附属病院診療教授
　　平成 22 年 10 月 1 日　　日本医科大学多摩永山病院内科・循環器内科臨床教授

【専門分野】
　　臨床不整脈学　臨床心臓解剖学　ペースメーカ・植込み型除細動器治療
　　臨床心臓電気生理学

【所属学会】
　　日本循環器学会　日本不整脈心電学会　日本解剖学会
　　日本内科学会

【認定資格】
　　日本循環器学会認定循環器専門医　日本不整脈心電学会認定不整脈専門医
　　日本内科学会認定総合内科専門医　日本医師会認定産業医

臨床心臓構造学—不整脈診療に役立つ心臓解剖

　発　　行　2011 年 3 月 15 日　第 1 版第 1 刷 ©
　　　　　　2019 年 4 月 1 日　　第 1 版第 4 刷

　編　　集　井川　修（いがわ　おさむ）
　発行者　　株式会社　医学書院
　　　　　　代表取締役　金原　俊
　　　　　　〒113-8719　東京都文京区本郷 1-28-23
　　　　　　電話　03-3817-5600（社内案内）
　印刷・製本　横山印刷

本書の複製権・翻訳権・上映権・譲渡権・貸与権・公衆送信権（送信可能化権を含む）は株式会社医学書院が保有します．

ISBN978-4-260-01121-1

本書を無断で複製する行為（複写，スキャン，デジタルデータ化など）は，「私的使用のための複製」など著作権法上の限られた例外を除き禁じられています．大学，病院，診療所，企業などにおいて，業務上使用する目的（診療，研究活動を含む）で上記の行為を行うことは，その使用範囲が内部的であっても，私的使用には該当せず，違法です．また私的使用に該当する場合であっても，代行業者等の第三者に依頼して上記の行為を行うことは違法となります．

|JCOPY|〈出版者著作権管理機構　委託出版物〉

本書の無断複製は著作権法上での例外を除き禁じられています．複製される場合は，そのつど事前に，出版者著作権管理機構（電話 03-5244-5088，FAX 03-5244-5089，info@jcopy.or.jp）の許諾を得てください．

推薦の序

　この本は，不整脈の診療・研究に携わる者が渇望していたまさに画期的な書である．著者の井川修博士が名づけた『臨床心臓構造学』という概念は，古代ギリシャに始まる長い歴史を有する解剖学と，最先端の臨床不整脈学を結びつける大きな役割を果たしたと言える．このように不整脈の機序やカテーテルアブレーション治療の方法を様々な角度からの解剖所見と比較して論じた本格的な著書は世界で初めてで，これは井川修博士の不整脈専門医としての長年の臨床経験と基礎医学者としての心臓解剖学・病理学の研鑽があってこそ可能となったことであろう．今まで私は不整脈治療における参考書として，Anderson and Becker の『心臓解剖学カラーアトラス』（絶版）を座右の書としてきた．この著書も臨床医にとって，まさに目から鱗が落ちるような記述が満載の名著であるが，残念ながらカテーテルアブレーション治療が出現する以前に書かれたテキストであり，もう一歩のところに隔靴掻痒の感があった．それに対して本書は綺麗な解剖組織カラー写真とともに，3次元 CT 像やカテーテル電極を含んだ透視像，さらには心内心電図までもが併記されており，これは刮目に値する．

　本文は，「Ⅰ．心臓構造の理解に必要な発生学」に関する記述から始まる．この臨床心臓発生学に関する章は，複雑心奇形を扱う医師以外にはあまり必要ではないと考えられる方もいるかもしれないが，それは大きな間違いである．なぜ不整脈が起きたのか，なぜこの部位をアブレーションすると不整脈が治るのか，などを考える時に完成された心臓のみを見ていたのではわからないことが多すぎる．不整脈発生の機序は心臓の発生と密接な関連があるのである．

　「Ⅱ．部位別に見た心臓構造の特殊性と不整脈の関連」の章に進むと，不整脈治療における解決のヒントが満載である．ここでは，今まで個々の不整脈医が育んできたカテーテルアブレーションのテクニックやコツの理由までもが，明確に解き明かされている．また，今まで私が知らないで過ごしていた事実も多く記載されており，明日からのカテーテルアブレーション施行に身の引き締まる思いを感じた．また各論ではカテーテルアブレーションのみならず，心臓デバイス植込みのコツや注意点にまで言及されている．

　専門外の者にとって異分野の用語は難解である．臨床医にとっても基礎解剖学の用語は医学部での系統解剖学で学んだ以来の言語であり，日常使っている臨床での「解剖用語」

には誤用や誤解も多い。そのような用語の解説から始まり，難解な解剖所見を読者が理解できるように説明するには大変な労力を要したと思われる。この本を読むと，今まで知っていると自惚れていたことが整理され理解が深まることはもちろん，新たな不整脈治療や研究のアイデアまでもが浮かんでくる。その意味でこの本は，不整脈専門医・アブレーショニストにとって必携の書であると推薦できる。

　平成23年2月

横浜労災病院不整脈科　野上昭彦

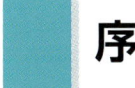
序

　「循環器病学・不整脈学を理解するための臨床心臓解剖学（臨床心臓構造学）」の研究を始めてから，はや23年が過ぎ去ってしまった．あっという間である．
　この研究は，臨床不整脈にかかわり始めた駆け出しの頃，2次元透視像の中のカテーテル位置を3次元構造の中へ厳密にイメージしたいとの思いから始めた「勉強」である．どこにも教科書はなかった．自分の力だけが頼りである．心臓の解剖を臨床データと対比させながら厳密に見る努力を続けること約10年，折しもカテーテルアブレーション治療が登場し，心臓および周辺領域の解剖の重要性が叫ばれる時代となっていた．心臓構造を3次元的に理解することの重要性が叫ばれると同時に，基礎医学と臨床医学を結び付ける学問の重要性も強調され始め，この「心臓の構造を研究する領域」が一つの学問分野として認知されるに至ったのである．23年前，全く周囲を気にすることなく，ただただ，自分自身を納得させようと始めた「勉強」が，非薬物療法の発達という時代背景の中で，一つの「学問」分野となっていった．
　私は認知された領域，つまり「臨床を実践している医師の目から見た臨床心臓解剖学」を，臨床循環学と基礎心臓解剖学を結びつける学問として「臨床心臓構造学 Clinical cardiac structurology」と名づけ体系化する努力を続けてきた．
　この研究手法は，これといって最新機器を用いたものでもなければ，華麗な特殊テクニックを駆使したものでもない．ただ，臨床の場で湧きあがった問題点・疑問点を剖検心に投影し，心臓構造を見ながらひたすら考える．考えに考えて問題点を解決していく，そんな単純作業なのである．華やかな色合いは何もない，泥臭く，根気の要る作業である．日中の臨床業務を終え，夜もふけてからその作業に取り掛かる．作業は深夜にまでおよび，ときに朝まで続く．こんな時間を長年，すごしてきたのである．（よく辛くないのかと尋ねられるのであるが，心臓に触れているこの深夜の時間は，辛いどころか，すべてを忘れて没頭できる至福の時である．今でも，この生活は続いている．）
　気がつけば，認知されてからもさらに10年が経過し，既に，20年以上が過ぎ去ってしまった．
　確かに，不整脈領域は新しい治療法・検査法が登場し劇的な進歩を続けている．しかしながら，その華やかな時代の中で，どこかに我々が置き忘れてきたものがあるように思えてならない．臨床医学と基礎医学を結びつけて正確にものを見ようとする学問が今こそ，必要ではないだろうか？とりわけ，臨床を実践する循環器医の目で基礎医学（心臓解剖）を分析する学問体系が，この時代であるからこそ求められているのではないだろうか．
　研究開始後20数年が経過したとは言え，臨床に携わりながら心臓解剖を見ていると日々，新しい発見がある．「20数年経ってもまだ，きわめなければならないところが多い．」それ程に心臓構

造は神秘的なものである.「臨床心臓構造学」という新しい学問体系構築への道のりは,まだ,道半ばである.半ばどころか4分の1のレベルに到達したに過ぎない.「これまでは序曲,おもしろいところはこれから！」という思いである.

ここに「臨床心臓構造学」としてこれまでの研究の一部をご紹介できる喜びをしみじみと感じている.本書が読者の心臓構造への理解に少しでも役立つことを期待してやまない.

20数年という長きにわたりこの臨床研究を遂行することができ,それを継続することが可能となっているのは,決して私一人の力ではなく,支えていただいている多くの方々のご協力のお蔭と信じている.とりわけ,以下にご紹介させていただく一人の研究協力者（足立正光先生）と三人の恩師（井上貴央先生,久留一郎先生,新 博次先生）の存在は大きく,そのご恩は言葉に言い尽くせない程である.

この「臨床心臓構造学」を仕上げるにあたり,さまざまな資料作成を献身的にお手伝いいただいたのが,足立正光講師（鳥取大学医学部附属病院循環器内科）である.先生は,この臨床研究開始当初より常に,私と行動を共にしながら,データを集め,データのあり方を議論し,学問を練り上げてきた「ただ一人の共同研究者・ただ一人の同志」である.先生と施設を異にするようになった今でも,臨床心臓解剖・病理を根っから愛してやまないものどうしの定期的なカンファレンスは続いている.

私が恩師と仰ぐ井上貴央教授（鳥取大学医学部医学科機能形態統御学講座・形態解析学分野）には,この臨床研究の重要性を早い段階よりご理解いただき,積極的に援助していただいた.先生には研究的側面ばかりでなく精神的側面も含め,さまざまな場面で適切なご指導を賜ったが,その心臓解剖に向かう姿勢はきわめて厳格であり,その考え方は今も私の研究姿勢に脈々といきづいている.先生の存在なくしては,この研究の現在はなく,また,その継続もなかったと考えている.

また,久留一郎教授（鳥取大学大学院機能再生医科学専攻再生医療学講座）は,研究遂行にあたりいつも貴重なご意見をいただいた.常にcreativeにものごとに挑むその姿勢は尊敬に値し,先生の生き方から多くのものを学ばせていただいた.その思想は,少なからず私の現在のものの見方に影響を与えている.

もう一人の恩師,新 博次教授（日本医科大学多摩永山病院病院長）は,私の現在の上司である.平成22年10月1日,先生のもとへ赴任させていただいたが,同じ臨床不整脈領域をご専門とされる先生のご理解とご配慮で,快適な臨床研究環境をいただきこれまでと同様の研究継続が可能となっている.よき上司のもと,日々,見守られこれまでにない心の安らぎをいただいている.

先生方より賜ったご支援に対し,謹んで感謝の意を表するところである.

平成23年1月12日

井川　修

目次

写真中の略語一覧 ……………………………………………………………………… xi
Introduction ……………………………………………………………………………… 1
 A. 臨床心臓構造学とは？　1
 B. 臨床心臓構造学とカテーテルアブレーション　1
 C. 構造分析法─心臓の3次元イメージ　3

Ⅰ．心臓構造の理解に必要な発生学 ……………………………………………… 5

総論 ……………………………………………………………………………………… 6
1. どのように心臓の発生を心臓構造と結びつけるか？ ……………………………… 6
2. 心臓の発生過程から見た心臓構造完成までの基本的な考え方 ………………… 6
 A. 心臓の基本構造　7
 B. 2つの変形　7

各論 ……………………………………………………………………………………… 13
1. 「完成した心臓」の基本構造から見た心臓の発生 ……………………………… 13
 A. 胎生期静脈系と静脈洞　13
 B. 静脈洞右角と原始心房　16
 C. 心房の左右分割と左房　16
 D. 下大静脈と右房峡部　20
 E. 房室管の分割　20
 F. （原始）心室と心球（円錐部）の「左右分割」　20
 G. 大動脈弁と肺動脈弁の形成　23
 H. 房室弁の形成　23

Ⅱ．部位別に見た心臓構造の特殊性と不整脈の関連 ………………………… 27

1. 下大静脈-三尖弁輪間峡部構造の特殊性 ………………………………………… 28
 A. Subeustachian pouch(SEP)　31
 B. SEPとCTI領域の電位について　32

C. CTI領域の構造と頻拍中の興奮伝導様式　34

　　　D. 小心静脈　37

　　　E. Sinusoid様管腔　37

2. **右心耳構造の特殊性** ……………………………………………………………… 39

　　　A. 右心耳の解剖学的定義　39

　　　B. 右心耳ポケット　43

　　　C. 選択的右心耳造影における"Twin dome structure"　43

　　　D. 右心耳ポケットと洞房結節の関係　46

　　　E. 構造から想定されるRRAポケット内カテーテル挿入時の電位所見とリスク　47

　　　F. 認識の修正が必要な右心耳構造　47

3. **三尖弁中隔尖の弁下構造の特殊性** ………………………………………………… 48

　　　A. 房室弁の構造　49

　　　B. 三尖弁弁尖の構造　49

　　　C. 三尖弁中隔尖と膜性中隔　55

4. **右室流出路-肺動脈幹基部接合部の解剖** …………………………………………… 60

　　　A. 流出路-大血管接合部の解剖の特殊性　62

　　　B. 右室流出路-肺動脈幹基部接合部の解剖　62

5. **左心耳と左上・下肺静脈および左側分界稜の関係** ………………………………… 70

　　　A. 左房左側の様相　71

　　　B. 左側分界稜　73

　　　C. 左心耳基部について　77

　　　D. 左心耳基部前方起源の心房頻拍　79

6. **左房天井の特殊性（左房天蓋静脈とは）** …………………………………………… 80

　　　A. どの部位を左房前壁-天井境界部とすべきか？　81

　　　B. どの部位を左房後壁-天井境界部とすべきか？　85

　　　C. 臨床に即した左房天井の定義とは？　85

　　　D. 左房天井に接する構造物　85

　　　E. 左房天井に対するカテーテルアブレーションの注意点　89

7. **僧帽弁構造の特殊性** …………………………………………………………………… 91

　　　A. 左室自由壁基部の構造とアブレーション　92

　　　B. 僧帽弁の基本構造　94

　　　C. 構造から見たカテーテルアブレーション　102

8. **大動脈弁直下構造の特殊性（左心側からイメージする刺激伝導系）** ……………… 106

　　　A. ヒス束アブレーションによる完全房室ブロック作製　107

  B. 房室接合部の構造と右心側の刺激伝導系　108

  C. 大動脈弁直下の構造と左心側の刺激伝導系　108

  D. ヒス束アブレーション前のカテーテルポジション　109

  E. 構造から見た至適アブレーション部位　113

9. 心房(間)中隔の解剖～心房(間)中隔穿刺法(ブロッケンブロー法) ……………… 115

  A. 心臓の中隔とは？　116

  B. 1次および2次心房中隔　117

  C. 心房(間)中隔の定義と想定される電気生理学的特性　117

  D. 房房間伝導と心房(間)中隔の解剖　120

  E. 卵円窩の大きさと緊張度　121

  F. 2次心房中隔-大静脈洞境界部の様相について　123

  G. 心房(間)中隔最下端のレベル　123

  H. 左房から見た心房(間)中隔　125

10. 房室中隔とは？ ……………………………………………………………………………… 127

  A. 房室中隔　128

  B. 心房(間)および心室(間)中隔から房室中隔への構造的連続性　132

  C. 房室中隔と膜性中隔　133

  D. 房室中隔と房室結節　134

  E. 房室中隔と房室弁尖　136

  F. 房室中隔と大動脈洞(無冠大動脈洞)および膜性中隔　136

  G. 房室中隔とPyramidal space　137

  H. 房室中隔を走行する房室結節動脈　139

  I. 房室中隔の電気生理学　139

  J. 房室中隔におけるカテーテルアブレーション　140

11. 右室流出路中隔および周辺構造について ……………………………………………… 142

  A. 右室流入路・流出路について　143

  B. 右室内腔鋳型のイメージ　147

12. 心臓静脈系の解剖～心室再同期療法 …………………………………………………… 149

  A. 構造から見た心臓循環と他臓器循環の相違　150

  B. 心臓の静脈系構造の考え方　152

  C. 冠状静脈洞　153

  D. 静脈系と右房胎生期静脈洞　157

  E. 静脈洞という用語の混乱　157

  F. Chiari網　157

  G. Duplication of the coronary sinus　158

H. 冠状静脈洞閉鎖　159

I. 静脈洞瘤・憩室　159

J. 小心(臓)静脈　160

K. 左心房斜静脈〔別名，Marshall 静脈〕　161

索引 ………………………………………………………………………… 165

写真中の略語一覧

略語	和文/スペル	略語	和文/スペル	略語	和文/スペル
AAo	上行大動脈	LAM	左房筋	PTS	心膜横洞
ACVs	前心静脈	LAPW	左房後壁	PV	肺動脈弁
Ad.T	脂肪細胞	LBB	左脚	RA	右房
AIV	前室間静脈	LCC	左冠尖	RAA	右心耳
ALC	前外側交連	LCX	左冠動脈回旋枝	RBB	右脚
ALS	anteriolateral scallop	LFW	右心耳前方	RCA	右冠動脈
AMFC	aorto mitral fibrous continuity	LIPV	左下肺静脈	RCC	右冠尖
AMFW	右心耳基部	LL	左肺	RIPV	右下肺静脈
AML	僧帽弁前尖	LMB	左主気管支	RL	右肺
AN	瘤	LOM	Marshall 靱帯	RMB	右主気管支
Ao	大動脈	LPA	左肺動脈	RPA	右肺動脈
AoV	大動脈弁	LPVV	左室後静脈	RSPV	右上肺静脈
AP	副伝導路	LSPV	左上肺静脈	RTC	右側分界稜
APM	前乳頭筋	LTC	左側分界稜	RV	右室
AS	大動脈洞	LV	左室	RVA	右室心尖部
ATL	三尖弁前尖	LVM	左室筋	RVIT	右室流入路
AVS	房室中隔	LVMV	左室辺縁静脈	PVM	右室心筋
AVN	房室結節	LVOT	左室流出路	RVOT	右室流出路
AVNA	房室結節動脈	MB	気管支	SAN	洞房結節
BR	basal ring	MCV	中心静脈	SB	sagittal bundle
CFB	中心線維体	ML	僧帽弁尖	SCV	小心(臓)静脈
CS	冠状静脈洞	MS	膜性中隔	SEP	subeustachian pouch
CSM	冠状静脈洞心筋	MV	僧帽弁	SNA	洞房結節動脈
CSos	冠状静脈洞開口部	MVA	僧帽弁輪	SPT	肺動脈洞
CSV	冠状静脈洞弁	NAS	無冠大動脈洞	SPV	上肺静脈
CTI	下大静脈-三尖弁輪間狭部	NCC	大動脈弁無冠尖	STJ	sinotubular junction
Epi	心外膜	OF	卵円窩	STL	三尖弁中隔尖
ER/V	下大静脈弁(ユースタキオ稜/弁)	PA	肺動脈	SV	大静脈洞
Eso	食道	PC	心膜腔	SVC	上大静脈
GCV	大心(臓)静脈	PeC	腹膜腔	TC	分界稜
HB	ヒス束(電位)	PIV	後室間静脈	TcH	腱索
HB(BP)	ヒス束分岐部	PIC	胸膜腔	ThV	テベシウス弁
HB(PP)	ヒス束貫通部	PLSVC	左上大静脈遺残	TG	分界溝
HRA	高位右房	PM	櫛状筋	TL	三尖弁尖
IAS	心房中隔	PMC	後内側交連	TMB	transverse myocardial bundle
ILT	interleaflet triangle	PML	僧帽弁後尖	Tr	気管
IPV	下肺静脈	POS	心膜斜洞	TV	三尖弁
IVC	下大静脈	PP	壁側心膜	TVA	三尖弁輪
IVS	心室中隔	PPM	後乳頭筋	VAJ	ventriculoarterial junction
LA	左房	PR	心膜翻転部	VOM	Marshall 静脈
LAA	左心耳	PT	肺動脈幹		
LAD	左冠動脈前下行枝	PTL	三尖弁後尖		

Introduction

A 臨床心臓構造学（clinical cardiac structurology）とは？

　不整脈解析・治療を行うために行われる心臓カテーテル検査・治療では，空間的（3次元）情報に，時間的要素を加えた4次元情報が必要とされる．また，同じ1つの空間的（3次元）情報といえども，その情報を提供する側（基礎：3次元情報提供側）と利用する側（臨床：3次元情報利用側）で，その構造認識は大きく異なっている．

　臨床では4次元情報での議論が要求される．しかしながら実臨床の場では，その一歩手前の3次元情報（構造）の認識の違いのために，議論がかみあっていない場面をよく見かける．著者はその問題に対し，心臓カテーテル検査・アブレーション治療・デバイス治療などを行う臨床医として，またその一方で心臓解剖学・病理学を研究する基礎医学者として20数年間とり組んできた．この取り組みの中で，基礎と臨床の間の情報を正確に伝達するための学問が欠如していることを痛感している．

　この欠如している部分を補うため，不整脈解析・治療に要求される，心臓3次元構造の新しい認識（neutral positionを基準とした認識）方法を提唱した．さらに時間的要素を加えた4次元情報により構造を認識する新たな方法を開発し，これを臨床心臓構造学（clinical cardiac structurology）として体系化している．

B 臨床心臓構造学とカテーテルアブレーション

　エントリーあるいは自動能を機序とする頻拍に対し，カテーテルアブレーション治療が行われるようになってから久しい．その処置にあたっては，
　①治療対象部位およびその周辺領域の3次元構造をイメージしながら，2次元透視下にカテーテルを挿入・留置する．
　②電気生理学的な論理に基づいて2次元構造の中で頻拍機序を診断する．
　③2次元透視下に，2次元構造を3次元構造にイメージを変換しながら，設定された頻拍の起源（リエントリー回路の一部あるいは自動能の起源）をアブレーションする
というような手順が踏まれるのであろう．

　確かに，アブレーション治療によって頻拍は根治する．同処置は成功と評価され，この治療ロジックは正しいと評価されるのである．臨床的にはこれでよいのかもしれない．

　しかしながら，機能（臨床心臓電気生理学）と解剖（臨床心臓解剖学）の観点からこの流

れを詳細に検証すると，はたして本当にこれでよいのだろうかという疑問が湧いてくる．上記，治療手順の，「①解剖→②機能→③解剖（アブレーション治療）」，それぞれの段階には大きな問題が潜んでいる．大切なことは，きめ細かな正しい3次元構造イメージをもっているかどうかである．投影前の3次元情報・イメージに誤りがあれば，その投影像の2次元透視像イメージに誤りを生じることとなる．

①についての問題点：解剖学書には治療対象部位およびその周辺領域の局所解剖が，詳細に報告されている．しかしながら，その提示されている構造体を見る方向は，我々が臨床の場で見ている構造体の方向とは程遠いものである．とりわけ，臨床では，面の微妙な方向を意識するのであるが，解剖学書にはその記載がない．その局所解剖がアブレーション時の3次元構造のイメージ構築に生かされてはいないのである．

②についての問題点：リエントリー性頻拍であればその頻拍回路の全貌は不明であり，自動能といえども，心内膜側心筋起源なのか，心外膜側心筋起源なのか，あるいは壁内心筋起源なのか断定できない．つまり，心臓構造の中に頻拍像をイメージできていないのである．房室結節リエントリー性頻拍などでは，頻拍時における房室結節への興奮進入経路も確定しておらず，その進入経路の電気生理学的特性も不明である．

現在，詳細な電気生理学的検査により，治療対象部位およびその周辺領域の機能と構造を対応させる努力が続けられている．むろん，この手法は確かに重要なアプローチではあるが，あくまでも2次元透視下に，かつ心拍動下に行われるものであるため，その評価には注意を要し，カテーテル検査法の精度と限界も認識すべきと考えられる．

③についての問題点：至適アブレーション部位が，組織学的にどのような様相であるのかの結論は得られていない．これを要求することはある意味，不可能である．なぜなら，そこでアブレーションが成功した例で，病理学的にアブレーションが行われた組織を調べることができたとしても，単に，焼け跡を調べているにすぎず，真の不整脈起源組織を病理学的に調べていることにはならない．逆に，アブレーションをすれば成功したであろう不整脈源組織が存在していたとしても，アブレーションを施行しその成功を確認しない限り，その部位が本当に不整脈起源であったかはわからない．永遠に解決不可能な命題である．

また，3次元構造を2次元構造に変換した透視像の中で処置が行われ，それを再び3次元構造に戻してイメージを再構築する作業が行われているが，個人の中で心臓構造は様々にイメージされており，同一の基準で構造が語られていない．

さらに，アブレーションポイントは電気生理学的には mm オーダーで決定されているにもかかわらず，アブレーションにより形成される焼灼巣は半径 5 mm 前後である．

アブレーションが成功したとしても，拍動下心腔内においてのことであり，どの部位での焼灼が有効であったのか(水平方向での有効性)，どの深さでの焼灼が有効であったのか(垂直方向での有効性)などの正確な判断はむずかしい。

　このような問題点のすべてを解決するには無理がある。しかしながら，大きな問題は，やはり治療対象部位およびその周辺組織の解剖学的認識であり，その理解を深めることによって，上記，問題点のかなりの部分が改善されるものと考えられる。

C　構造分析法─心臓の3次元イメージ

　解剖学的アプローチといっても，過去の解剖学領域の研究者達が提示してくれた貴重な情報を，臨床医は臨床の場でなかなか生かしきれてこなかったのではないだろうか。研究者達の努力によって得られた貴重な情報が，基礎から臨床へうまく手渡されてこなかったように思われるのである。

　心臓局所解剖といえば，その局所全体の観察が容易な断面で組織切片が作られその断面所見が提示されている。しかしながら，2次元透視下にカテーテルを操作し，不整脈を分析する現場の臨床医にとっては，今，立ち向かっている構造物が，3次元空間でどこに位置し，3次元的に周辺構造物とどのような位置関係になっているか，拍動でどのようにその位置が変化しているかなどが，まさに知りたいところなのである。今，イメージしようとしているその断面は，胸郭内のneutral positionにある心臓ではどの方向を向き，透視下ではどの面にあたるのか，電極カテーテルはその面とどのように接触するのかなど，臨床側は3次元構造イメージ作りに必要な情報が欲しいのである。カテーテルアブレーション，臨床心臓電気生理学に携わる著者の印象として，従来の解剖学的手法に加えて，臨床を意識した構造分析法の開発が必要と考えている。

I

心臓構造の理解に必要な発生学

総論

1 どのように心臓の発生を心臓構造と結びつけるか？

　循環器疾患を考える場合，「心臓構造・解剖」の窓を通してそれを見ると，「成因・病態・治療」について新しい方向からその内容を考えることができる。「心臓構造・解剖」への理解は，「心臓形態の形成過程」を辿ることでさらに深まるが，可能であればその作業を3次元的に行うと，「完成した心臓構造・解剖」への認識がさらに踏み込んだものとなる。その一方で常日頃，我々が接している「完成した心臓構造・解剖」を厳密に理解することは，心臓形態の形成過程を豊かな想像力をもって理解することを可能とする。このように心臓発生学と心臓構造学・解剖学は，心疾患の基質を考えるうえで相補的関係にある学問領域ととらえることができる。

　心筋分布領域の特殊性を考えるにあたっても，また，その心筋の電気生理学的特性を考えるにあたっても，発生の原点に立ち戻って考えると，なぜ，その領域に心筋が存在するのか，なぜ，そのような特性を獲得するに至ったのかなど，まさに本質的な疑問点にまでも解決の糸口が見つかる。

　心臓発生学の分野では，これまで多くの研究者たちの努力により臨床応用可能で，有益な情報が蓄積されてきた。現在，その学問領域はなおも進化を続け，新しい知見が報告され続けている。臨床不整脈，臨床心臓構造学および臨床心臓解剖学の研究に携わってきた著者は，この先人達の努力の結晶ともいえる貴重な発生学の情報にのって，心臓構造・解剖のロジックを考えさせていただいているのである。

　本項では，心臓発生学分野においてこれまでに報告されてきた情報をもとに，臨床医，とりわけ臨床不整脈専門医にとって必要な発生学的基礎知識を紹介したい。その紹介にあたっては，不正確にならない範囲でできるだけ内容を単純化し，考えやすい形で示し，「完成した心臓構造・解剖」とどのように対応するのか，（可能であれば）不整脈発生機序とどのように関連するかなどを提示する。言い換えれば，臨床の場でどのように発生学と向かい合い，その知識をどのように利用すればよいかを述べる。

2 心臓の発生過程から見た心臓構造完成までの基本的な考え方

　心臓構造の特徴は，その完成までに辿る2つの発生過程を理解するとイメージしやすい。それは①「心臓の基本構造」の形成過程と，それに加わる②2つの変形過程（「**左右分割**」と「**ループ形成**」）である。以下にその詳細を述べる。

A 心臓の基本構造

　心原基の出現後,「完成した心臓構造」が形成されていく過程は,発生第3週終わり頃に左右の造血管索が正中で癒合して形成される**原始心筒**(primitive heart tube)の登場に始まる。この時期,1対の静脈が合流し,1対の動脈が分枝し,全体として原始心筒と認識される構造物になっている。

　この原始心筒は,初期段階で**心内膜**(endocardium),**心筋外套**(myocardial mantle)とそれらを隔てる**心ゼリー**(cardiac jelly)から形成されている。その後,**心外膜**(epicardium)が形成され左右対称の筒状心筋構造物となり拍動が開始する。さらに,この筒状心筋構造では拡張部と非拡張部が交互に認められるようになり,4つの腔〔静脈洞:sinus venosus,原始心房:primitive atrium,(原始)心室:ventricle,心球:bulbus cordis(円錐部:conus cordis)〕が形成される。これが「心臓の基本構造」である(図1)。

　「完成した心臓構造」を,上記,初期段階構造から振り返って見ると「**心臓の基本構造(4つの腔)**」に由来する部位では心筋が分布しているが,他の構造に由来する部位ではその分布を認めない。

B 2つの変形

■ 心臓の基本構造(原始心筒)の左右分割について

a.「左右分割」の2つのタイプ

　「心臓の基本構造(原始心筒)」出現後,この心臓の基本構造に2つの変形(「**左右分割**」と「**ループ形成**」)が起こる。原始心筒の左右分割とは,上記した左右の造血管索が癒合前の状態に再び分かれるという意味ではない。その左右分割は心臓の基本構造(原始心筒)のうち,原始心房・(原始)心室・心球(円錐部)で起こる。さらに,それらの左右分割様式には以下の2つのタイプがある。

　左右分割様式の1つのタイプは,図2aに示すように,左右の心腔が急速に拡大するため,その間にある拡大しない部分が稜状に残り,結果として中隔を形成するに至ったものである(**左右分割様式[タイプ1]**)。この左右分割様式[タイプ1]には3つの特徴がある。

　①完全な左右分割とはならず,必ず小さな開口部が残存すること
　②完成した中隔は2枚の心筋層が心外膜側で張り合わさった構造を呈する。この場合,合わさった2枚の心筋層の間に結合組織が残る場合(**心房二次中隔**)と,残らない場合(**心室中隔筋性部**)があること

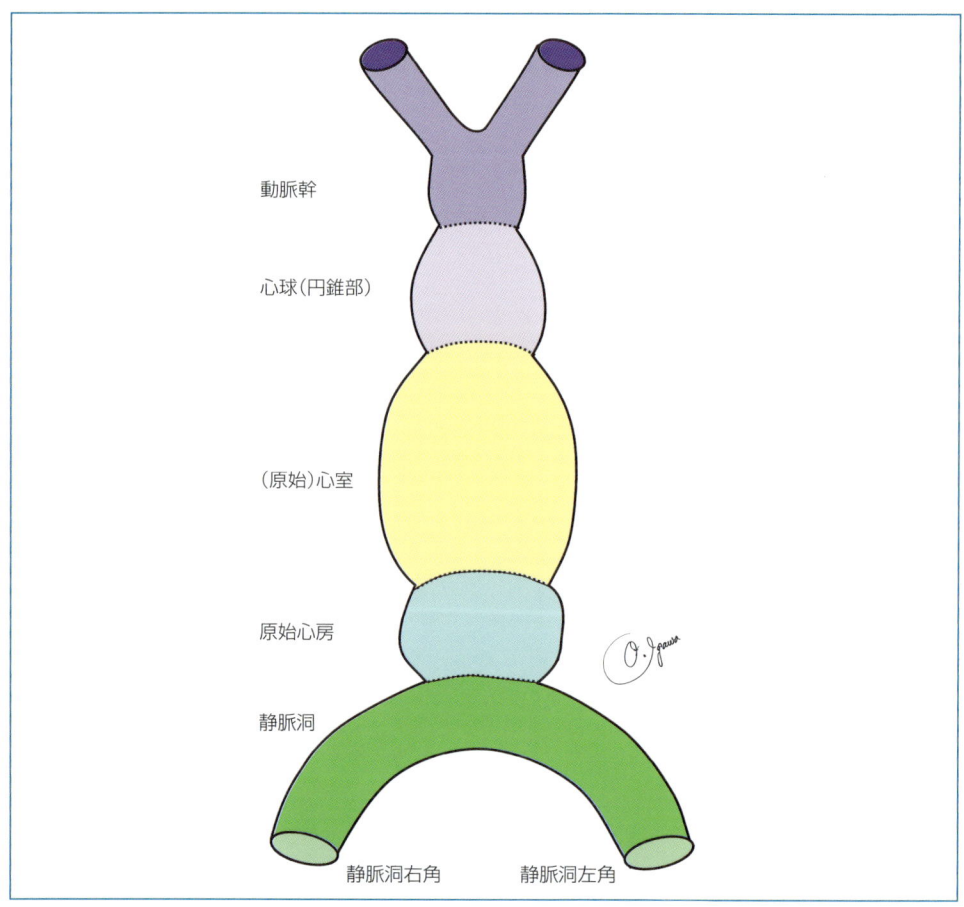

図1 原始心筒(primitive heart tube)とその区分
原始心筒は浅い溝によって静脈洞(sinus venosus)，原始心房(primitive atrium)，(原始)心室(ventricle)，心球(bulbus cordis)および動脈幹(truncus arteriosus)に分けられる。注意すべきは「心臓の基本構造」は前4者であり動脈幹は入っていないことである。

　③拡張部心筋は，作業心筋とよばれる心筋に分化することで，自動能はなくなり，速い興奮伝導特性を有するようになる。それに対し，非拡張部心筋では，自動能は残存し，遅い興奮伝導特性を呈する状態，つまり原始心筋のままの特性を維持すること

　左右分割様式のもう1つのタイプは，図2b，cに示すように隆起状構造物が心内膜下細胞の増殖で形成される。この隆起が発達しながら対側の心内膜まで到達することにより，結果として中隔を形成するに至った分割様式である(**左右分割様式［タイプ2］**)。このタイプには，①両側の隆起が中央で癒合する場合(図2b)と②片側の隆起が対側の壁に癒合する場合(図2c)とがある。この左右分割様式［タイプ2］には上記，左右分割様式［タイプ1］と逆の特徴がある。つまり，この左右分割様式［タイプ2］は，①完全な左右分割となり開口部を残すことはなく，②形成された中隔の心筋特性は，隆起が出現した部位のそれと同じである。実際，各心腔の左右分割はこの2つの様式をどちら

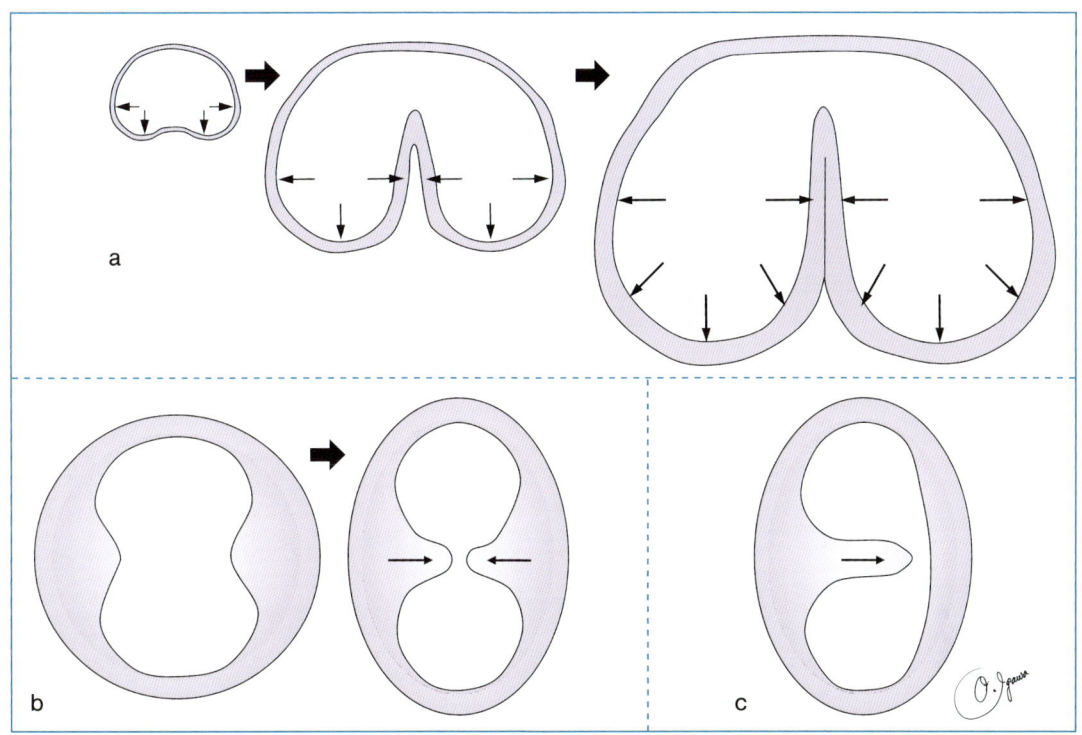

図2　中隔形成様式の模式図
a. 拡大する2つの心腔の間で拡大が少ないために取り残された領域が中隔となる中隔形成様式。b. 両側より成長した稜状構造が中央で癒合することにより中隔が形成される様式。c. 片側より成長した稜状構造が対側の心内膜と癒合することにより中隔が形成される様式。

も交えながら進行するが，それについては後述する。

b．静脈洞について

静脈洞(sinus venosus)は「心臓の基本構造」である4つの腔のうちの1つであるが，上記，左右分割が起こる部位にはない。静脈洞は「心臓の基本構造」のうち唯一，左右分割が起こらない部位である。模式図3aは，発生第24日(第4週)の心臓を背側より観察したものである。全身の血液は左側(青緑)，右側(黄緑)の静脈からそれぞれ**静脈洞左角(left sinus horn)，静脈洞右角(right sinus horn)**を介して**原始心房**へと還流する。模式図3bは発生第56日(第8週終わり頃)の心臓を背側より観察したものである。左側の静脈系が退化し，全身の血液は右側の静脈系を介して右房に還流する。静脈洞左角は縮小し左房の外側を走行するようになるが，そこに流れる血液は静脈洞右角を介して右房に還流するものであり，静脈洞左角は右心系の一部と認識できる。左房に静脈洞からの血液が還流することはない。したがって，「完成した心臓構造」の左心系に静脈洞由来の組織はない。

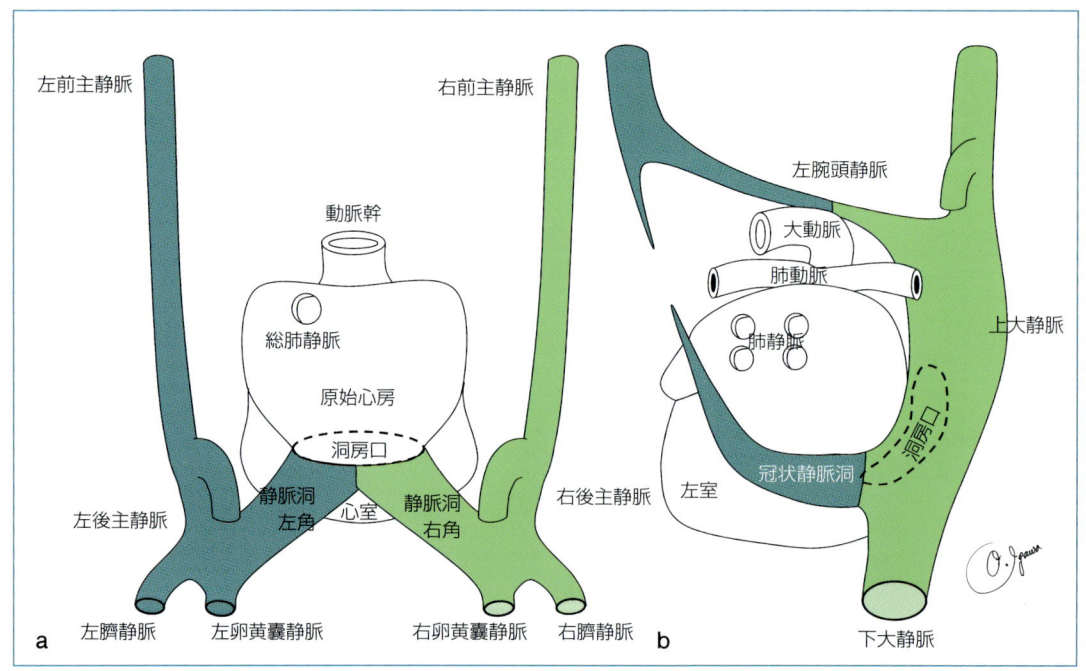

図3 胎生期静脈系と静脈洞の発生過程を示した模式図
a. 発生第24日（第4週）の静脈系と静脈洞を背側（後方）から見た図。静脈系は左右対称である。b. 発生第56日（第8週終わり頃）の静脈系と静脈洞を後方から見た図。静脈還流は右側にシフトし，静脈洞左角は縮小して冠状静脈洞を形成する。

■ 心臓の基本構造（原始心筒）のループ形成 (looping) について

a.「ループ形成」の基本的な考え方

原始心筒に左右分割が起こったとしても，そのままであれば心臓は魚類のような管状構造となるはずである。しかしながら，ヒトでは左右分割の起こった原始心筒において，さらにループ形成が起こることで進化した心臓構造が形成される。

管状構造にループ形成が起こるためには構造的に考えて，管状構造のうちでループ中心部となる部位の短縮とループ外側部となる部位の拡大が必要である。このループ中心部が，「完成した心臓構造」の**中心線維体 (central fibrous body)** である。ちなみに中心線維体とは，僧帽弁・三尖弁および大動脈弁線維輪の間を埋める緻密で強靭な線維性結合組織である。「完成した心臓構造」において上記，3つの弁輪が接することの意味を原始心筒の構造に立ち戻って考えてみる。僧帽弁輪と三尖弁輪は原始心房-心室間の境界であり，大動脈弁輪は心球（円錐部）-動脈幹間の境界である。両境界の間には心室-心球間の境界が存在している。「心臓の基本構造」である原始心筒の4つの腔のうち，心室と心球が短縮することにより，原始心房と心室，心室と心球，心球と動脈幹の3つの

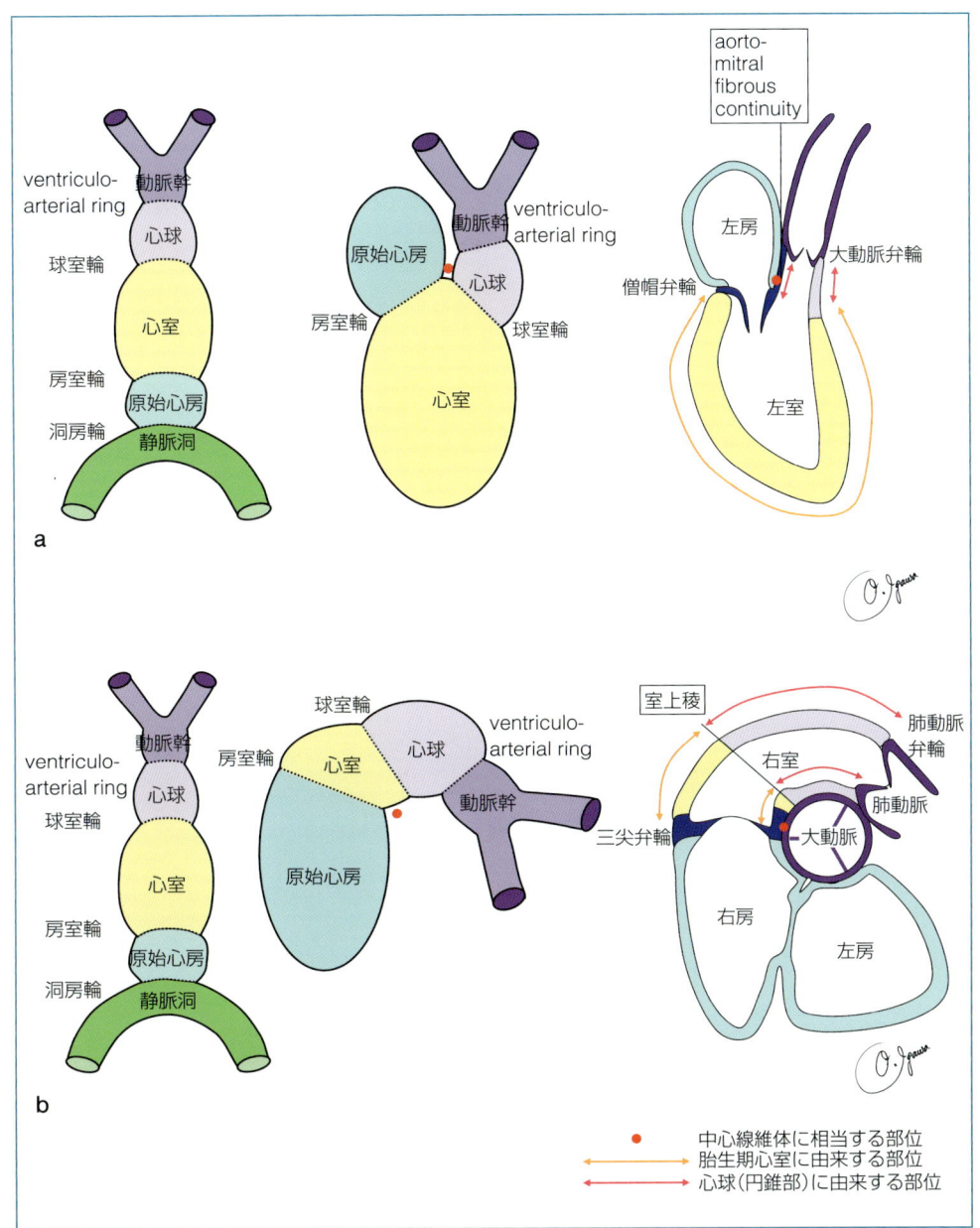

図4 左心系および右心系のループ形成の模式図
a. 左心系のループ形成：ループ内側の心室，心球組織が短縮・消失し，左房と大動脈がaortomitral fibrous continuity（AMFC）を介し直接，接している。**b.** 右心系のループ形成：ループの内側は大動脈に接する部分である。心室・心球組織の短縮はあるが消失はない。

境界が近接することになる．図4a，bは，この様相を模式図に表現したものである．

b．左心系の「ループ形成」

図4aは「完成した心臓構造」の左室長軸断面の模式図である．**左房→左室→大動脈**と**U字ループ状**に流れる血流をイメージすることができるが，同時に**左房→左室→大動脈**で形成される**U字ループ構造**をイメージできる．この「完成した心臓構造」におけるU字ループ構造の外側の並びは，「心臓の基本構造」における**原始心房→(原始)心室→心球(円錐部)→動脈幹**の並びと同様である．しかしながら，一方で「完成した心臓構造」のU字ループ構造の内側の構造の並びは，左房から結合組織を介していきなり大動脈へとつながる様相を呈している．大動脈弁と僧帽弁の間にあるこの結合組織は，aortomitral fibrous continuity (AMFC)とよばれ中心線維体に連続している．内側の構造の並びを「心臓の基本構造」に対応させると，**原始心房→(原始)心室→心球(円錐部)→動脈幹**ではなく，(原始)心室→心球(円錐部)を除いた**原始心房→動脈幹**の並びとなる．発生学的にAMFCは，元々，存在した(原始)心室と心球(円錐部)が短縮・退化することにより心筋が消失し形成されたものと考えられている．このように左心系では内側が短縮することでループが形成されている．

c．右心系の「ループ形成」

図4bは「完成した心臓構造」における大動脈弁レベル心臓短軸断面の模式図である．**右房→右室→肺動脈幹**と**逆C字状**に流れる血流をイメージすることができるが，同時に**右房→右室→肺動脈幹**で形成される**逆C字ループ構造**をイメージできる．この「完成した心臓構造」における逆C字ループ構造の外側および内側の構造の並びは，いずれも「心臓の基本構造」における**原始心房→(原始)心室→心球(円錐部)→動脈幹**の並びと同様である．右心系では左心系で見られる心筋の消退は見られず，大動脈に接する部分の(原始)心室と心球(円錐部)が短縮することにより逆C字ループ構造が形成されている．「完成した心臓構造」は，左室流出路で内側のループが，右室流出路で外側のループが形成されている．

各論

1 「完成した心臓」の基本構造から見た心臓の発生

以下に「完成した心臓構造」の基本的な発生過程を述べ，その発生過程が成人の不整脈機序にどのように関与しているかを可能な範囲で述べる。

A 胎生期静脈系と静脈洞

■ 冠状静脈洞の完成

発生初期，心臓は左右対称構造を呈しているが，この時期，全身の静脈系も左右に分かれている。左側・右側よりの静脈血は，**左・右の総主静脈**(left & right cardinal vein)，**卵黄嚢静脈**(vitelline vein)および**臍静脈**(umbilical vein)から，それぞれ静脈洞左角・右角へ還流している。発生が進むにつれて右前主静脈および右総主静脈は右上大静脈となるが，一方で左前主静脈および左総主静脈は左上大静脈となる(発生第8週初め)。その後，左側静脈系が退化するために，左側および右側にあった静脈還流は右側へシフトし**静脈洞右角**が拡大する(発生第8週)。静脈洞左角は縮小し，房室弁輪左側心外膜側に位置する**冠状静脈洞**(coronary sinus : CS)となる(発生第8週終わり頃)。

静脈還流の右側シフトが完成すると，通常，左上大静脈は縮小(一部靭帯化)し，心臓左後側面に残る**左心房斜静脈**(Marshall 静脈／靭帯)となる。図5は逆行性冠状静脈洞造影像である。後方から冠状静脈洞に合流する細い静脈(矢印)が，左心房斜静脈〔Marshall 静脈(vein of Marshall : VOM)〕である。左心房斜静脈は左下肺静脈近傍よりも末梢で靭帯化し Marshall 靭帯 (ligament of Marshall : LOM)となる。この Marshall 静脈／靭帯周囲にも，しばしば心筋の分布が認められる。この Marshall 静脈を取り巻く心筋鞘を起源とする心房性不整脈についての報告もみられる[1,2]。

図5において左心房斜静脈が冠状静脈洞へ合流する部位よりも末梢の静脈は，解剖学的に**大心(臓)静脈**(great cardiac vein : GCV)である。この静脈は**心外膜前駆細胞**(pro-epithelium)から分化したものであり，「心臓の基本構造」である静脈洞由来の構造物ではない。したがって，原則的にこの部位に心筋鞘は認めない。冠状静脈洞と左心房斜静脈以外のその他の心臓静脈も，心外膜前駆細胞から分化するため心筋鞘は認めない。大心静脈に限らず，心臓静脈系は心外膜前駆細胞から分化し，心臓静脈系が形成後に冠状静脈洞などに接続する。ちなみに心臓動脈系も心外膜前駆細胞から分化し，左・右の心臓動脈系形成後にそれぞれ左・右冠動脈洞に接続する(発生第5週後半から発生第6週)。

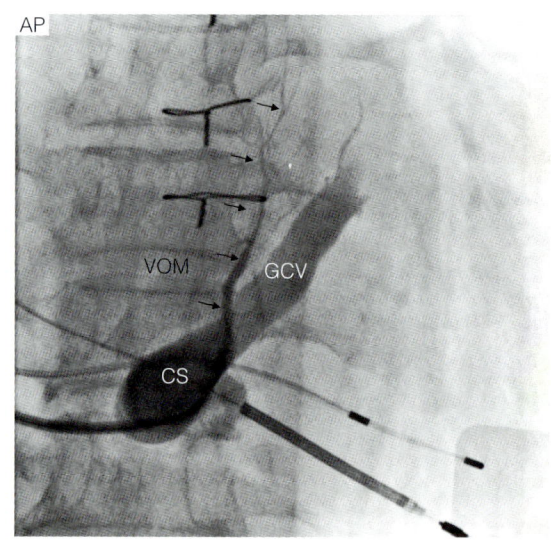

図5 逆行性静脈造影像
冠状静脈洞(CS：coronary sinus)，大心静脈(GCV：great cardiac vein)および左心房斜静脈〔vein of Marshall(VOM)：Marshall 静脈〕の関係。左心房斜静脈合流部より近位が冠状静脈洞，遠位が大心静脈である。左心房斜静脈合流部やや近位でバルーンにより冠状静脈洞を閉塞し，冠状静脈洞遠位の静脈造影を施行したものである。冠状静脈洞近位も造影されているが，側副血行路を介しての血流が存在するためである。

■ 左上大静脈遺残

　この静脈還流の右側へのシフトが不十分な段階で止まっている場合，左側上半身の静脈血は，遺残した左前主静脈および左総主静脈(後に左上大静脈となる)を介し，静脈洞左角(冠状静脈洞)から静脈洞右角(後に大静脈洞として右房の一部となる)に還流する。これを**左上大静脈遺残**(persistent left superior vena cava：PLSVC)とよぶ。

　左上大静脈遺残は決してまれなものではなく，還流血流量もさまざまである。とりわけ大量の血流がある場合，左上大静脈径は拡大し，冠状静脈洞から遺残している左上大静脈にかけての様相は一体化している。このため静脈造影を見たとしても，どこが冠状静脈洞-左上大静脈境界か判断できない。

　図6は左上大静脈遺残を認めた，29歳／女性の造影 3DCT 像(図 6a)と左上大静脈・冠状静脈洞の同時静脈造影像(図 6b)である。左上大静脈遺残があっても冠状静脈洞を流れる静脈血は右房へ還流し，遺残した左上大静脈も右心系の一部として機能する。

　通常の冠状静脈洞は，**原始心筒**(心臓の基本構造)の1つの静脈洞左角由来の構造物であるため，管状心筋構造を呈している。この心筋は臨床的に**冠状静脈洞心筋**(coronary sinus musculature：CSM)とよばれる。冠状静脈洞内で記録される電位は，①この冠状

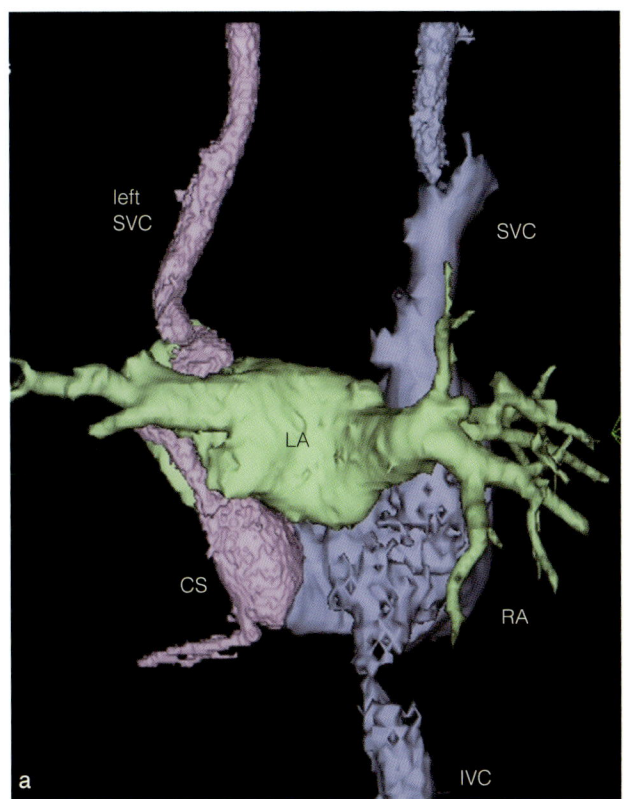

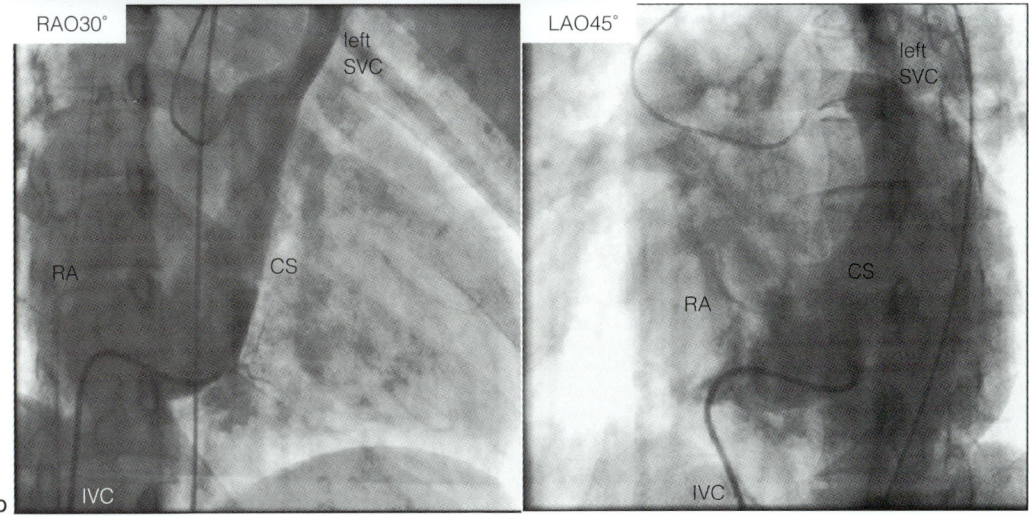

図6 左上大静脈遺残症例における3DCT像と静脈造影像
a. 造影3DCT像：左上大静脈(SVC)-冠状静脈洞(CS)系(紫色)，右上大静脈(SVC)・右房(RA)(青色)・左房(LA)(黄緑色)を後方から観察している。左上大静脈走行は左上・下肺静脈の前方，左心耳の後方を通過し，冠状静脈洞に合流する。b. 左上大静脈・冠状静脈洞同時静脈造影像：左上大静脈血流が豊富であるため両者は著明に拡大し，どこがそれらの境界か判断できない。

静脈洞心筋電位，②その近傍の左房電位（far field 電位としてとらえられる），そして③左室電位（far field 電位としてとらえられる）である。洞調律時，①と②の電位は融合波形として記録される。「完成した心臓構造」において左上大静脈遺残がある場合，冠状静脈洞に連続する左上大静脈基部には心筋の分布が認められる。この左上大静脈心筋を起源とする心房性不整脈に関する報告も散見される[3,4]。

B 静脈洞右角と原始心房

静脈還流の右側シフトは，**静脈洞右角**の拡大をもたらす（発生第 8 週）。上記した左上大静脈と同様，原始心筒に接続する静脈（**右前主静脈と右総主静脈**）に由来する右上大静脈は，その基部に心筋が分布しており心房細動などの心房性不整脈の起源となることがよく知られている[5,6]。

上記したように，原始心筒の**静脈洞左角**が縮小し冠状静脈洞に至った後（発生第 8 週），残りの静脈洞右角は原始心房の右側と一体化し右房を形成する（発生第 8 週）。胎生期静脈洞と原始心房の間には**洞房弁**（sinoatrial valve）が存在している。右房が拡大するのに対して，洞房弁は拡大が少ないため，この部位は右房壁心内膜側に隆起状構造物として残存する。これが「完成した心臓構造」において，右心耳と大静脈洞の境界をなす**分界稜**（terminal crest：TC）である。また，静脈洞内壁は表面平滑な内膜構造を呈しているのに対し，原始心房内壁には**櫛状筋**（pectinate muscle：PM）とよばれる粗い肉柱構造が認められる。

図 7 は，心房頻拍のためにカテーテルアブレーションを施行した 65 歳／女性症例である。頻拍機序は自動能と診断され，洞房結節下方約 1 cm の部位（図中 ABL：分界稜上の考えられる部位）で施行したアブレーションにより頻拍は根治した。分界稜は，上記理由より胎生期の電気生理学的特性を色濃く残している構造物であり，分界稜内起源の自動能を機序とする心房頻拍が存在しても決して不思議ではない。ちなみに**洞房結節**（sinoatrial node）は分界稜内に存在する構造物である[7]。

C 心房の左右分割と左房

■ 心房の形成

発生第 5 週終わり頃，膜様構造が原始心房天井部より細胞増殖によって出現し，下方に向かって拡大する。これが心房一次中隔である。上記，左右分割様式［タイプ 2］の 1 つの型であり図 2c のタイプに相当する。同じ頃，原始心房と（原始）心室の境界にあたる**房室管**（atrioventricular canal）の前後にも，細胞増殖による隆起が起こる（発生第 5 週終わり頃）。これを**心内膜床**（endocardial cushion）とよぶ。房室管の前・後より発達

1.「完成した心臓」の基本構造から見た心臓の発生　17

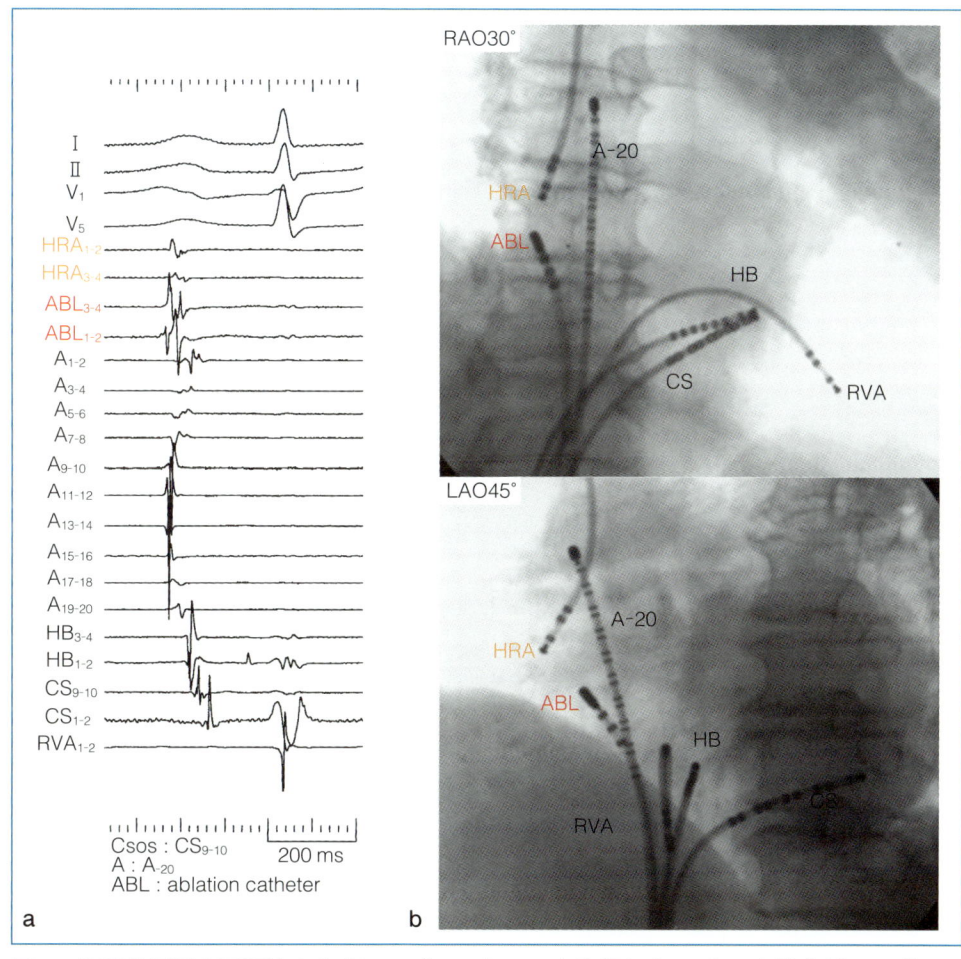

図7　分界稜起源心房頻拍のためにアブレーションを施行した65歳，女性症例のアブレーション時，心内電位とカテーテルポジション
　a. 心房頻拍中の心内電位：アブレーション部位（ABL$_{1-2}$）に最早期興奮部位を認める。b. アブレーション時，カテーテルポジション：アブレーション部位（ABL$_{1-2}$）は，洞房結節と考えられる部位（洞調律時，最早期興奮部位）の約1 cm下方の分界稜上に位置しているものと考えられた。

した心内膜床は中央で癒合する（発生第6週）。これは上記，左右分割様式［タイプ2］の一型，図2bのタイプに相当する（図8a）。

　容易に想像できることであるが，拡大してきた一次中隔は心内膜床に癒合し，構造的には心房が完全に2つに分割され，右房から左房への血流は途絶することになる。しかしながら，心房では一次中隔上端近傍でアポトーシスによる複数の小穴が形成される。さらにそれらが合体することにより新たな開口部（二次孔）が形成され，右房から左房への血流が維持される。続いて左右分割様式［タイプ1］（図2a）により，一次中隔の右側に心房壁が内側へ折れ込みを作りながら二次中隔が形成される（発生第6週）。これは上

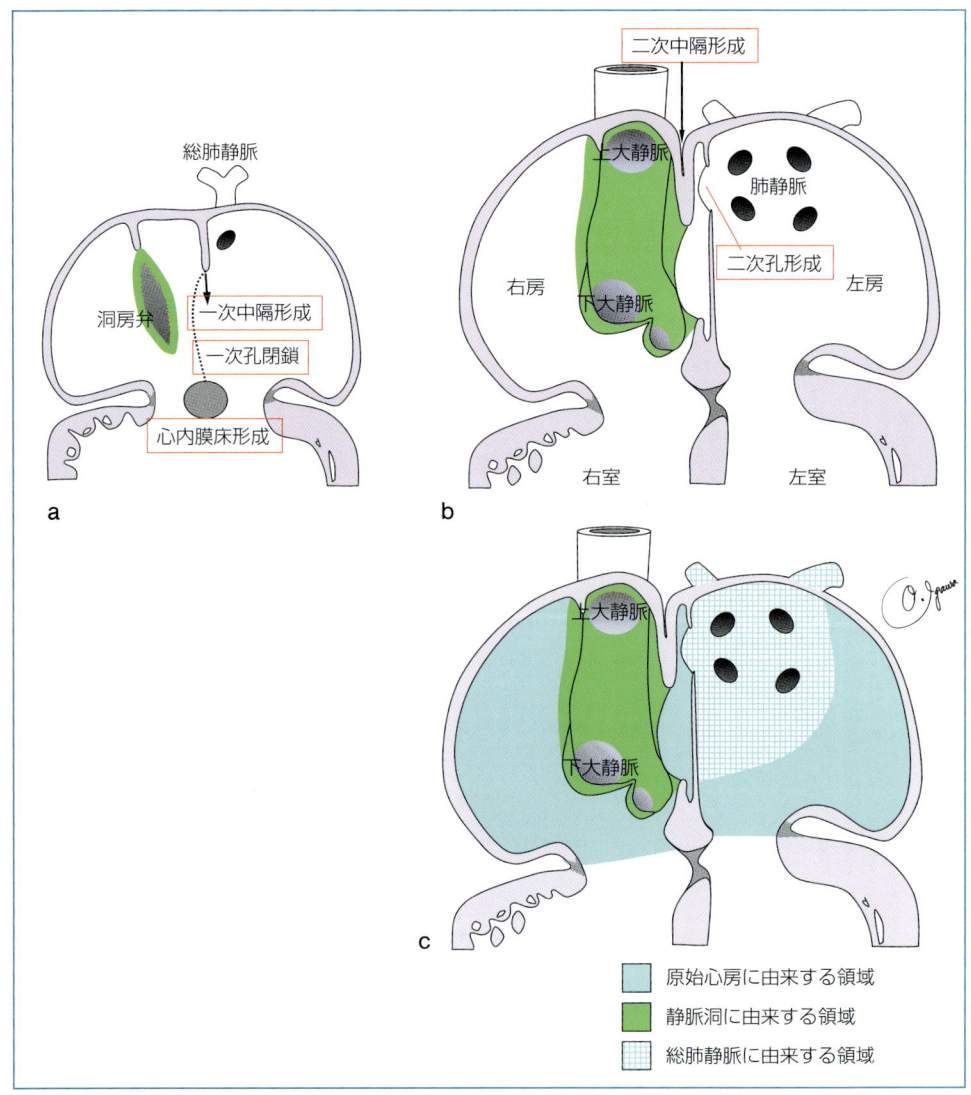

図8　心房の左右分割様式を示す模式図
a. 発生第33日(第4週終わり頃)における心臓の模式図：心内膜床が癒合することで房室管は左右に分割される。同時期に心房の天井からは一次中隔が伸び，一次孔を閉鎖しようとしている。b. 発生第43日(第6週初め)における心臓の模式図：一次中隔は心内膜床まで伸びて一次孔を閉鎖するが，同時期に一次中隔上端近傍に二次孔が形成される。さらに，その右側には二次中隔が形成される。孔の空いた2枚の心房中隔(一次および二次中隔)が形成されたところで発生は終了する。c. 発生第43日(第6週初め)の心房構造の模式図：心房は，その起源より3つの領域(原始心房由来，静脈洞由来および総肺静脈由来の領域)に分けられる。

記，図 2a の左右分割様式［タイプ 1］である。一次中隔に開いた二次孔を馬蹄形の二次中隔が右側より覆ったところで発生は終了する（図 8b）。

出生後，右房−左房間に圧較差が生じ，一次中隔は二次中隔に押しつけられ**卵円孔**（oval foramen：OF）は機能的に閉鎖する。その後，一次中隔と二次中隔の間に癒着が起こり，心房（間）中隔が完成する。成人の剖検心を検討すると，両者間の癒着が不完全な場合も少なくない（**卵円孔開存**）。

■ 肺静脈の形式

静脈洞は，心房中隔の右房側にのみに存在しており左房側にはない。左房側にあるのは原始心房のみである。この左房側の原始心房から膨隆部が形成される。その膨隆が肺の原基の中にある静脈叢と合流すると，**総肺静脈**が形成される（発生第 4 週：図 8a）。1 本の総肺静脈が形成されると，その後，総肺静脈は左房の一部として取り込まれていく。

総肺静脈が左・右の分枝部まで左房に取り込まれると，肺静脈は左・右の 2 本となり，さらにその末梢の左・右の上葉・下葉肺静脈の分枝部まで取り込まれると左に上・下 2 本，右に上・下 2 本の計 4 本の肺静脈が完成する（発生第 8 週）。この段階で左右どちらかの肺静脈の左房への取り込みが不完全に留まると，片側の**共通肺静脈幹**(common trunk of the pulmonary vein)となる。臨床的には左側でよく認められる。また，右側では 3 本の肺静脈がときに認められるが，3 葉に分かれる右肺の 3 本の肺静脈にまで左房への取り込みが進んだためと考えられる。

図 8c に示すように総肺静脈の取り込みが終了した段階で，ほとんどの左房後壁・天井は総肺静脈由来組織となる一方，図 8c の緑で示す左心耳とその周囲，僧帽弁輪，左房前壁などは原始心房由来組織となる。総肺静脈由来部位の心内膜側の表面は平滑であるが，原始心房由来部位のそれは櫛状筋が存在するため，右房ほどではないが凹凸不整である。

このように「完成した心臓構造」の左房は，原始心房由来の部分と総肺静脈由来の部分から構成されているが，左心耳と左上・下肺静脈の間にある稜状構造物がそれらの境界をなしている。これは右側での分界稜に相当する構造物であることより，著者は**左側分界稜**(left terminal crest：LTC)とよぶことを提唱している。

D 下大静脈と右房峡部

発生第7週，①右卵黄嚢静脈近位部と②肝臓の洞様毛細血管から**下大静脈近位部**が形成される。これら①，②は「心臓の基本構造」である原始心筒には由来しない構造物であり，心筋は分布していない。下大静脈前方の，静脈洞に由来する領域は縮小し，胎生期洞房弁の遺残である**下大静脈弁**(Eustachian ridge/valve：ER/V)のみとなる。このため，**下大静脈-三尖弁輪間峡部**(cavotricuspid isthmus：CTI)は，下大静脈と房室弁輪という電気的絶縁体に挟まれ櫛状筋が分布する凹凸不整な心内膜面を呈する原始心房由来の領域と考えられる。

E 房室管の分割

前述した通り，**房室管**(atrioventricular canal)は左右分割様式[タイプ2](図2b)に沿って，前後の心内膜床が発達・癒合することによって，左右に分割される(発生第5週終わり頃)。分割する組織は房室管の結合組織から起こるものであり，形成された中隔も結合組織からなっている。急速に拡大する心腔部分の心筋に対して，拡張の少ない房室管近傍には，胎生期の特性を残す細胞が残存しているとされている。伝導速度が遅い自動能を有する心筋細胞が房室管全周にわたり残存しているとする報告もある[8, 9]。その一部がMahaim束や異所性興奮起源となっていると推測されている。このように非拡張部心筋から房室結節をはじめとする刺激伝導系細胞が形成される。

F (原始)心室と心球(円錐部)の「左右分割」

「完成した心室」は，(原始)心室と心球(円錐部)から形成される。(原始)心室と心球(円錐部)では，その中隔形成様式，つまり左右分割様式が全く異なる。

■ 心室と心球の形成

発生第6週，左右心室は(原始)心室から図2aの左右分割様式[タイプ1]により分割され形成される。この際，心腔部分は急速に拡大するのに対し，拡大の少ない折り返し部は左室と右室の間にある隆起状構造物として残り，**筋性心室中隔：muscular interventricular septum**(**心室中隔筋性部：muscular portion of the interventricular septum**)を形成する。この分割では，房室管との間に**交通孔**(**室間孔：interventricular foramen**)を残す。

これに対し心球は図2bの左右分割様式[タイプ2]で分割される(発生第6～7週)。

心球，動脈幹では，その内壁に1対の心球・動脈幹隆起が相対する位置に形成されるが（発生第5週に開始），それらが発達・癒合することにより流路の中隔が形成される（発生第6週）。これは前述の左右分割様式［タイプ2］の図2bである。このとき，形成される流路の隆起部は直線状ではなくラセン状を呈している。図9a，bは流路の分割様式を示した模式図である。

　図9a左は，心球・動脈幹隆起が直線状に形成された場合の模式図である。この場合，図9a中央の上部・中部・下部の断面を見ると，いずれも同一方向に隆起が生じている。この様式で心球・動脈幹隆起が発達・癒合し心球・動脈幹が分割されたとすると，形成された2本の流路は図9a右のようにお互いに平行して走ることになる。

　これに対し図9b左は，心球・動脈幹隆起がラセン状に形成された場合の模式図で，通常の分割様式である。図9b中央の上部・中部・下部の断面を見ると，隆起は下部では左右の関係であるが，中部では前後の関係になり，上部では左右逆転した位置関係，つまり180度回転した位置関係となっている（図9bにおいて赤点および黄点で示す隆起がそれぞれ下部から上部に連続している）。この隆起が発達・癒合し，心球・動脈幹が分割された場合，形成された2本の流路は図9b右のようにお互いの周りをラセン状に走ることになる。このラセン状流路構造に前述のループ形成が加わり，通常の左・右の**心室流出路**(ventricular outflow tract：VOT)が形成される。ちなみに図9aは，大血管転位症にみられる左右分割と左・右の心室流出路の形成様式である。

■ 心室中隔の形成

　前述のループ形成によって，原始心房・（原始）心室・心球・動脈幹の各境界は1点に合わさって中心線維体を形成する。この中心線維体から最後に残った室間孔を塞ぐべく，**膜性心室中隔：membranous interventricular septum**（心室中隔膜様部：membranous portion of the interventricular septum）が筋性心室中隔に向けて形成される（発生第7週終わり頃）。これは前述の左右分割様式［タイプ2］の図2cに相当する。その後，左室側の心球由来部分は縮小し，大動脈弁直下のわずかな部分を残すにすぎなくなるが，右室側の**心球**（円錐部：conus）由来部分は拡大し，**右室流出路**(RVOT)を形成する（発生第7週）。右室流出路は，上記，ループ形成（発生第4週）とラセン状中隔形成（発生第6週）により，大動脈基部を右側から前方，そして左上方へ180度にわたって取り巻くように走行するようになる。また，右室流出路は，図10に示すように右室流入路や右室心尖部に比し拡大が少ないことから，分界稜や房室弁輪と同様，自動能があり遅い興奮伝導速度を有する細胞が遺残していると考えられている[8,9]。

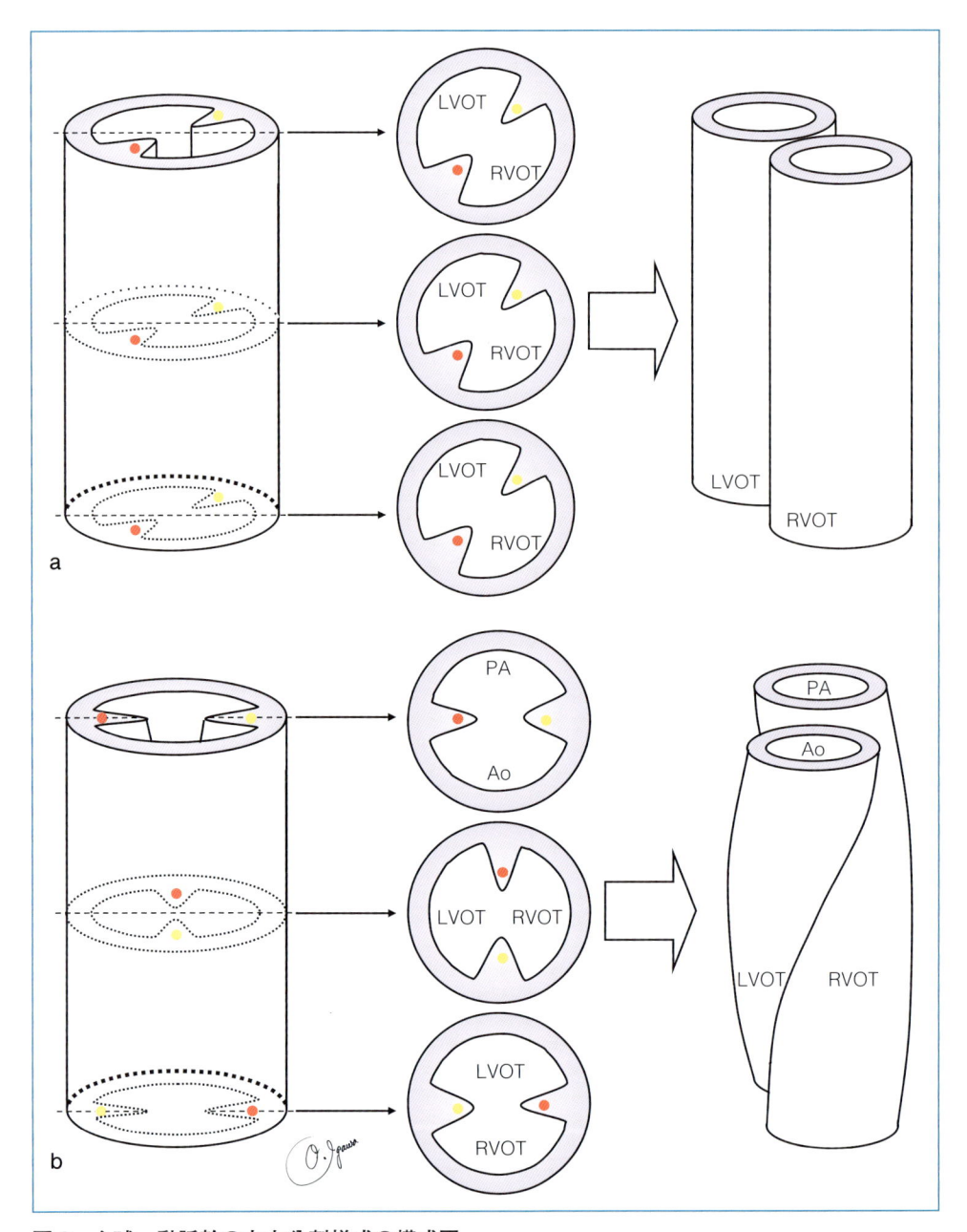

図9 心球・動脈幹の左右分割様式の模式図
a. 心球・動脈幹隆起が上下方向に直線状に形成された場合：分割された2つの流路は平行に並ぶ（大血管転位症）。b. 心球・動脈幹隆起が上下方向にラセン状に形成された場合：分割された2つの流路はラセン状に並ぶ（通常の心臓）。LVOT：左室流出路，RVOT：右室流出路，Ao：大動脈，PA：肺動脈。

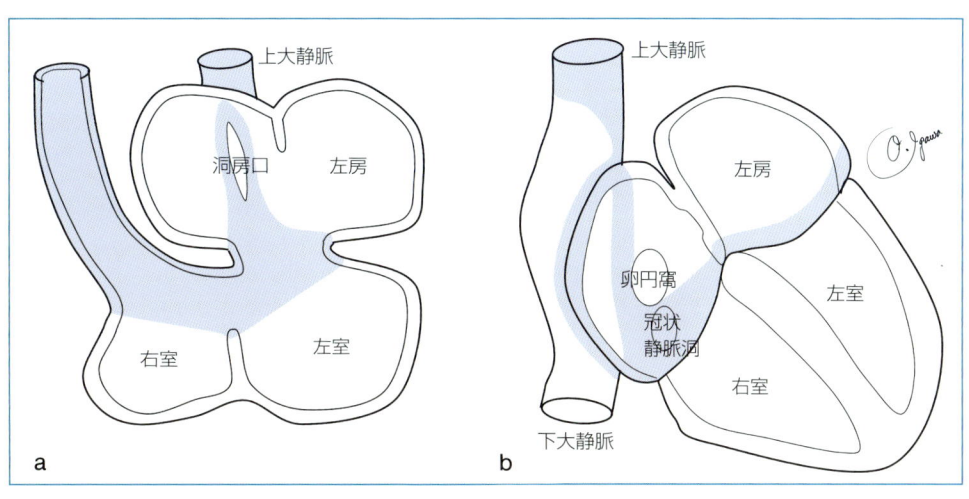

図 10　胎生期の特徴を残す心筋細胞の分布を示す模式図
a. 発生第 4 週の心臓。b. 発生第 8 週の心臓。

G 大動脈弁と肺動脈弁の形成

　　前述の通り，**心球(円錐部)**および**総動脈幹**はいずれも，それぞれ形成された一対の**心球隆起・動脈幹隆起**が中央で癒合することにより左右に分割される(発生第 5 週：図 11a)。両者の境界である動脈弁レベルでは，この左右の心球(円錐)・動脈幹隆起に加えて，前隆起と後隆起の 2 つの隆起が形成される(第 5 週：図 11b)。流出路の分割後，**肺動脈幹**では 3 つの隆起(**前隆起，右隆起，左隆起**)が，また，大動脈でも 3 つの隆起(**後隆起，右隆起，左隆起**)がそれぞれ三角形を形成して内腔に突出している(発生第 7 週：図 11c)。その後，各隆起はカップ状に陥凹し半月弁を形成する(発生第 9 週：図 11d, e, f)。発生後における肺動脈弁の呼称は**前半月弁，右半月弁(後半月弁)**および**左半月弁(中隔半月弁)**であり，大動脈弁でも**後半月弁(無冠尖)，右半月弁(右冠尖)**および**左半月弁(左冠尖)**であるが，発生過程に基づいた名称である。それぞれの半月弁と動脈壁で囲まれる空間を，**肺動脈洞**あるいは**大動脈洞**とよぶ。左・右大動脈洞にはそれぞれ左・右冠動脈入口部がある。

H 房室弁の形成

　　心内膜床が癒合し房室管が左右に分割された(発生第 5 週)後，心室入口部の心内膜側心筋表面には**間葉系細胞の増殖**による線維性の層が形成される(発生第 5 週：図 12a)。

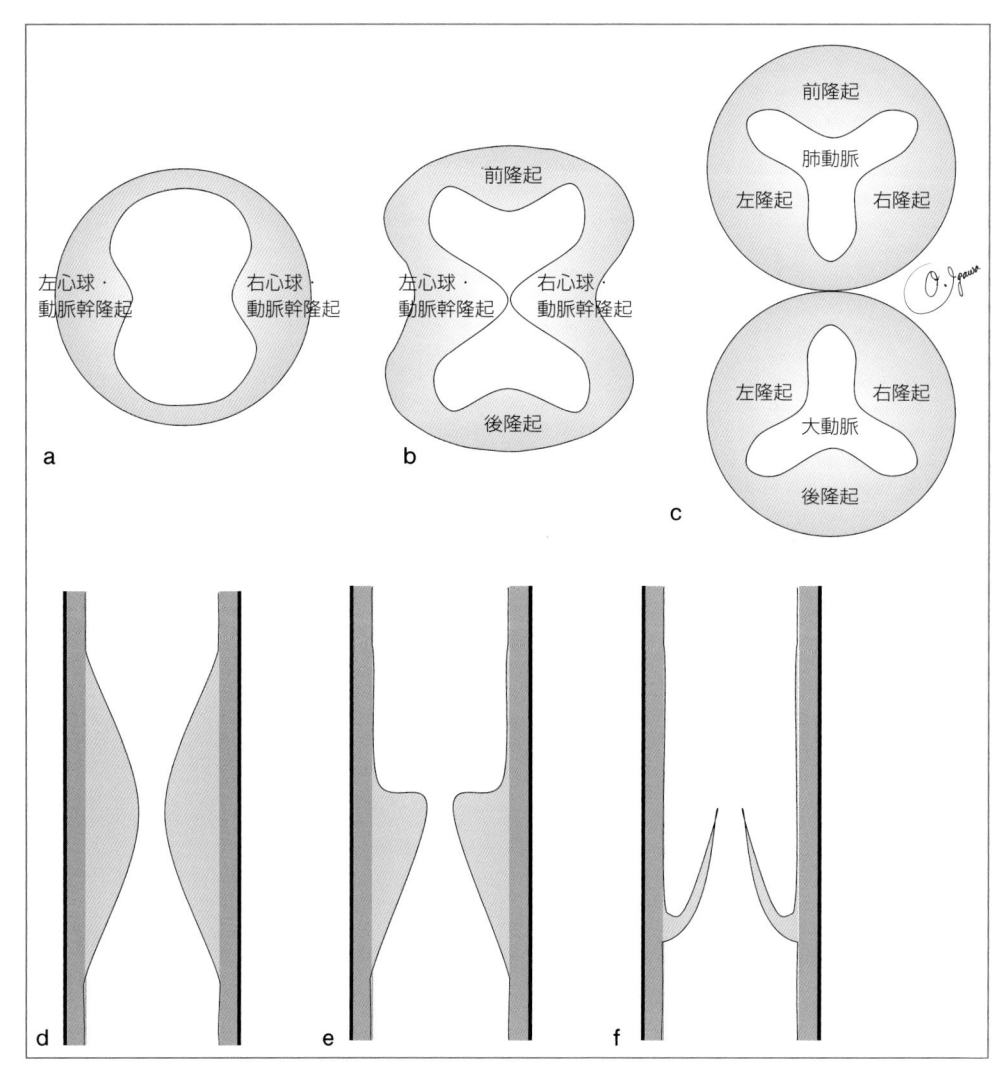

図 11　大動脈弁・肺動脈弁の形成過程の模式図
a. 発生第 5 週の半月弁形成予定部位の断面：左右の心球・動脈幹隆起が心球を分割し始めている。b. 発生第 7 週の半月弁形成部位の断面：左右の心球・動脈幹隆起の他に，前および後隆起が形成されている。c. 発生第 9 週の半月弁形成部位の断面：心球・動脈幹が左右に分割され，心室流出路が完成する頃，それぞれの流路には三角形状の 3 つの隆起ができている。d, e, f. それぞれの流路にある 3 つの隆起の上部がカップ状に陥凹して 3 つの半月弁が形成される。

この層は血流により速やかに心筋表面から剥がされ(delamination)，弁膜となる。**弁膜は房室弁輪と筋索(muscular cord)で心筋につなぎ留められている**(発生第 6 週：図 12b)。最終的に筋索は結合組織に置き換わり，**腱索(tendinous cords)**になる(発生第 8 週：図 12c)。腱索が付着する肉柱は乳頭筋とよばれる。

　房室弁システム(①房室弁輪，②房室弁膜，③腱索および④乳頭筋)は，このような過

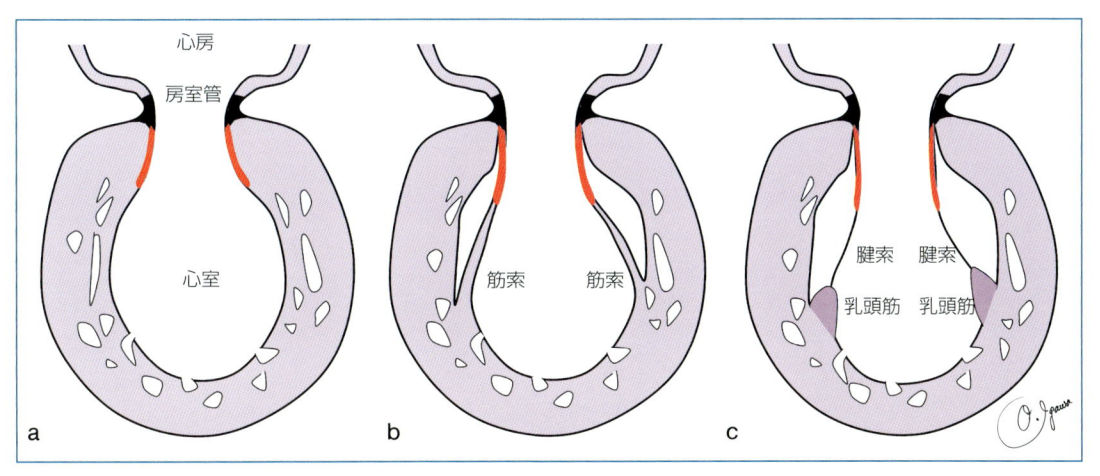

図 12　房室弁の形成過程の模式図
a. 発生第 40 日（第 5 週終わり頃）における房室弁形成の模式図：心室入口部心内膜面に，間葉系細胞の増殖により線維性の層が形成される（赤領域）。b. 発生第 50 日（第 7 週）における房室弁形成の模式図：線維性の層は，血流により速やかに delamination し弁膜となる。弁膜は房室弁輪と筋索でつなぎ留められている。c. 発生第 60 日（第 8 週）の房室弁形成の模式図：筋索は線維化し腱索となり，腱索につながる肉柱は乳頭筋となる。

程で形成されるが，Ebstein 奇形はこの delamination が不十分な形で終了したもので，弁膜の房室弁輪付着部が心室寄りに偏位したものである[10]。

文献

1) Hwang C, Karagueuzian HS, et al : Idiopathic paroxysmal atrial fibrillation induced by a focal discharge mechanism in the left superior pulmonary vein : possible roles of the ligament of Marshall. J Cardiovasc Electrophysiol. 1999 ; 10(5) : 636-648.
2) Katritsis D, Ioannidis JP, et al : Identification and catheter ablation of extracardiac and intracardiac components of ligament of Marshall tissue for treatment of paroxysmal atrial fibrillation. J Cardiovasc Electrophysiol. 2001 ; 12(7) : 750-758.
3) Hsu LF, Jaïs P, et al : Atrial fibrillation originating from persistent left superior vena cava. Circulation. 2004 ; 109(7) : 828-832.
4) Elayi CS, Fahmy TS, et al : Left superior vena cava isolation in patients undergoing pulmonary vein antrum isolation : impact on atrial fibrillation recurrence. Heart Rhythm. 2006 ; 3(9) : 1019-1023.
5) Ino T, Miyamoto S, et al : Exit block of focal repetitive activity in the superior vena cava masquerading as a high right atrial tachycardia. J Cardiovasc Electrophysiol. 2000 ; 11(4) : 480-483.
6) Tsai CF, Tai CT, et al : Initiation of atrial fibrillation by ectopic beats originating from the superior vena cava : electrophysiological characteristics and results of radiofrequency ablation. Circulation. 2000 ; 102(1) : 67-74.
7) Christoffels VM, Smits GJ, et al : Development of the pacemaker tissues of the heart. Circ Res. 2010 ; 106 ; 240-254.
8) Christoffels VM, Moorman AFM. Development of the cardiac conduction system : Why are some regions of the heart more arrhythmogenic than others? Circ Arrhythm Electrophysiol. 2009 ; 2 : 195-207.
9) McGuire MA, de Bakker JM, et al : Atrioventricular junctional tissue. Discrepancy between

histological and electrophysiological characteristics. Circulation. 1996 ; 94(3) : 571-577.
10) Attenhofer Jost CH, Connolly HM, et al : Ebstein's anomaly. Circulation. 2007 ; 115(2) : 277-285.

II
部位別に見た心臓構造の特殊性と不整脈の関連

1 下大静脈-三尖弁輪間峡部構造の特殊性

> **症例：Subeustachian pouch を伴う下大静脈-三尖弁輪間峡部におけるカテーテルアブレーション**
>
> 　症例は，三尖弁輪を反時計方向に興奮旋回する通常型心房粗動である（図 1）。頻拍根治目的に下大静脈-三尖弁輪間峡部（cavotricuspid isthmus：CTI）におけるカテーテルアブレーションを施行し，同部位における両方向性伝導ブロックを作製した。アブレーションは三尖弁輪より開始し，下大静脈方向へ点状に焼灼を施行し，点状焼灼巣を連続的につなげることで線状焼灼巣を完成させた。
>
> 　同領域における両方向性伝導ブロックは，当初，必要と推測された焼灼回数より明らかに少ない回数で完成した。なぜ，少ない回数でアブレーションが終了したのであろうか？
>
> 　この原因は，CTI 構造の特殊性を知ることで容易に推測がつく。
>
> **図 1　下大静脈-三尖弁輪間峡部（CTI）の局所造影および通常型心房粗動に対するカテーテルアブレーション（RFCA1，2，3）時，カテーテルポジション**
> CTI 領域に pouch を認める。

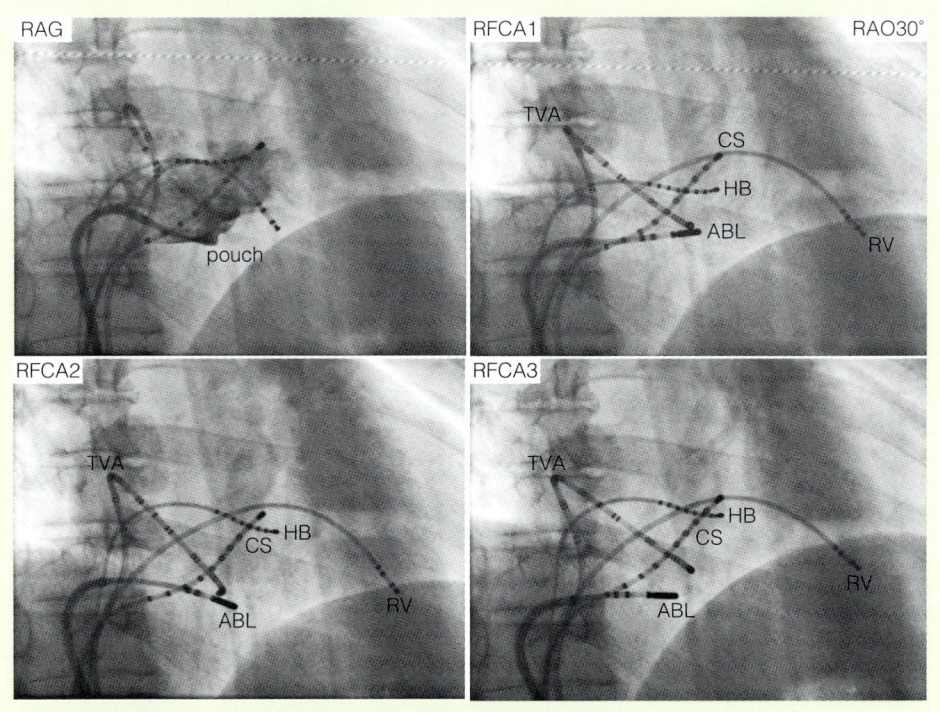

　通常型心房粗動（common type atrial flutter：C-AFL）を始め，CTI を回路の一部とするリエントリー性頻拍は CTI dependent tachycardia といわれ，カテーテルアブレーションのよい適応となっている[1]。当然のことながら，CTI がカテーテルアブレーションのター

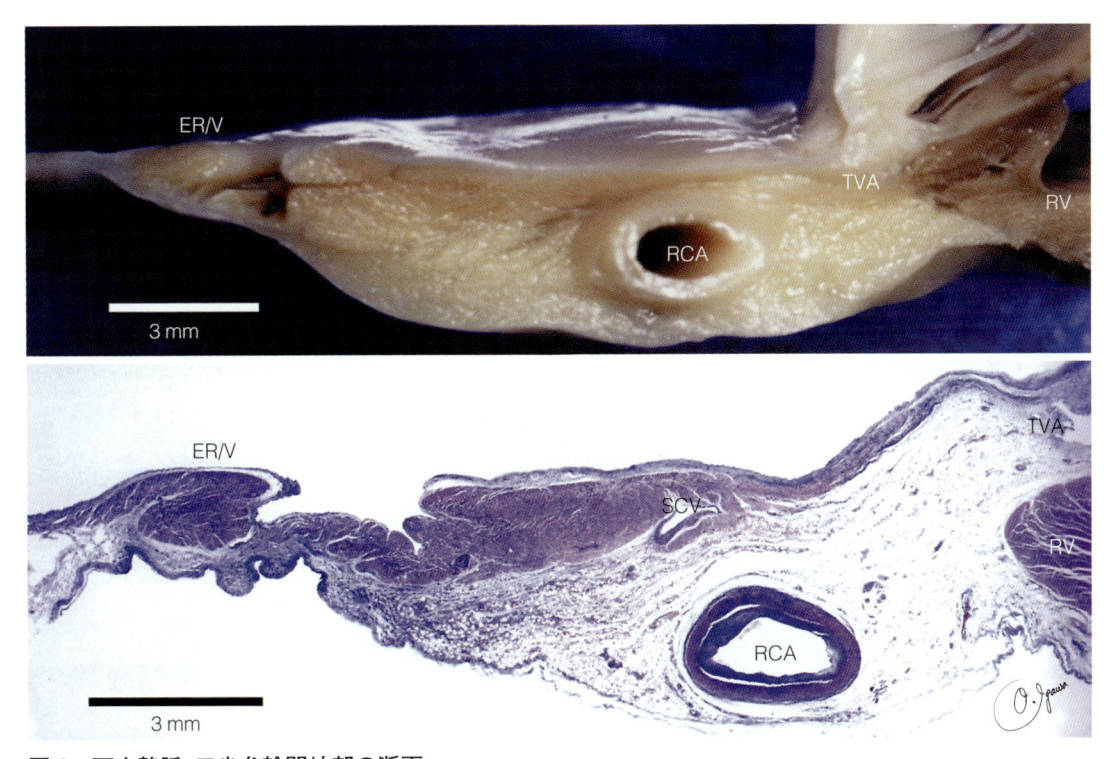

図2 下大静脈-三尖弁輪間峡部の断面
心房筋の厚さは3 mm以内である。TVA：三尖弁輪，SCV：小心静脈，ER/V：Eustachian ridge/valve，RCA：右冠動脈。

ゲットとなる。アブレーションはCTI領域において三尖弁輪から下大静脈まで線状に施行され，同部位における両方向性伝導ブロックを作製することで頻拍は根治する。その成功率はきわめて高く，CTI dependent tachycardiaに対する確立された治療法となっている[1]。

しかし，症例によってはCTI領域における両方向性伝導ブロックが完成しやすいものもあれば，完成しにくいものもある。このCTI領域の壁厚はせいぜい3 mm以内である（図2）。焼灼深達度が約5 mmとされるカテーテルアブレーションを1回施行すれば貫壁性焼灼巣が得られるものと考えられる。さらに焼灼巣を三尖弁輪から下大静脈まで連続させれば，同部位における両方向性伝導ブロックは理論的に完成するはずである。

では，なぜCTIアブレーションは症例ごとに，難易度に差があるのだろうか？　そこには，このCTI領域にしかない構造の特殊性が存在する。

CTI領域は，正確に表現すると三尖弁輪後尖付着部と下大静脈の間の右房自由壁領域である（図3）。既に発生の項で述べたが，右房は心内膜表面が平滑な静脈洞由来の組織と，それが粗い原始心房由来の組織から構成されている。このCTI領域は原始心房由

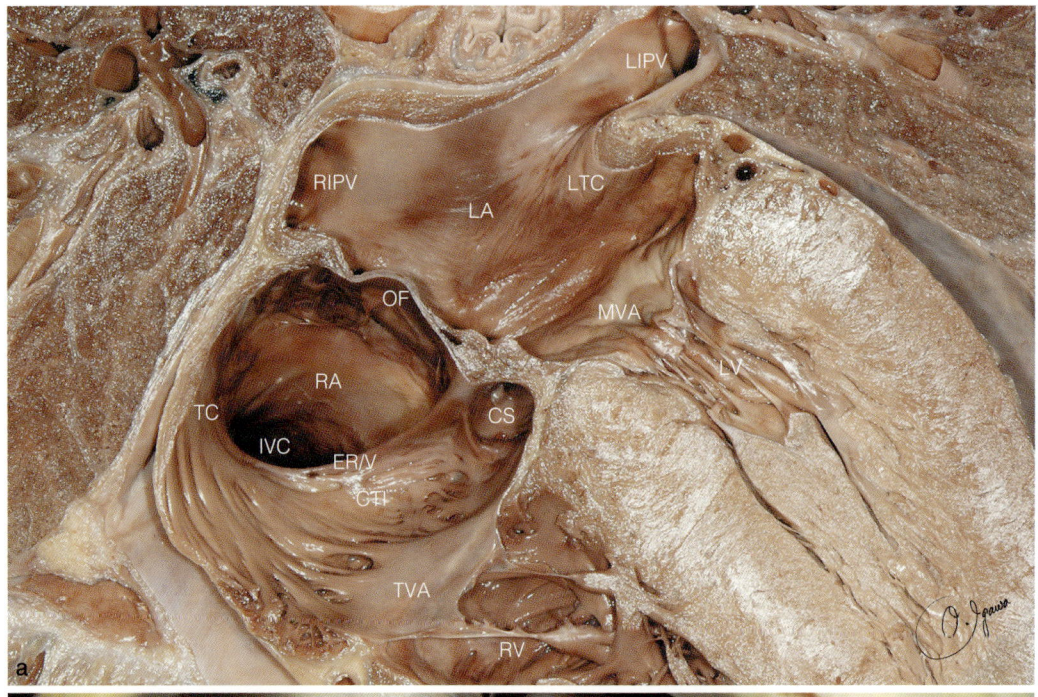

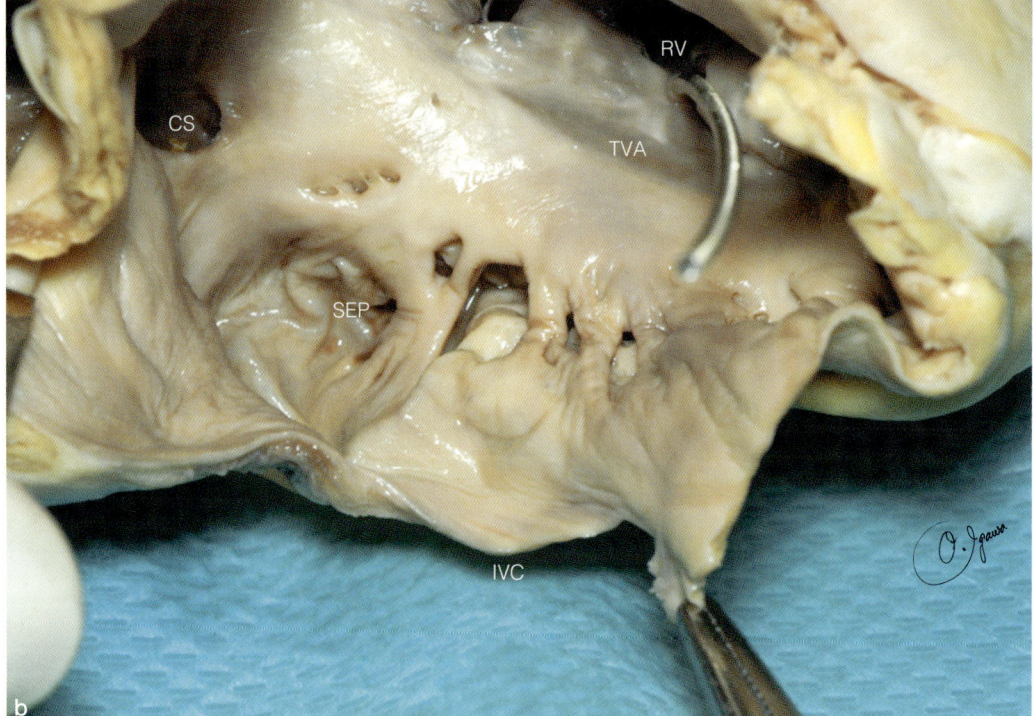

図3　CTI 心内膜面の様相
その面は粗く，CTI 領域内には壁の薄い pouch を認めない例(a)と認める例(b)が存在する。b では三尖弁を通過し心室内に挿入されているペースメーカリードを認める。

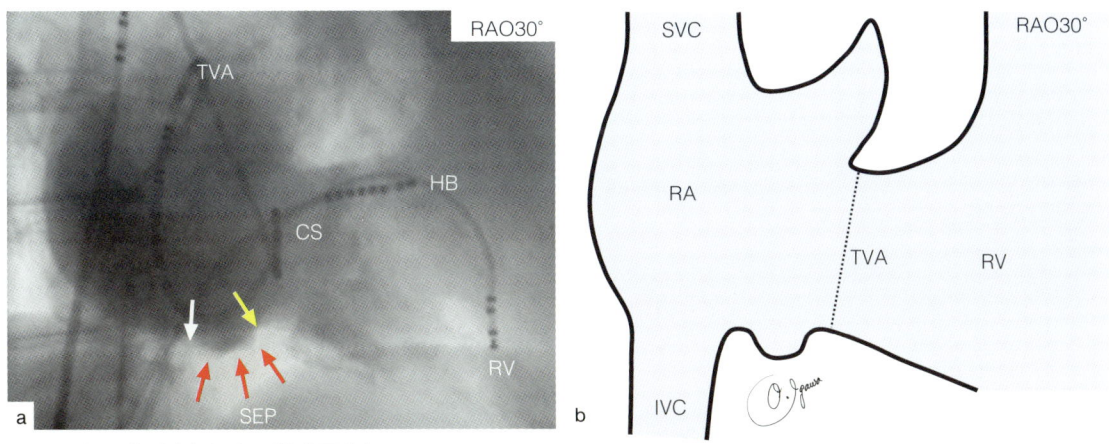

図4　右房造影(a)とその模式図(b)
CTIと想定される部位に突出した陰影(赤矢印)を認める。

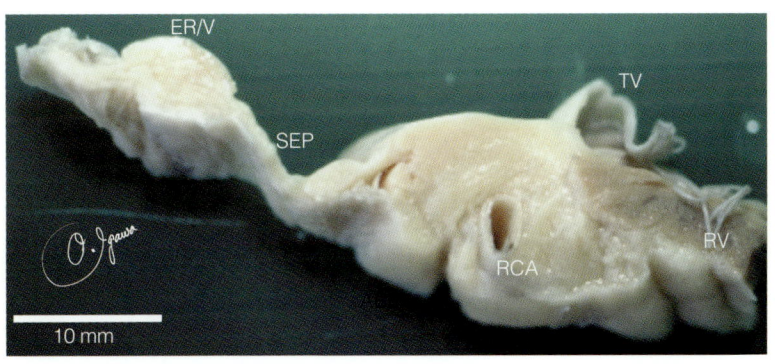

図5　心臓固定標本より切り出したCTI領域を含むブロックの断面
壁の薄いSEPが認められる。本例で，同部位に心房筋は存在していない。

来の組織に属している．したがって，CTIアブレーションは表面の粗い心内膜面で施行されているわけである．

　図4a, bは，右前斜位30°で撮影した右房造影(a)とその模式図(b)である．CTIと考えられる領域に陥凹(赤矢印)が認められる．これは決して異常構造物ではなく，系統解剖においてCTI領域によく認められるSubeustachian pouch(SEP)とよばれる構造物である．

A　Subeustachian pouch (SEP)

　CTIにはしばしば陥凹が認められSubeustachian pouch(SEP：ときにSubthebecian pouch)とよばれる．陥凹は通常，1個がほとんどであるが(図5)，ときに2個認められることもある．また，この陥凹の両端を結ぶ筋肉束を認めることもある(図6：白矢印)．その陥凹の深さ，大きさおよび壁の厚さは症例により異なるが，問題はその陥凹内に心房筋を認める例と認めない例が存在することである．SEPがあり，その陥凹内に

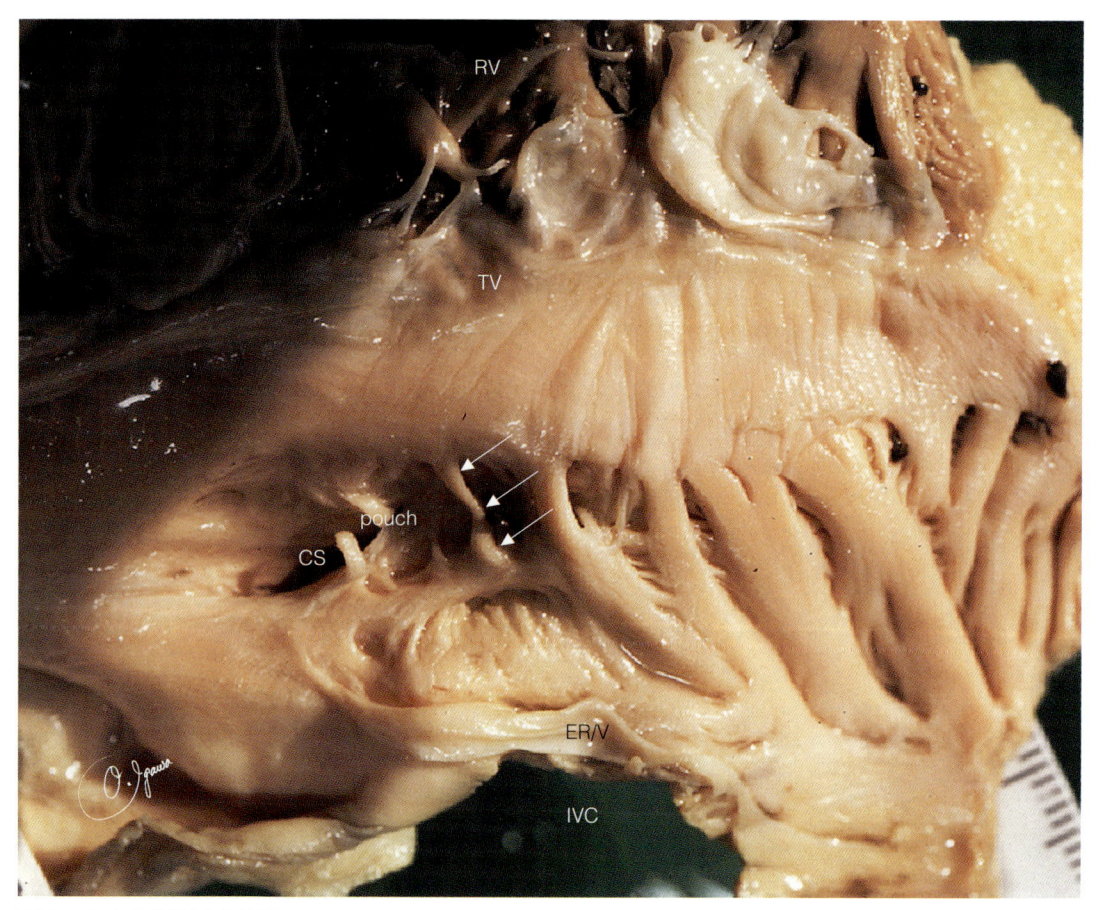

図6 CTI 心内膜面の様相
SEP の両端を結ぶ心筋束（白矢印）が認められる。

心房筋が存在すれば，両方向性伝導ブロック作製に困難をきたすことが容易に推測される。一方，SEP があってもその陥凹内に心房筋が存在しなければ，電気生理学的には同部位が blocking area として機能するためブロック作製は容易となる[2]。

CTI 領域でのアブレーションにおいては blocking area が存在すると，少ない焼灼回数で両方向性伝導ブロックが完成するという利点がある。しかしながら，電気生理学的所見の解釈に注意が必要である。これについては次項で詳述する。

B SEP と CTI 領域の電位について

解剖学的に心房筋を伴わない陥凹（SEP）が CTI 領域に存在する場合，アブレーションで CTI の構造が変化していく際，理論的にはどのような電気生理学的変化が認められるのだろうか？　想定される電位は，CTI 領域内の SEP の位置，SEP 内の心房筋の有無などの CTI 構造，CTI アブレーション部位とその進行度などにより規定される。とり

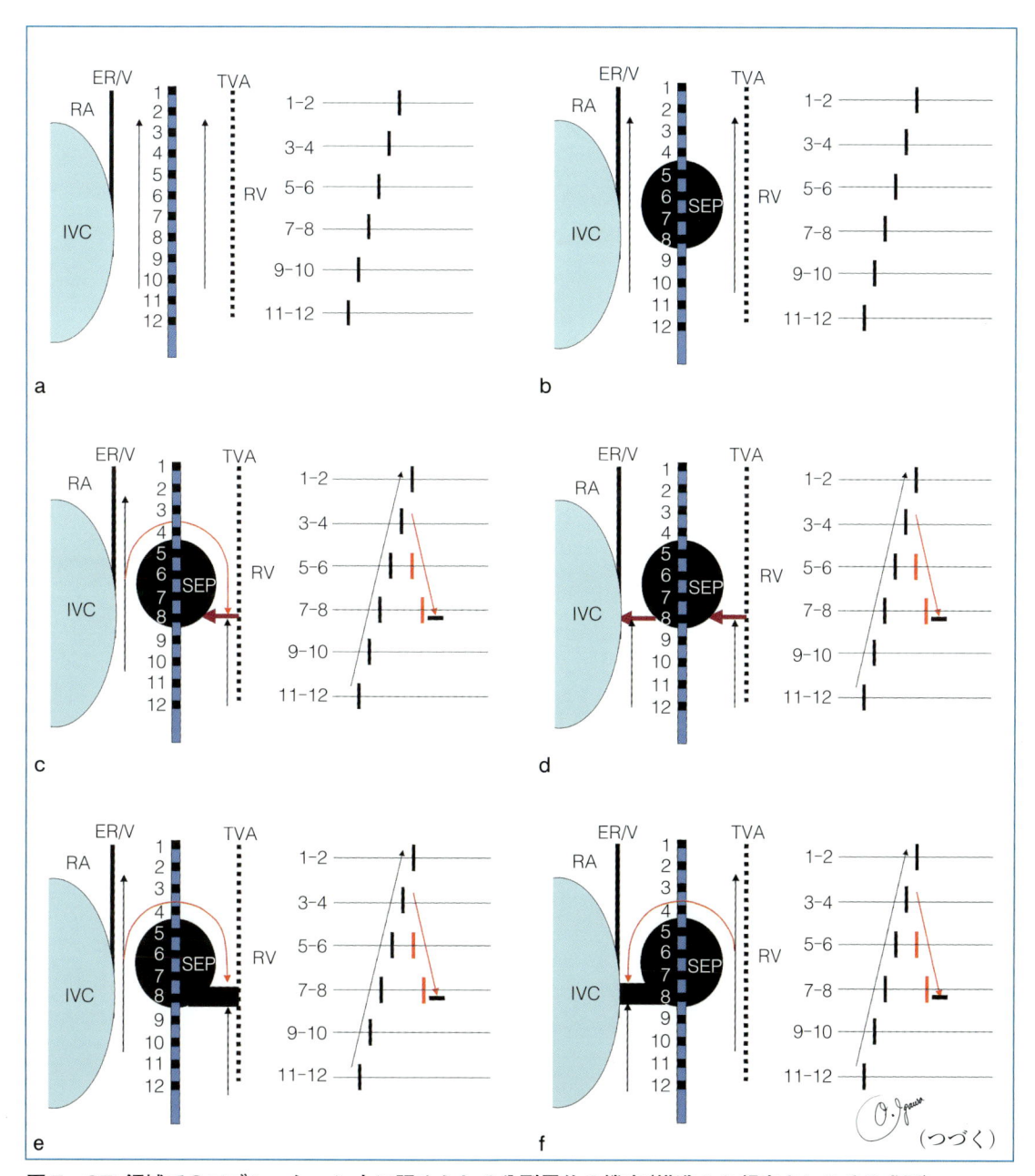

figure 7 CTI領域でのアブレーション中に認められる分裂電位の機序（構造から想定されるその成因）
IVC：inferior vena cava 下大静脈, RA：右房, RV：右室, TVA：三尖弁輪, ER/V：下大静脈弁.

わけ，アブレーション施行中に突然，出現する double potential（ときに triple potential）は，CTI 構造を検討するうえできわめて重要な所見であり見逃せない．その電位より CTI 内に想定される blocking area の端，つまり SEP の端の位置が電気生理学的に確定可能である．double potential の成因についてはどのような構造を設定するかで意味づけが変わり，それに伴いアブレーションの方法も異なったものとなる．認識を誤ったり，重

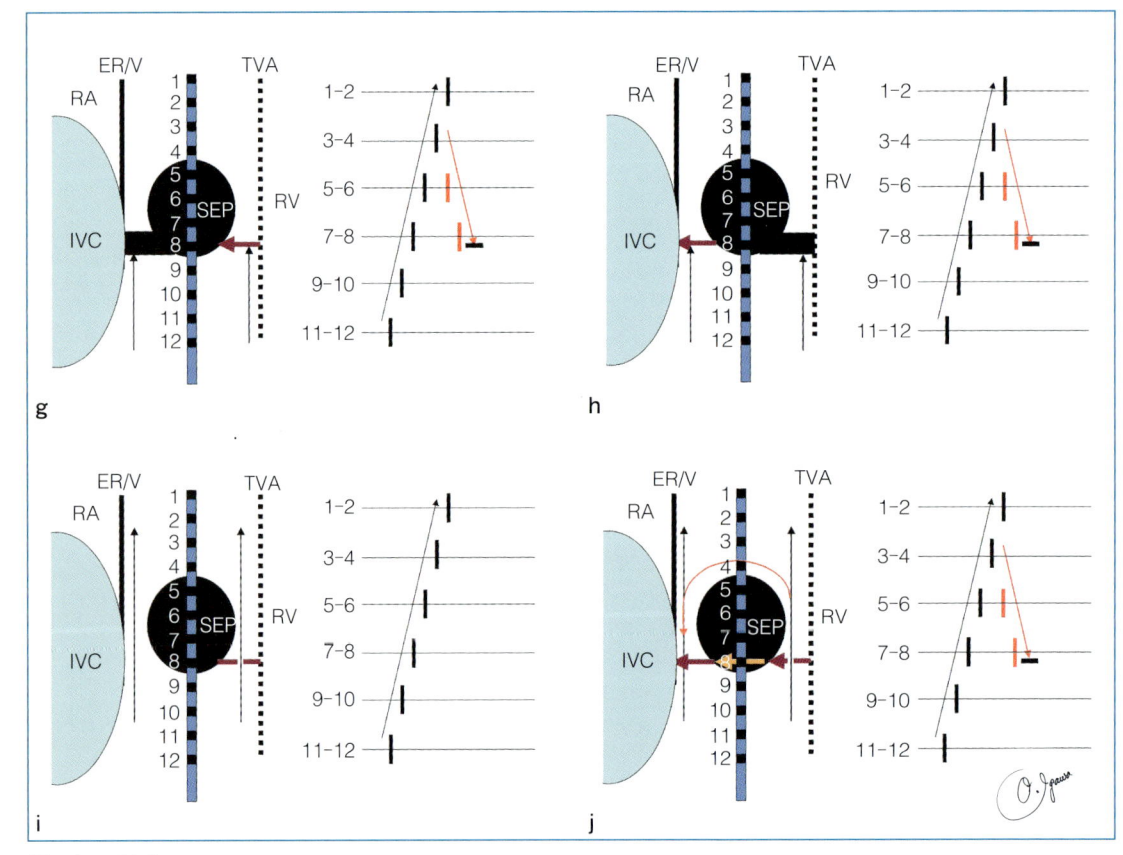

図7（つづき）

要な電位を見逃せば，不要な部位に無駄な焼灼を加えてしまうことになる．

ここでは一般的な CTI 構造モデルを想定し，アブレーション時の構造変化に伴う CTI 領域内の電位変化，とりわけ double potential の出現機序に焦点をあて構造との関係を確認する．さらに double potential 出現後のアブレーションをどのように続ければよいか理論的に考えてみる．

C CTI 領域の構造と頻拍中の興奮伝導様式

図7[3]の a は，CTI 領域の模式図である．図下方が右房自由壁側，上方が中隔側，向かって右が右室側，左が右房側である．また，図には三尖弁輪（TVA），下大静脈（IVC）および Eustachian ridge/valve（ER/V）が示してある．CTI 領域には三尖弁輪に沿って多極電極カテーテルが配置され興奮伝播過程が記録されている．ここでは混乱を避けるため isthmus dependent tachycardia のうち，三尖弁輪を反時計方向に興奮旋回する通常型心房粗動（C-AFL）を取りあげて説明する．また，アブレーションは TVA を開始点とし，

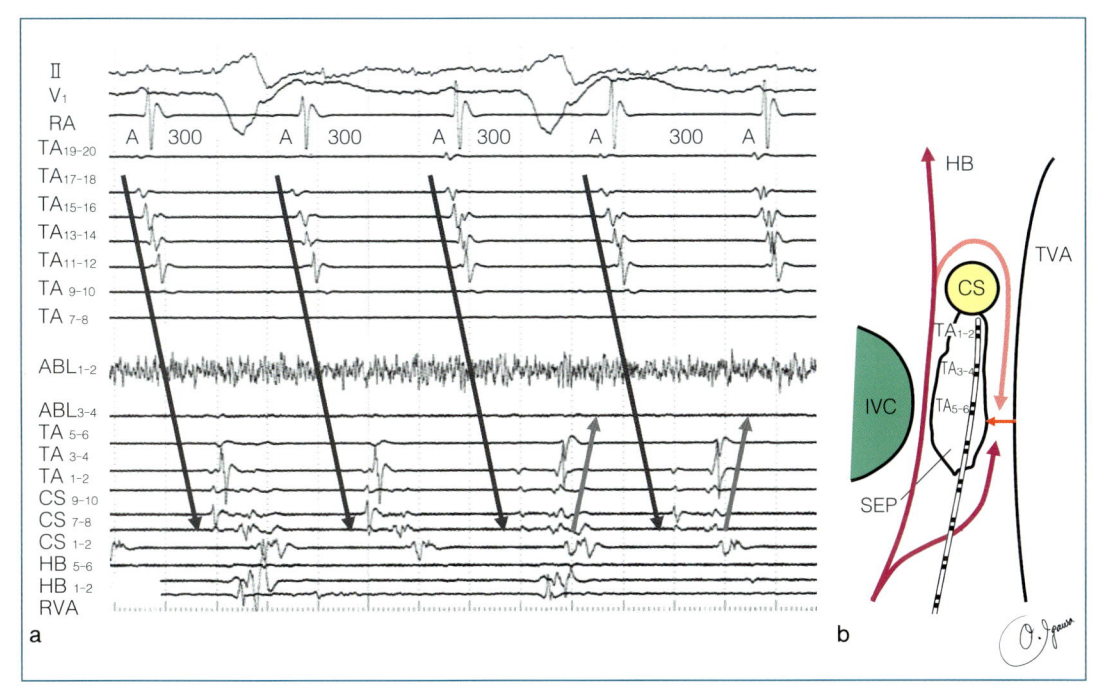

図8 通常型心房粗動症例に対するアブレーション時の心内電位図(a)と想定される分裂電位の出現機序(b)
a. CTI 領域で線状アブレーション施行中，CTI 領域における電位記録に突然分裂電位が出現した．b. 本例では造影検査で SEP を疑わせる陰影が確認されていた．心筋を有しない SEP の存在があり，TVA より SEP までの線状焼灼が完成することにより図のような興奮伝播が起こったため分裂電位が出現したものと想定された．

　IVC 側へ向けて CTI 内を 1 ポイントずつ点状に焼灼し，TVA から IVC までの連続的な焼灼線を作製することによって，同領域の両方向性伝導ブロックを完成させる方法をイメージした．

　図 7a は，C-AFL 中の CTI 領域における activation sequence の電位模式図である．反時計方向への（下から上に向かう）activation sequence をイメージしている．

　この CTI 領域に心筋のない SEP が存在したと仮定すると（図 7b），アブレーション前から TVA に始まるアブレーション線が SEP に到達するまで，その activation sequence には変化がない（図 7c）．しかし，それが SEP に到達すると double potential が出現する．

　この double potential が起こり始めるレベル 3-4（電位の折り返し点）に SEP の上端があり，DP が途絶えるレベル 7-8 にアブレーション線が想定できる．この段階で SEP をスキップし，ER/V 側でアブレーション線を作製することで，下から上方向への伝導ブロックが完成するはずである（図 7d）．

　もしも，SEP，つまり blocking area が TVA に連続している場合（図 7e），あるいは ER/V に連続している場合（図 7f），アブレーション前から double potential が記録されているはずである．double potential から SEP 上端レベルあるいはその連続しているレベルは

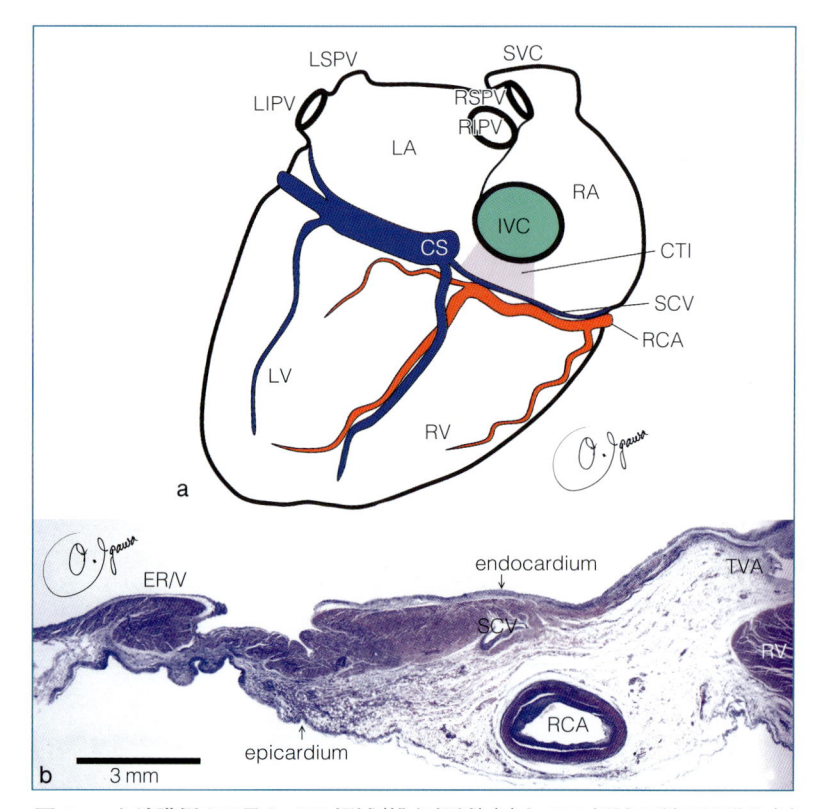

図9a　心外膜側より見たCTI領域（桃色領域）(a)とCTI領域の断面組織像(b)
a．この領域を小心静脈（SCV）と右冠動脈（RCA）が走行する．b．RCAが心外膜側脂肪組織の中を走行しているのに対し，SCVは心房筋の中を走行している．

推測可能であるが，電位記録だけでは図7eの構造か，図7fのそれかは判断できない（むろん，CTI領域内でburst pacingを行うことにより容易に鑑別可能であるが，ここでは説明を控える）．

　図7eあるいは図7fのいずれのモデルであっても，CTI領域全体のアブレーションは不要である（図7g, h）．心筋のないSEPがCTI領域に存在していることは，構造から考えるとアブレーションにとっては有利な所見といえる．

　しかしながら，心筋のないSEPがCTI領域に存在していたとしても，万一，アブレーション線が不完全で，TVAからSEPまでの間に伝導途絶が得られていないとすると（図7i），興奮伝導様式には変化がなくdouble potentialは出現しない．この場合，SEPには心筋が存在しないにもかかわらず，存在すると誤って判断しSEP内での不要な焼灼を加えてしまうこととなる（図7j：橙色矢印）．さらに焼灼線をIVCまで伸ばすと，double potentialが出現するはずである（図7j）．

　図4は，右房造影で確認可能なSEPを伴うCTI領域を有するC-AFL例である．CTI領域でアブレーションを施行したが，TVAよりSEP端と考えられる黄矢印までアブレー

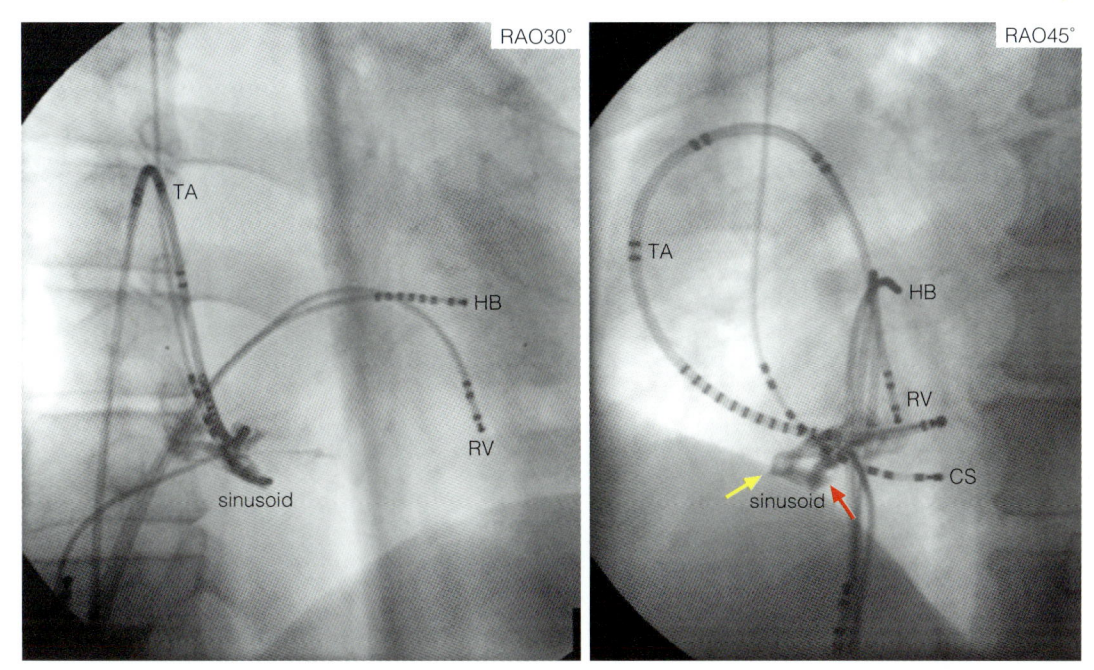

図10 CTI領域に認められた sinusoid 様管腔
超選択的局所造影にその entrance（赤矢印）と exit（黄矢印）の確認が可能である。

ションを施行した段階で double potential が出現した（図8）。上記，構造の論理より SEP には心筋が存在しないものと判断され，SEP 辺縁の白矢印より IVC まで間にアブレーションを追加することで CTI での完全伝導途絶が得られた。

D 小心静脈（small cardiac vein：SCV）

CTI の TVA 側には右冠動脈と小心静脈が走行している（図2，9a）。右冠動脈は心外膜側脂肪組織内を走行し，心内膜側にあるアブレーション部位から比較的離れたところに位置しているためアブレーション効果への影響は少ない。一方，小心静脈は心房筋内を走行しているため（図9b），CTI アブレーションでは，その血流の冷却効果によるアブレーション効果の減弱が推測される[4]。右冠動脈のほとんどが，CTI 領域を走行しているが，CTI 領域を走行する小心静脈は，全体の約 1/3 にすぎない。

E Sinusoid 様管腔

まれであるが，CTI 領域には図10に示すような sinusoid 様管腔が存在することがある。これを証明するには CTI の超選択的局所造影検査が必要である（図10）。図10の例のように造影剤を CTI に存在する sinusoid 様管腔の一方の開口部より注入すると，他方

の口より排出される所見が得られる。この管腔内には血流が存在するものと考えられ，その血流の冷却効果によりアブレーション効果の減弱が推測される[5]。

文献

1) Wijetunga M, Gonzaga A, et al：Ablation of isthmus dependent atrial flutter：when to call for the next patient. Pacing Clin Electrophysiol. 2004；27：1428-1436.
2) Adachi M, Igawa O, et al：Atrial flutter with a large bystander segment without double potentials in the cavotricuspid isthmus. Heart Rhythm. 2007；4：1350-1353.
3) 加藤　克，井川　修，他：Sub-Eustachian Pouchの伝導性について．臨床電気生理．2003；26：151-162.
4) Igawa O, Adachi M, et al：Histopathologic background for resistance to conventional catheter ablation of common atrial flutter. J Cardiovasc Electrophysiol. 2004；15：829-832.
5) von Lüdinghausen M. The venous drainage of the human myocardium. Adv Anat Embryol Cell Biol. 2003；168：I-VIII, 1-104.

2　右心耳構造の特殊性

症例：右心耳とは？

　図1は，右心耳基部と考えられる部位で捕捉され動きにくくなっている造影用カテーテル（矢印）を示している。構造からこの原因をどのように考えるか？

　右心耳を英語表現する場合，解剖学的用語と臨床的用語が異なっている。前者はright atrial auricle（RAA）であり，後者はright atrial appendage（RAA）である。いずれにしても略語はRAAである。左心耳の英語表現も同様にleft atrial auricle（LAA）とleft atrial appendage（LAA）であり，略号はLAAを用いている。後述するが，その構造についても解剖学的定義と臨床的定義との間に違いがあるようである。

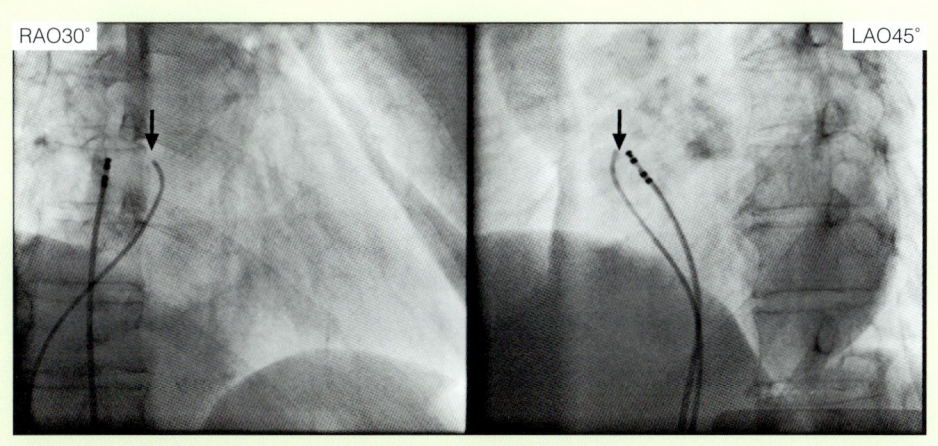

図1　右心耳基部で操作しにくくなった造影用カテーテル
高位右房には電極カテーテルが留置されている。

A　右心耳の解剖学的定義

■ **分界溝**（terminal groove：TG）**および分界稜**（terminal crest：TC）

　　　　　　発生学的に右房は，①原始心房由来組織〔櫛状筋（pectinate muscle：PM）を認める部位と心房中隔〕と，②静脈洞由来組織（櫛状筋を認めない部位）よりなっている。右心耳は櫛状筋の発達している①に属する[1]。

　図2は心外膜側やや右側より観察した心臓の様相である。右房壁を観察すると明らかに，壁性状の異なる2つの領域が存在しその境界を認識することができる。2つの領域の1つが上記①の櫛状筋存在領域，もう1つが②の非存在領域であり，これらを境するものが分界溝（terminal groove：TG）といわれる。解剖学的には，TG前方にある櫛状筋存

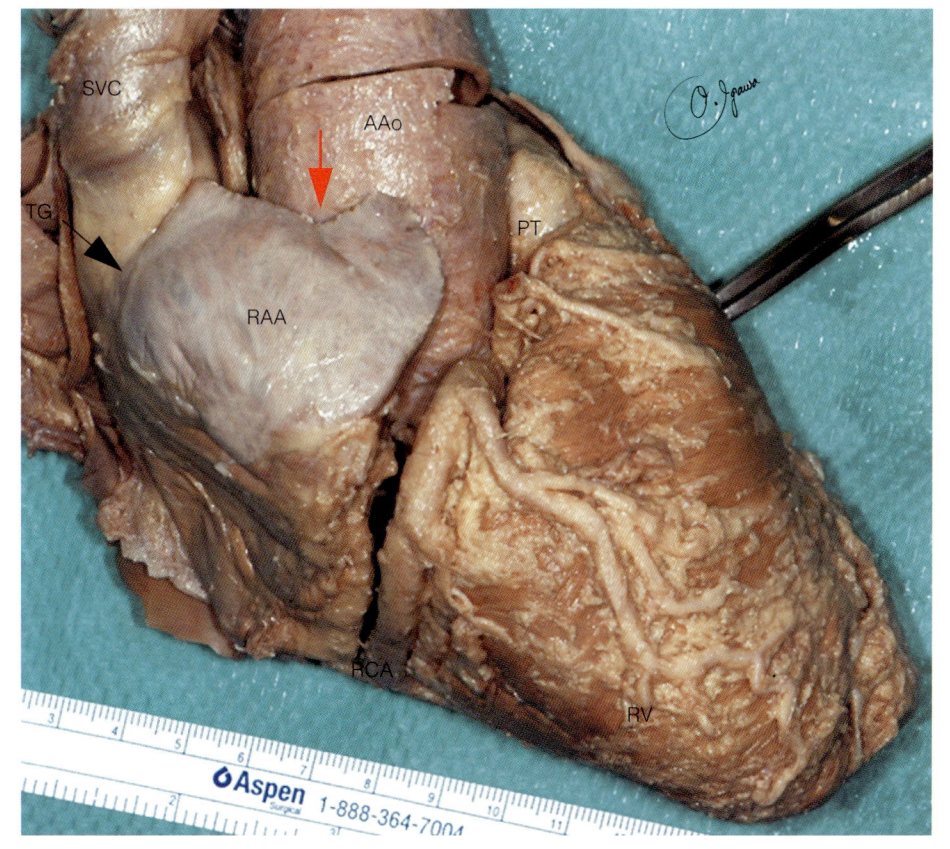

図2　右側上方よりみた心臓の様相
右室前壁に存在した脂肪組織を用手的に除去し，心室表面・右冠動脈を観察しやすくしてある。右心耳（RAA）の lateral free wall が観察できる。解剖学的定義の右心耳は分界溝（黒矢印）の前方である。赤矢印は右心耳鞍部（RAA saddle）を示している。SVC：上大静脈，AAo：上行大動脈，PT：肺動脈幹，RV：右室，TG：分界溝，RCA：右冠動脈。

在領域すべてを右心耳として定義する[1]。また，心外膜面の TG に対応する心内膜面の構造物が分界稜（terminal crest：TC）である。

　TG（あるいは TC）の前方領域は櫛状筋が存在しているにもかかわらず（解剖学的定義では右心耳であるにもかかわらず），実際の臨床では，右心耳とは表現せず，右房前壁，側壁などと表現している。この場合，右心房のドーム部分だけを右心耳として漠然とイメージしているようである。

　右心耳の心外膜面は他の部位に比べ，その表面への脂肪沈着が軽度であり，右心耳壁を比較的明瞭に観察することが可能である。それに対し，その近傍の心室側心外膜面には臓側心膜（心外膜）と心筋との間に大量の脂肪が存在するため，その脂肪を除去しない限り心外膜側から心筋表面（右冠動脈も同様であるが）を観察することは困難である。心

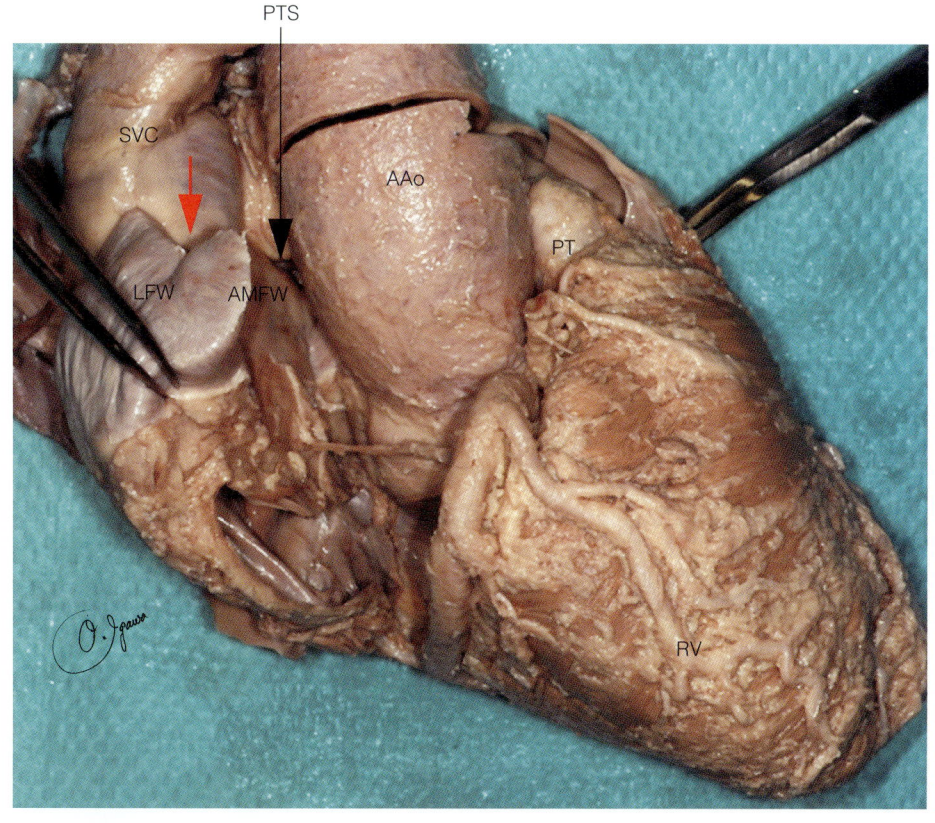

図3 RAA saddle の位置
右心耳稜線を辿ると突然，稜線の方向に変化を認める（赤矢印）。この部位が RAA saddle であり心内膜面には sagittal bundle（SB）が存在する。

外膜側から見て，右心耳は2つの面，つまり，右側の①右心耳前方（lateral free wall：LFW）と左側の②右心耳基部（anteromedial free wall：AMFW）から構成され，面と面の間には稜線を確認することができる。右心耳左側の AMFW が上行大動脈に面しており，上行大動脈を取り巻くように位置している。その右心耳左側表面は，右側に比べてきわめて滑らかであるが，AMFW は上行大動脈との接触面であり，その接触面の動きにスムーズさを要求される部位であることを考えると，当然のことかもしれない。右心耳の AMFW の面と上行大動脈の間には，心膜横洞（pericardial transverse sinus：PTS）とよばれる空隙が存在する。また，右心耳は三角形状を呈しているが，頂点に相当するその先端部位は肺動脈幹基部に向かっている。右心耳基部を後方へ辿ると上大静脈に続いている。詳しく表現すると，上記の2つの面と面の間の稜線を後方へ辿ると上大静脈前方へ伸び，さらに左房前壁から左心耳の稜線へ続くイメージを素直に描くことができる。また，稜線を下方に辿るとそれは右心耳の下側縁として房室間溝に沿って下行するが，しだいにその線は吸収され認識できなくなっていく。

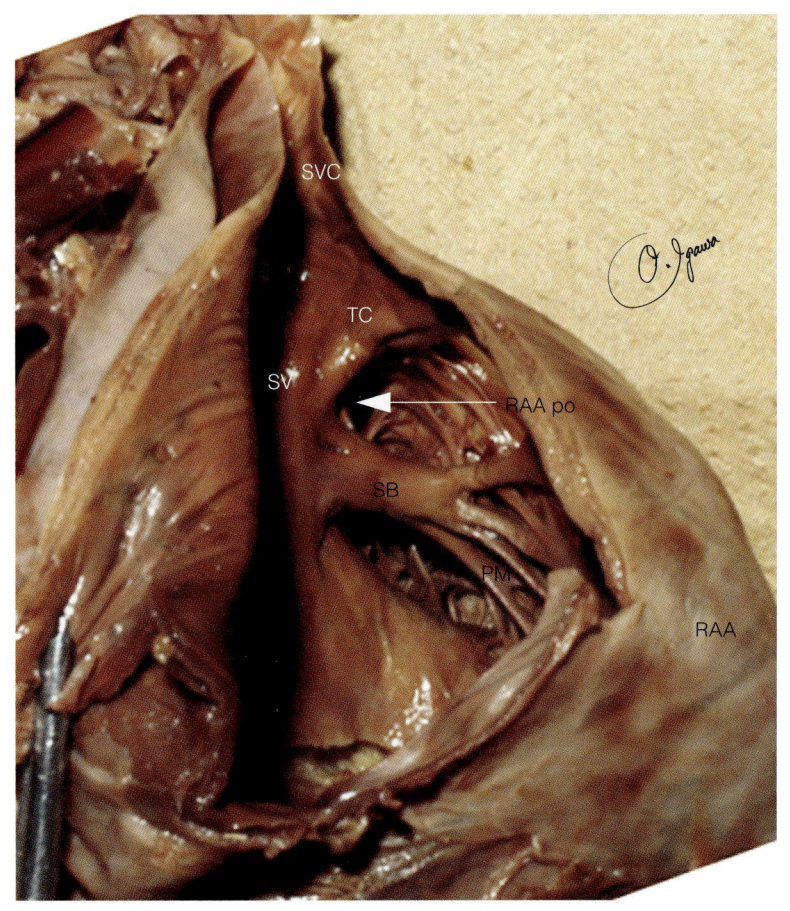

図 4 右房・上大静脈内腔の様相
上大静脈から右心房にかけて上下方向に分界稜上部へ切開を加えた後，標本を展開し内腔を観察したもの。分界稜(TC)と sagittal bundle (SB) の 2 つの筋肉束が合流し 1 つとなっているのがわかる。右心耳ポケット(RAA po)の部位が確認できる。PM：櫛状筋，SV：大静脈洞。

■ 右心耳稜線に認める鞍部(RAA saddle)と Sagittal bundle

　右心耳の稜線を先端より基部，つまり上大静脈方向へ辿ると TG に到達する手前で突然，稜線の方向が変わる点を確認することができる(図3：赤矢印)。この稜線上の特殊な点はすべての例で認められる重要な構造物であり，著者はこれを「右心耳の鞍部(saddle of RAA：RAA saddle)」とよぶことを提唱している。

　この RAA saddle が形成される構造的背景については後述するが，これは右心耳心内膜側に存在し稜線を右心耳基部(AMFW)から右心耳前方(LFW)へ横断する太い筋肉束(sagittal bundle：SB[2])と関係している。つまり，この SB と右心耳稜線との交点が RAA saddle なのである。

B 右心耳ポケット（RAA pocket）

　図4は心臓を上大静脈から右房，下大静脈にかけて切開し，展開後，その内腔をやや右斜め下方より見たものである。中央に洞状構造を呈し櫛状筋が発達した右心耳と，櫛状筋の存在しない領域〔大静脈洞（sinus venarum：SV）〕を認める。さらにそれらの境界を形成している稜状構造物（分界稜：TC）を認める。注目すべきは櫛状筋存在領域内に存在する太い筋肉束 sagittal bundle（SB）[2]，この SB と TC との間にポケットが形成されていることである。ちなみに図4では SB の右方向が右心耳先端となる。TC および SB は右心耳基部で合流するが，この合流した筋肉束は心房間中隔前方で Bachmann 束に連続し，さらには左房筋へ連絡する。

　図5a，b は右心耳を稜線に沿って上大静脈から右心耳先端まで切開し，左右に展開したものである。図5b は AMFW の心内膜面，図5a は LFW の心内膜面を観察している。右心耳基部に筋肉束の断面として認識できる分界稜の断端（TC）と，その前方に sagittal bundle の断端（SB）が認められる。両筋肉束の間に陥凹が確認できるが，これは TC および SB により形成される小さなポケットとして認識できる。この稜線に沿って右心耳基部に位置するこの小ポケットは右心耳構造物の1つであり，右心耳造影ではドーム状構造物として描出される（後述）。

　図6は，体幹・胸部を前額断しその断面を後方から前方へ観察した像である。胸部前額断面の中に右心耳内腔の様相が確認できる。右心耳は TC を上縁とし，その内腔は SB により2つの領域に分けられていることがわかる。

C 選択的右心耳造影における"Twin dome structure"

　図7は選択的右心耳造影である。右心耳に袋状構造を先端部と基部に確認できる。この右心耳基部袋状構造はポケットの様相を呈している。右心耳造影上，右心耳は先端部（apical dome）と基部（basal dome）の2つのドーム状構造として認識できる。さらにポケット部は右心耳でありながら，右心耳先端の動き（ワイパー様運動）とは全く逆の動き（逆ワイパー様運動）をする。同部位の壁厚は決して大きくないことより，同部位へカテーテルが挿入されて壁が強く圧排されると，穿孔の危険は少なくないものと考えられる。とりわけ，下方から上方へカテーテルが挿入されると（構造からいって，この場合がほとんどであろうが），その危険性は大である。これまで解剖学領域では，右心耳内のこのポケット状特殊構造についての認識はなく，当然のことながら詳細に検討された報告もない。著者はこれを新しい構造物として"**右心耳ポケット（RAA pocket）**"とよび，2つのドーム状構造の様相を呈している右心耳造影所見を"**ツインドーム構造（twin**

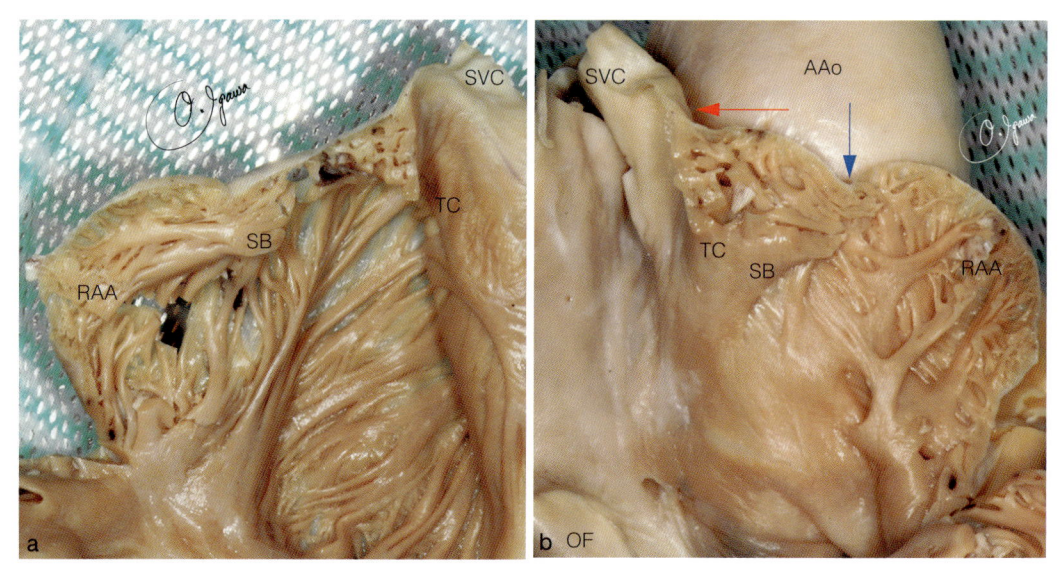

図5 右心耳内腔の様相
a. LFW：右心耳前方心内膜面の様相，b. AMFW：右心耳基部心内膜面の様相。

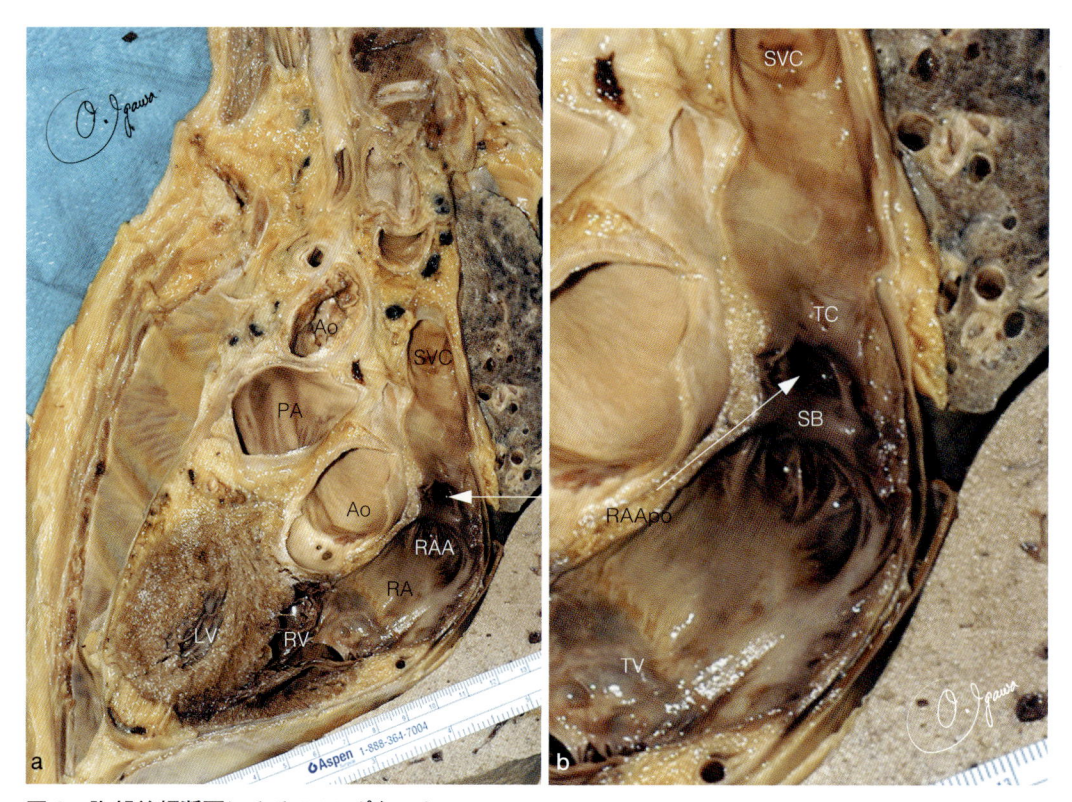

図6 胸部前額断面にみる RAA ポケット
a. 胸部を心臓の深さで前額断し，その断面を後方から前方に観察したもの。b. 右心房周辺を拡大したもの：SB により右心耳は2つの領域に分けられる。右心耳ポケット（RAA po）は分界稜 TC と SB の間の陥凹として認識できる。

2. 右心耳構造の特殊性　45

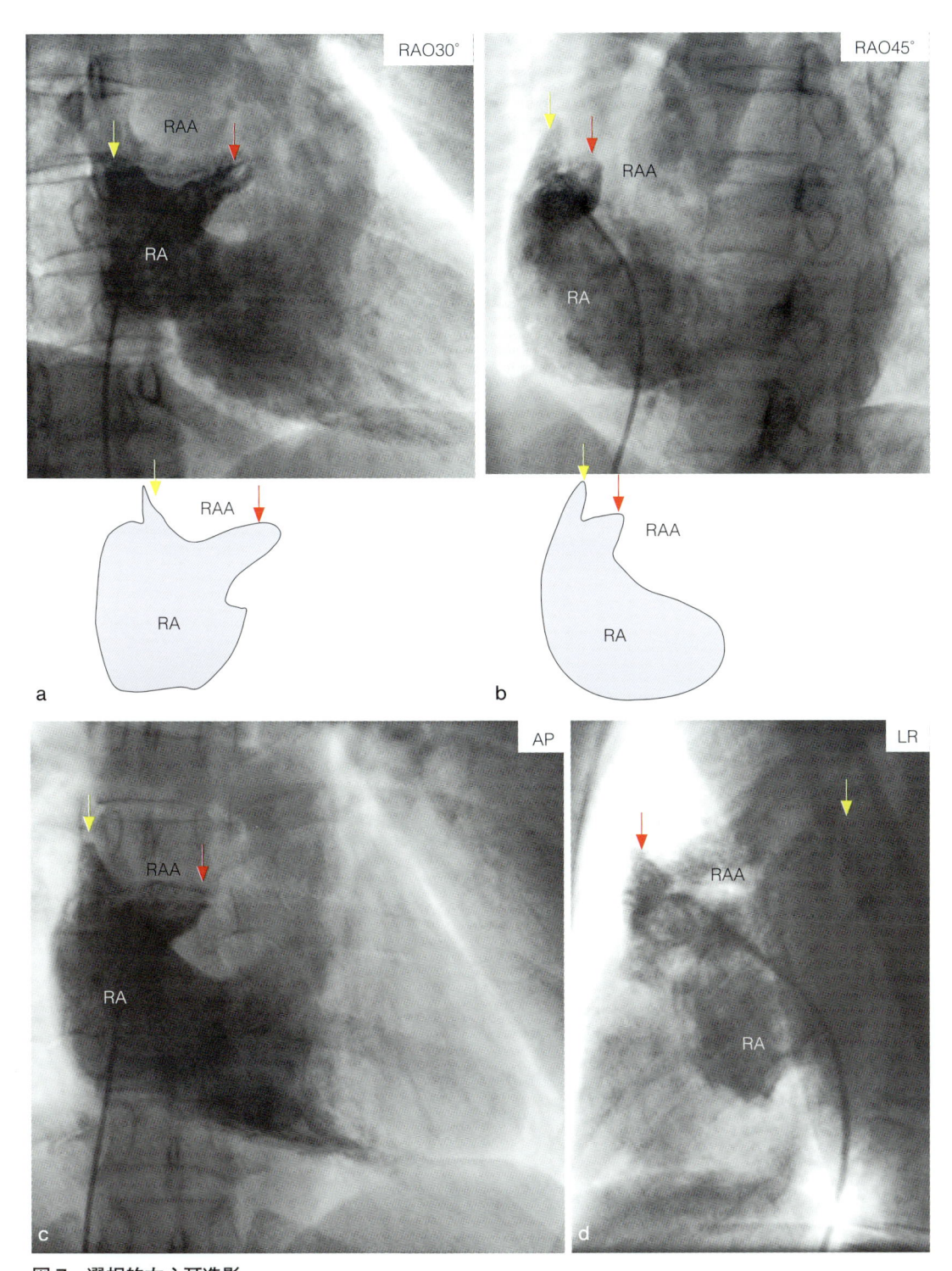

図7　選択的右心耳造影
ドーム状構造（apical dome：赤矢印）の他に右心耳基部には右心耳ポケット（RAA pocket）構造に一致するドーム状構造（basal dome：黄矢印）が造影されている。右心耳には2つのドームが存在している（twin dome structure）。

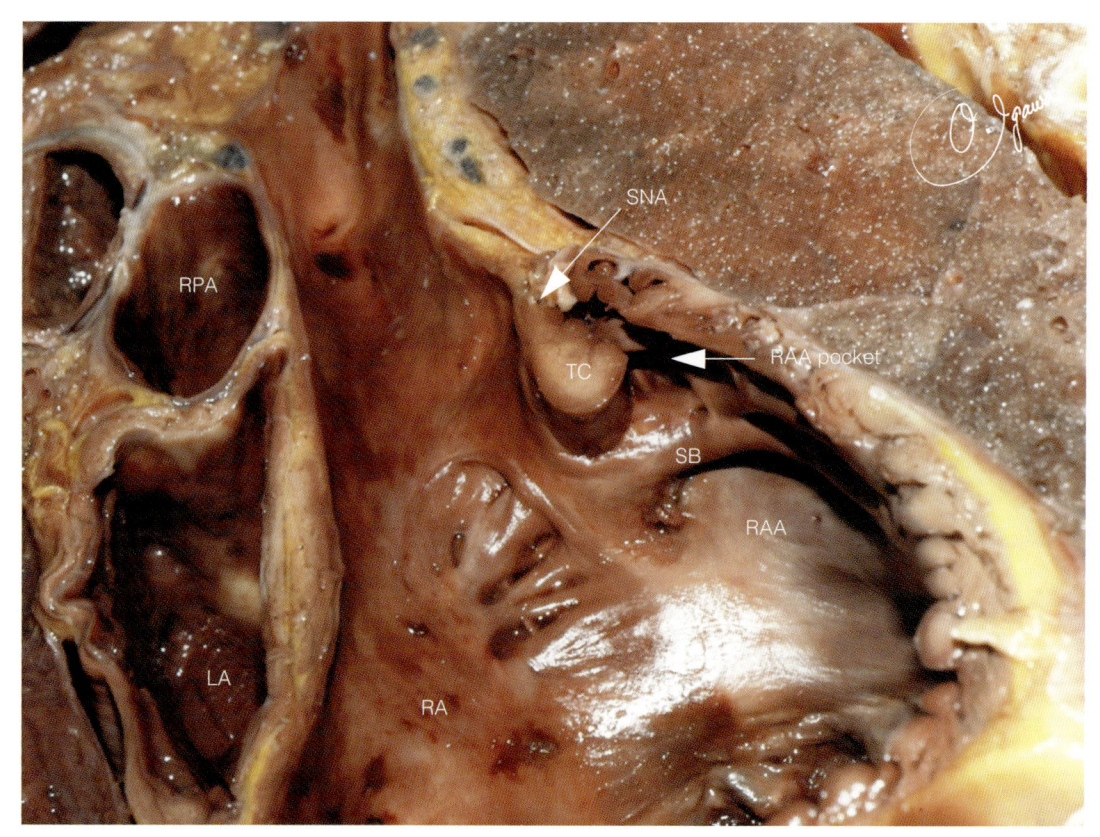

図8 右心耳ポケットを形成する分界稜と sagittal bundle (SB) の様相
図は右から左へ，やや下方より観察した胸部矢状断面。両筋肉束は右心耳基部で合流して1つとなり，Bachmann束へと連絡していく。RPA：右肺動脈。

dome structure)"とよぶことを提唱している。同部位近傍でカテーテル操作を行うにあたり注意すべききわめて重要な所見と考えられる。

D 右心耳ポケットと洞房結節の関係

　洞房結節は分界稜の基部でそれに接しており，右心耳の稜線の外側に位置している。"接している"というよりは，その上に"のっている"という様相である。したがって，どちらかといえば洞房結節は心内膜側ではなく心外膜側に位置している。その大きさは(8〜10)mm×(4〜5)mm×(1.2〜1.6)mm程度であり，線維組織に富む小型の細胞群からなっている[3]。この組織の中心を洞房結節動脈(sinus node artery：SNA)が貫通しているが(図8)，これは肉眼的にも観察可能である。この構造からもわかる通り洞房結節動脈は，分界稜基部(右心耳基部といってもよいかもしれない)では分界稜に沿って走行していることになる。

この洞房結節近傍の構造から，洞房結節起源の興奮は上大静脈，右房後側壁へ走行する分界稜，Bachmann 束，そして右心耳ポケット（あるいは sagittal bundle）方向へ伝播する可能性が推測される．したがって，これらの洞房結節近傍領域は洞調律時，心房最早期興奮部位として認識されるはずである．

E 構造から想定される RRA ポケット内カテーテル挿入時の電位所見とリスク

上記の通り，もしも電極カテーテルが右心耳ポケットに挿入されたと仮定すると，洞調律時，きわめて早期に心房興奮が記録されるはずである．逆にいうと，きわめて早期の心房興奮がとらえられたとすると，右心耳ポケットあるいはその近傍にカテーテルが留置されたと考えるべきかもしれない．つまり，カテーテル操作に注意が必要な位置にきたと認識すべきである．

ときに右心耳ポケットと考えられる部位に，そこを Bachmann 束としてペースメーカリード（スクリューインリード）を挿入・留置している報告を見かける．右心耳ポケットに対する情報不足と，Bachmann 束に対する誤った認識がもたらした結果と考えられる．この部位にリード挿入・留置を試みて不成功に終わった場合，不成功どころか，スクリューインリードが RAA ポケット壁を損傷し右房壁穿孔を起こす危険性がある．この場合，そのすぐ対面は上行大動脈である．大動脈損傷というきわめて憂慮すべき事態も想定される．

F 認識の修正が必要な右心耳構造

これまで右心耳は「1 つのドーム状構造」と考えられてきたが，詳細な解剖学的構造分析により，右心耳基部にはもう 1 つの小ドーム **"右心耳ポケット（RAA pocket）"** が存在することが確認された．この右心耳の「**2 つのドーム状構造（ツインドーム構造：twin dome structure）**」は同部位へのアプローチにあたってきわめて重要な構造であり厳密な理解が必要である．

文献

1) Anderson RH, Cook AC. The structure and components of atrial chambers. Europace. 2007 ; 9 : vi3-vi9.
2) Ho SY, Sanchez-Quintana D. The importance of atrial structure and fibers. Clin Anat. 2009 ; 22 : 52-63.
3) Shiraishi I, Takamatsu T, et al : Quantitative histological analysis of the human sinoatrial node during growth and aging. Circulation. 1992 ; 85 : 2176-2184.

3 三尖弁中隔尖の弁下構造の特殊性

症例：催不整脈性右室心筋症

図1は催不整脈性右室心筋症に伴う心室頻拍症例において，三尖弁中隔尖弁下に存在する頻拍起源に対し，カテーテルアブレーション施行した際の電位記録とカテーテルポジションである。

このアブレーションカテーテル先端は，確かに三尖弁中隔尖弁下領域に納まっているように見える。では，カテーテル先端は複雑な右室内腔構造物の中をどのように進み，どのような方向からアブレーション部位に到達しているのであろうか？

三尖弁弁構造・弁下組織構造の解剖を確認しながら，通常に行われているアブレーションの方法を理論的に考えてみる。

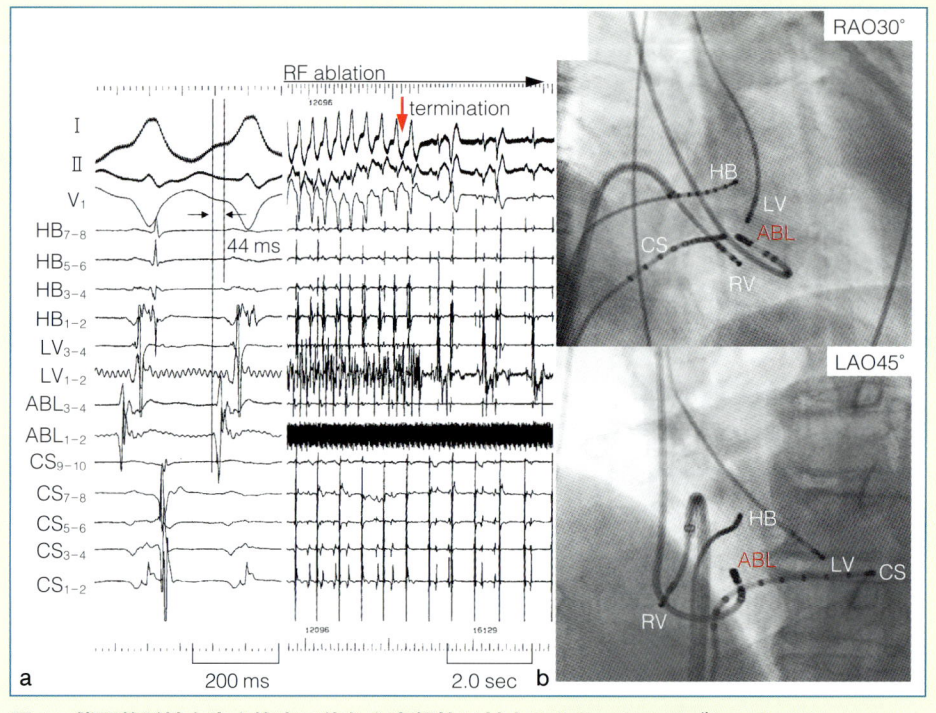

図1　催不整脈性右室心筋症に伴う心室頻拍に対するカテーテルアブレーション
a. 頻拍時，心内電位図（左）とアブレーションにより頻拍が停止した際の心内電位図（右）。b. アブレーション時，カテーテルポジション。アブレーションカテーテルは三尖弁中隔尖弁下に留置されている。

A 房室弁の構造

　図2a, bは，心臓四腔断面像とその模式図である．図の下方が腹側（前方），上方が背側（後方）になる．右やや下方に右房，三尖弁および右室，左やや上方に左房，僧帽弁および左室が位置している．図2c, dはこの標本を，やや心房側から見たものである．心房中隔は卵円窩を通る断面，三尖弁は後尖の閉鎖縁と弁輪の間，僧帽弁は後交連と後乳頭筋群を通る断面でそれぞれ切開されている．三尖弁，僧帽弁は房室弁とよばれ，それぞれ右房-右室間，左房-左室間の境界をなしているが，その様相は全く異なっている．

　図2bのごとく房室弁（atrioventricular valve）は，①弁輪（annulus），②弁尖（leaflet），③腱索（chorda tendinae）および④乳頭筋（papillary muscle）の4つの構造体より構成されている．したがって，「僧帽弁」や「三尖弁」とは上記，4つの構造体よりなる房室弁システム全体の名称ととらえることができる（3僧帽弁構造の特殊性の項参照）．

　三尖弁と僧帽弁の弁輪は1つの平面をなすが，図3a（誤りの図）のように三尖弁輪がのっている平面と僧帽弁輪がのっている平面は同じ平面上にはなく，模式図3b（正しい図）のように面と面がクロスしている．このクロスしている部分の前方に中心線維体（central fibrous body：CFB）が存在すると考えられる．ちなみに無冠状動脈洞（後大動脈洞 non-coronary aotic sinus：NAS）の膨らみが，この間に位置している（図4）．

　僧帽弁周囲長は，成人男性が9.2〜9.9 cm／成人女性が8.2〜9.1 cmであるのに対し，三尖弁周囲長は，成人男性が11.2〜11.8 cm／成人女性が10〜11 cmである．また，それを支持する弁下構造物（腱索と乳頭筋）は，左室乳頭筋のほうが太さ，長さとも右室乳頭筋に比し大きい．

B 三尖弁弁尖の構造

　図5aは，固定後の心臓を右室側で切開・展開し三尖弁弁輪，弁尖，弁開口部をその周辺構造物とともに見たものである．標本に左室側から光を照射しているが，オレンジ色に透見できる部位が膜性中隔である．そのほか卵円窩（OF），Kochの三角（破線）などが観察できる．「Kochの三角」領域に位置する房室結節（atrioventricular node：AVN）は，図5bのごとく中心線維体（CFB）に入りヒス束となってそれを貫通する〔penetrating portion of His bundle：HB（PP）〕．その後，心房側膜性中隔（membranous septum：MS）（房室中隔膜様部）下縁を走行し，左室側へ分枝〔branching portion of His bundle：HB（BP）〕しながら，心室側膜性中隔（心室中隔膜様部）下縁を走行後，右脚（right bundle branch：RBB）と左脚（left bundle branch：LBB）に分かれ心室中隔を下行する[1]．

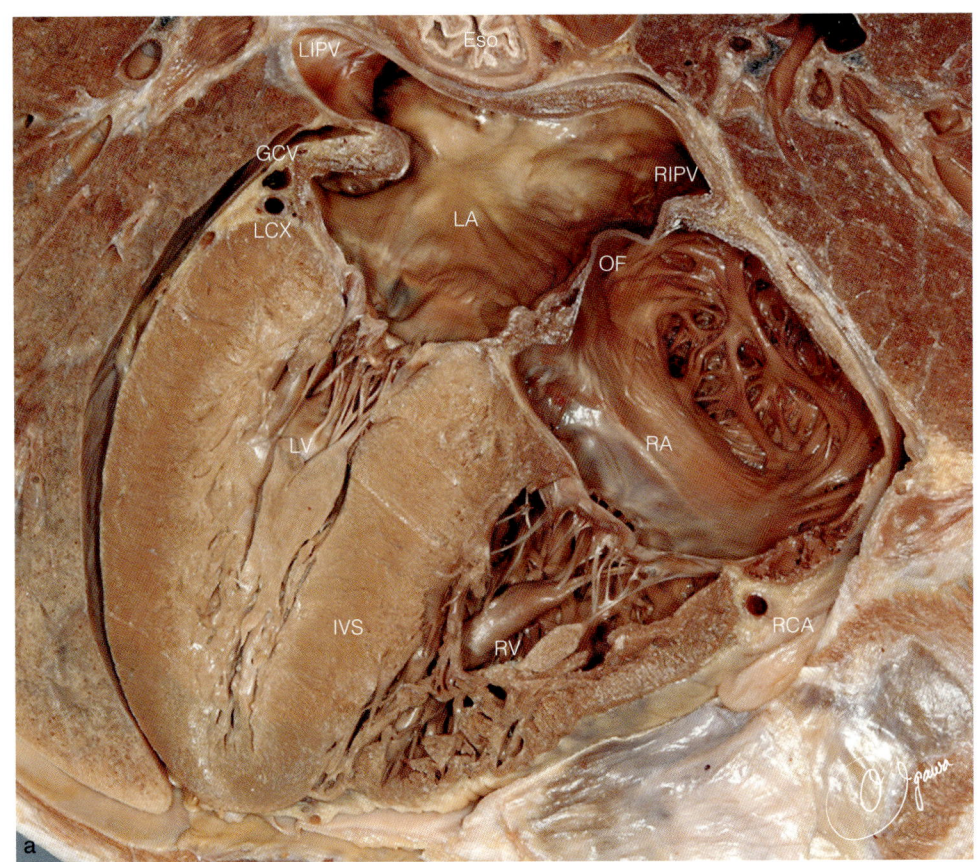

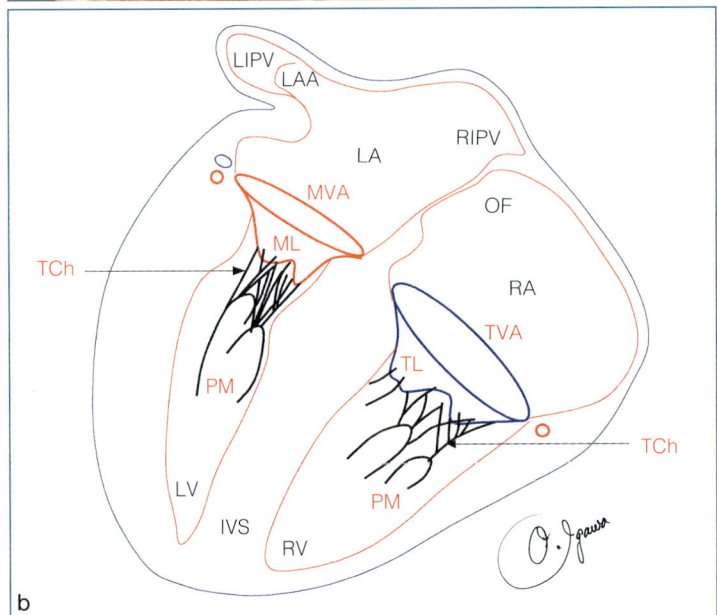

図2 心臓の4腔断面像
a, b. 房室弁システム（弁尖，腱索，乳頭筋，弁輪）が観察できる。

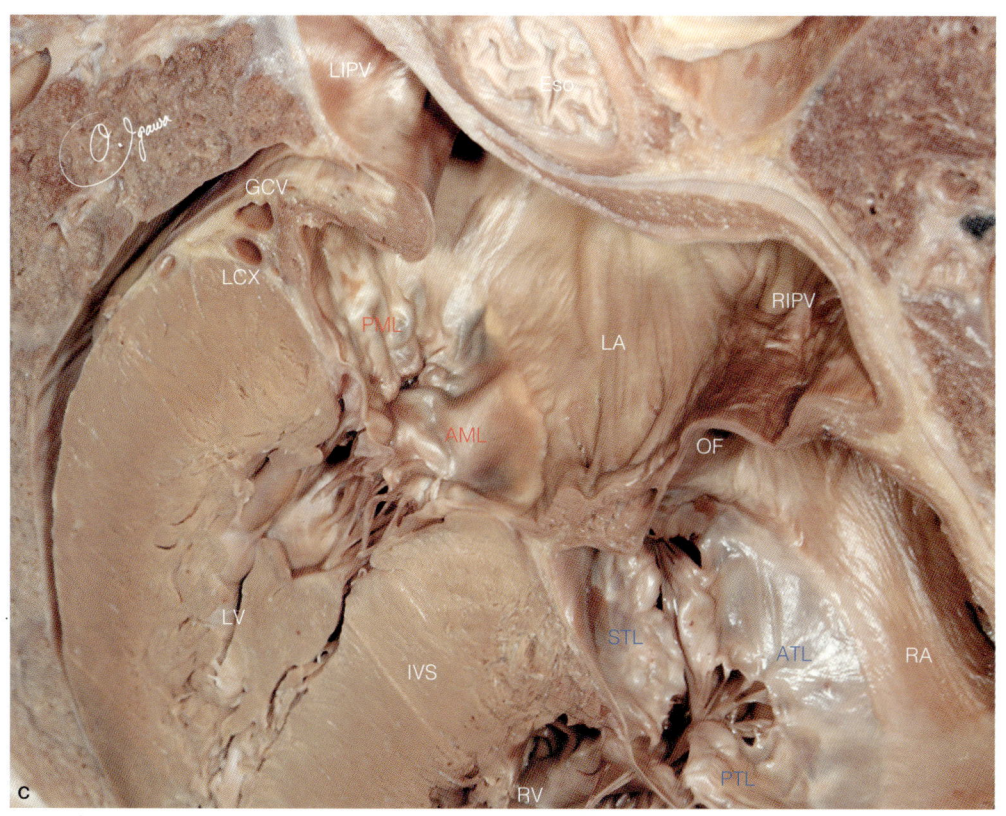

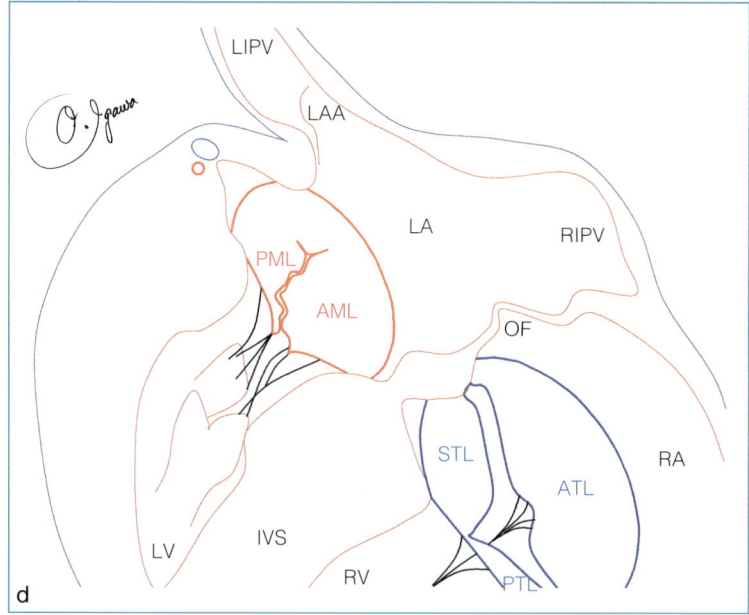

図2（つづき）
c, d. 三尖弁輪がのっている平面（T面）と僧帽弁輪がのっている平面（M面）は，同一平面上になく傾いているのがわかる．

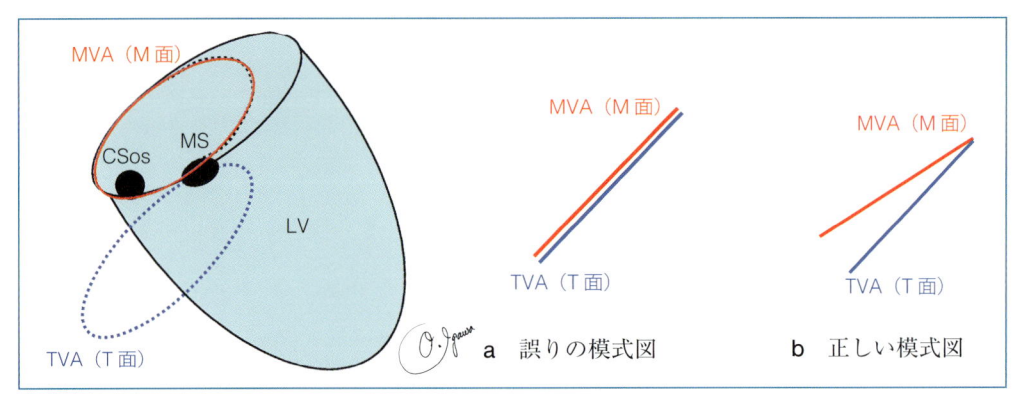

図3　T面とM面の関係
三尖弁輪(T面)がのっている面と僧帽弁輪がのっている平面(M面)の位置関係。M面とT面は同一平面にはなくbのように両面はずれている。

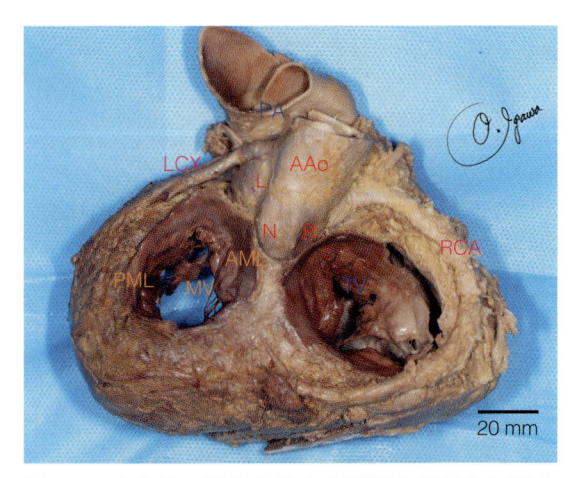

図4　三尖弁輪・僧帽弁輪直上断面の様相と無冠状動脈洞(N)の膨隆の位置関係

　三尖弁弁尖は前尖(anterior tricuspid leaflet：ATL)，中隔尖(septal tricuspid leaflet：STL)，後尖(posterior tricuspid leaflet：PTL)よりなっている。しかしながら，それら3つの弁尖は独立しているわけではなく図6a，bのような1枚の構造物となっている。それぞれの面積の大小関係は前尖(ATL)＞中隔尖(STL)＞後尖(PTL)である。

　その三尖弁中隔尖は房室中隔に付着している。図5aでその付着範囲を見てみると，中隔尖付着端の一方(後方)は中隔尖-後尖交連部であり，冠状静脈洞開口部上縁レベルからやや下方に位置している。付着端のもう一方(前方)は，中隔尖-前尖交連部であり膜性中隔上端に位置している。三尖弁中隔尖は膜性中隔(MS)に付着し，同部位を心房側(房室中隔膜様部)と心室側(心室中隔膜様部)に分けている。

　図7は，固定後の心臓において右室自由壁を右室心尖部より肺動脈基部へ切開，さらに右室後壁を右室心尖部より右室基部(中隔尖と後尖の図)へ切開後，左右に展開したも

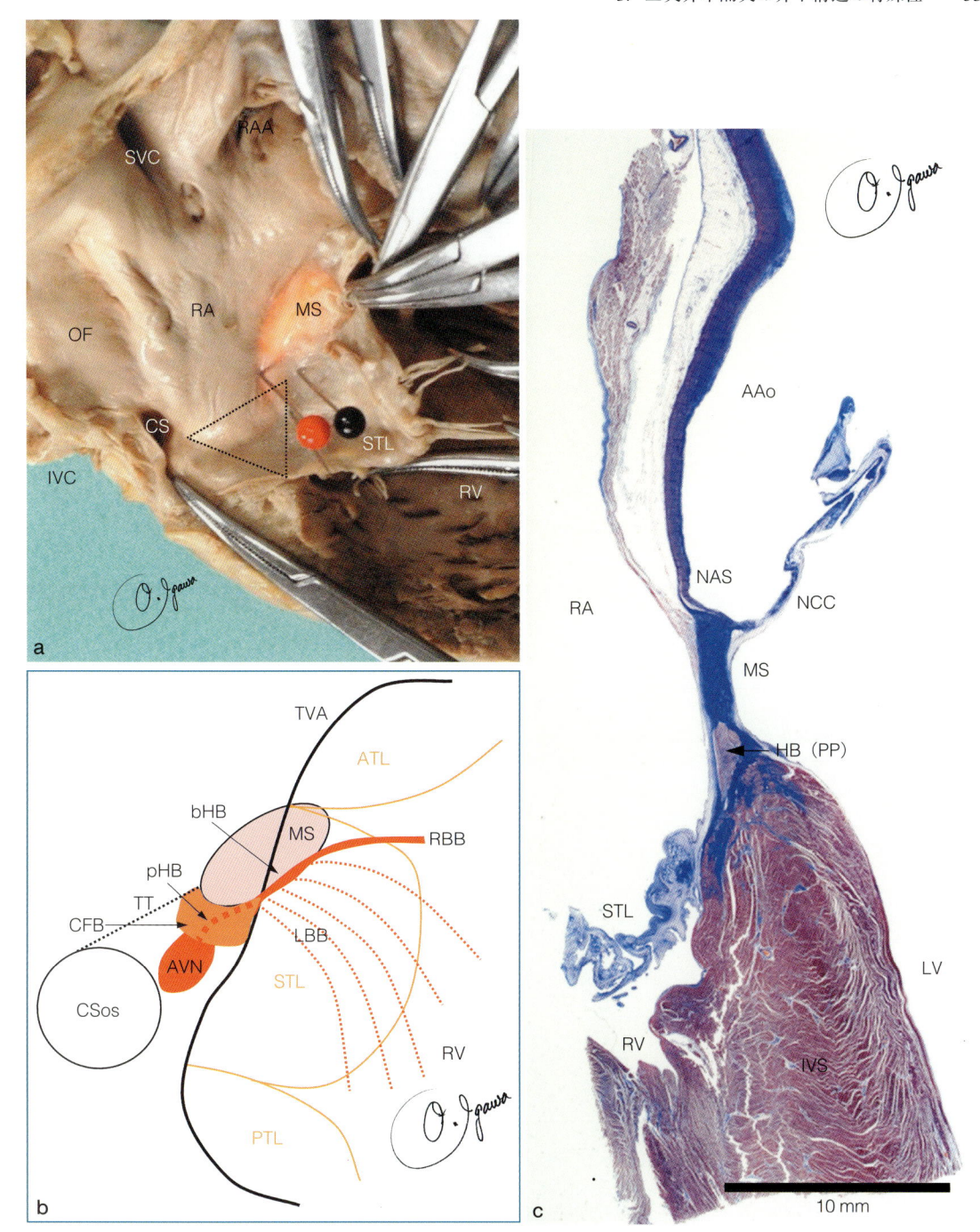

図5　a. 三尖弁中隔尖付着部近傍を周辺構造とともに観察したもの
b. 膜性中隔と刺激伝導系・房室結節の位置関係を示した模式図
pHB：ヒス束貫通部，bHB：ヒス束分枝部，RBB：右脚，LBB：左脚，CFB：中心線維体，AVN：房室結節，MS：膜性中隔，STL：三尖弁中隔尖，ATL：三尖弁前尖，PTL：三尖弁後尖，TVA：三尖弁輪。
c. 図bにおける黒点線のように図a標本を切開し，その断面組織像をみたもの
線維組織に囲まれたヒス束貫通部〔HB（PP）：penetrating portion of His bundle〕が認められる。NAS：無冠大動脈洞，NCC：大動脈弁無冠尖。

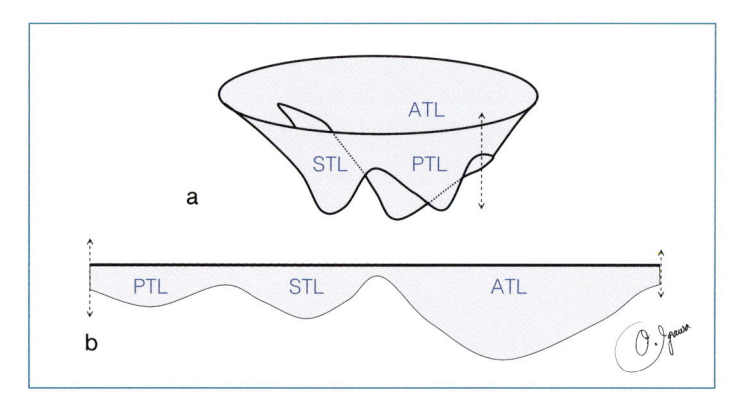

図 6 三尖弁弁尖の様相
3つの弁尖はそれぞれ独立したものではなく，1つの膜様構造物が区切られているイメージである。三尖弁前尖−後尖間交連部を通る点線で切開し，左右に展開した標本の模式図。

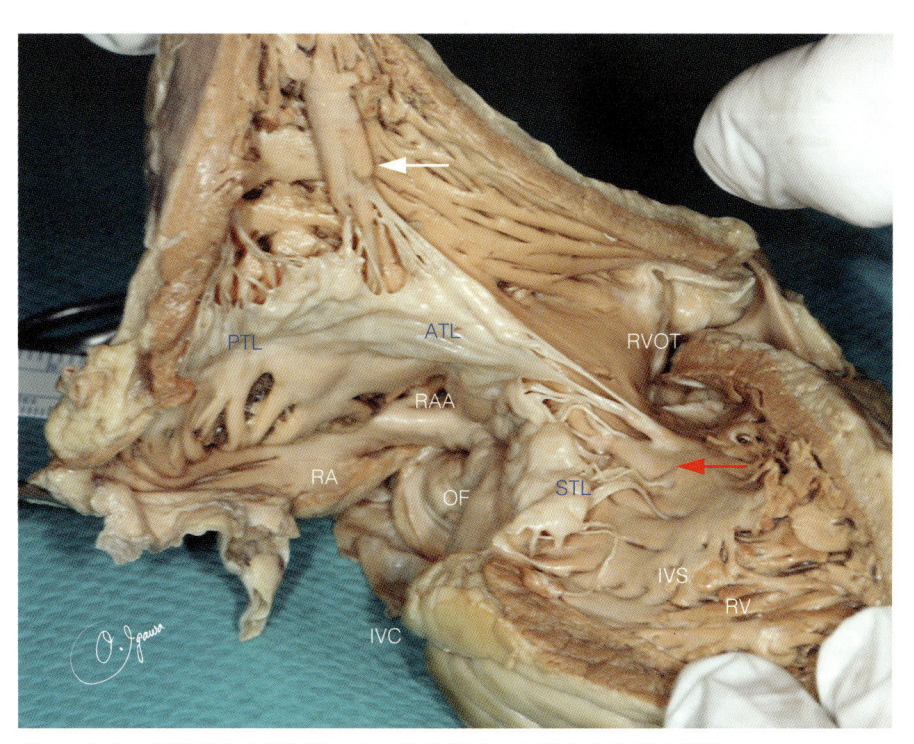

図 7 右室心尖部方向より観察した三尖弁領域および右室内腔の様相
心臓固定標本を右室流出路（RVOT）より心室中隔（IVS）に沿って心尖部まで切開，切開線を三尖弁基部・右房まで延長後，展開したもの。三尖弁前尖（ATL）・弁下組織が自由壁に位置する前乳頭筋と中隔に位置する中隔乳頭筋の間でぴんと張っている。

のである。三尖弁領域および右房，右室内腔を右室心尖部方向より見上げている。図左上に右室自由壁，右下に右室中隔が見える。これは左斜め45°下方から心臓をめくり上げた像と見てとることもできる。緊張している弁尖が三尖弁前尖（ATL）である。三尖弁前尖を，図右（中隔側）より右室中隔乳頭筋（赤矢印）が，図左（前壁側）より右室前乳頭筋

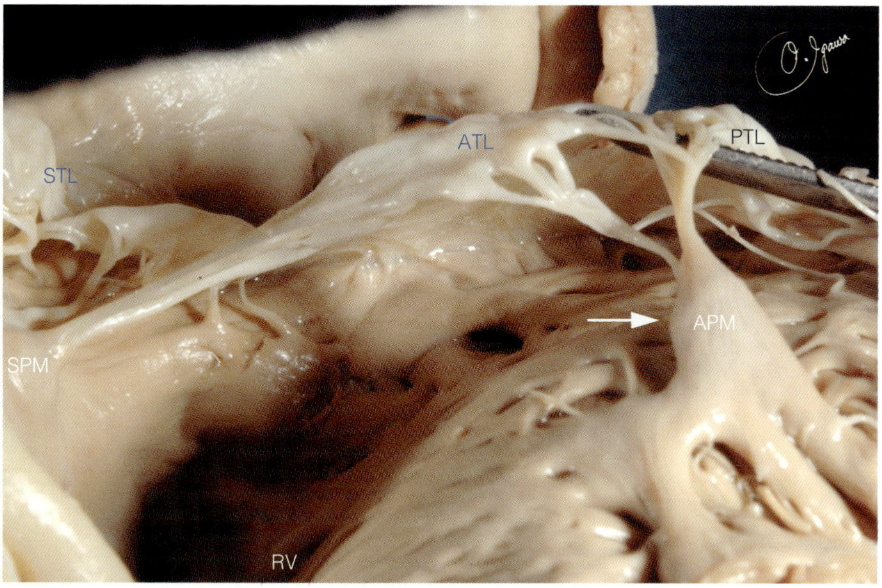

図8 三尖弁前尖弁下構造の様相
三尖弁前尖弁尖裏面には，それを支持する腱索は認められない。APM：（右室）前乳頭筋，SPM：（右室）中隔乳頭筋

（白矢印）が腱索を介して支持している。図8は三尖弁前尖の裏側，つまり subvalvular space を見たものである。よく見ると三尖弁前尖弁下にはドーム状のスペースがあるだけで僧帽弁後尖にあるような弁尖を支持する構造物はない。

　一方，図7において心室中隔部にあるのが中隔尖である。中隔尖は前尖と異なり，中隔にある多くの小さな乳頭筋より伸びる腱索で支えられている。また，中には心室中隔壁より直接，起始し弁尖に向けて伸びる腱索も認める。さらに，この中隔尖を上に引き上げ弁下を見ると，図9のように弁尖の裏面に付着しそれを支持する腱索が認められる（second chordae）。同様の構造は僧帽弁後尖にみられるが，三尖弁前尖，後尖にはなく，むろん，僧帽弁前尖にもない。乳頭筋（ときに心室中隔壁）に起始し弁尖へ伸びるそれぞれの腱索は1本，1本独立している場合もあれば，ときに図10のような扇状腱索（fan-shaped chordae）を形成している場合もある[2]。

C 三尖弁中隔尖と膜性中隔

　図11a, b は，前および中隔乳頭筋より三尖弁中隔尖に伸びる腱索をその起始直後で切断し，前および中隔乳頭筋より切り離したものである。中隔乳頭筋より伸びる腱索は丁寧に1本ずつ起始部で切断し，三尖弁中隔尖をめくり上げている。図11bでは，左室側より標本に光を照射している。この像では光を透過する楕円形の薄い膜様構造物が確認できる。この部位が心室中隔膜様部である。再び，三尖弁中隔尖を，心房，弁付着部お

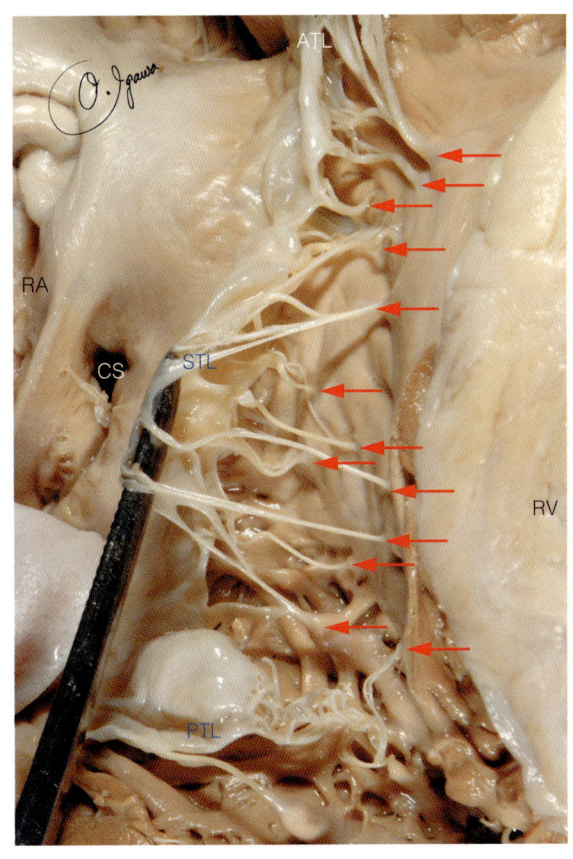

図9 三尖弁中隔尖弁下構造の様相
三尖弁中隔尖弁尖裏面には，前尖，後尖と異なりそれを支持する腱索(second chordae)が認められる。

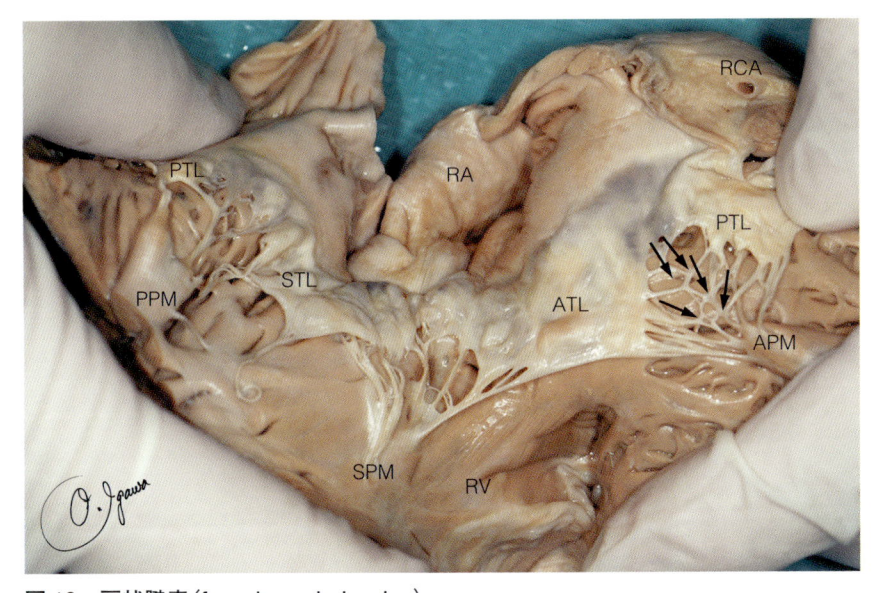

図10 扇状腱索(fan-shaped chordae)
腱索は1本1本独立しておらず，それぞれの腱索を連絡する構造物(矢印)が存在している場合がある。

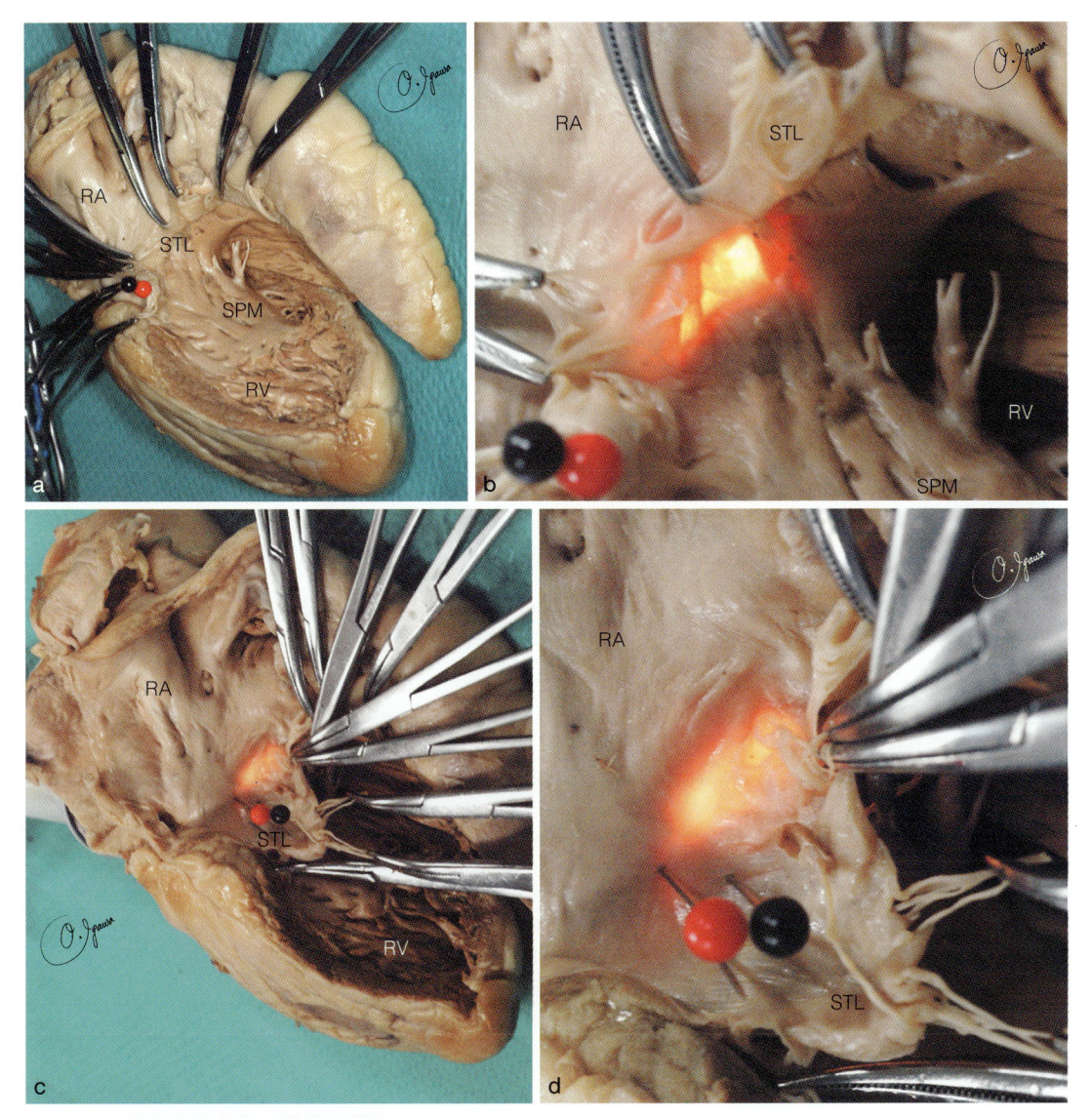

図 11　三尖弁中隔尖弁下構造の様相
三尖弁中隔尖腱索を切断後，標本の裏面より光を照射している．a, b は弁尖を翻転させ，その弁下構造および心室中隔膜様部の様相を観察したもの．c, d は翻転させた弁尖をもとに戻し，三尖弁弁輪および房室中隔膜様部の様相を観察したもの．

よび弁輪が観察できるように，もとあった位置へ戻し，再度，左室側より光を照射すると図11c, d のように光を透過する部位を認める．これが房室中隔膜様部である．膜性中隔は，右室側の心室中隔膜様部であろうが，右房側の房室中隔膜様部であろうが，その左室側は左室流出路である．図12a, b は左室自由壁を長軸方向に切除展開し，その内腔を観察したものである．標本の裏側にある右心側より光を照射しているが，大動脈弁直下に光を透過する領域（膜性中隔）を認める．右心側では膜性中隔を三尖弁中隔尖が前

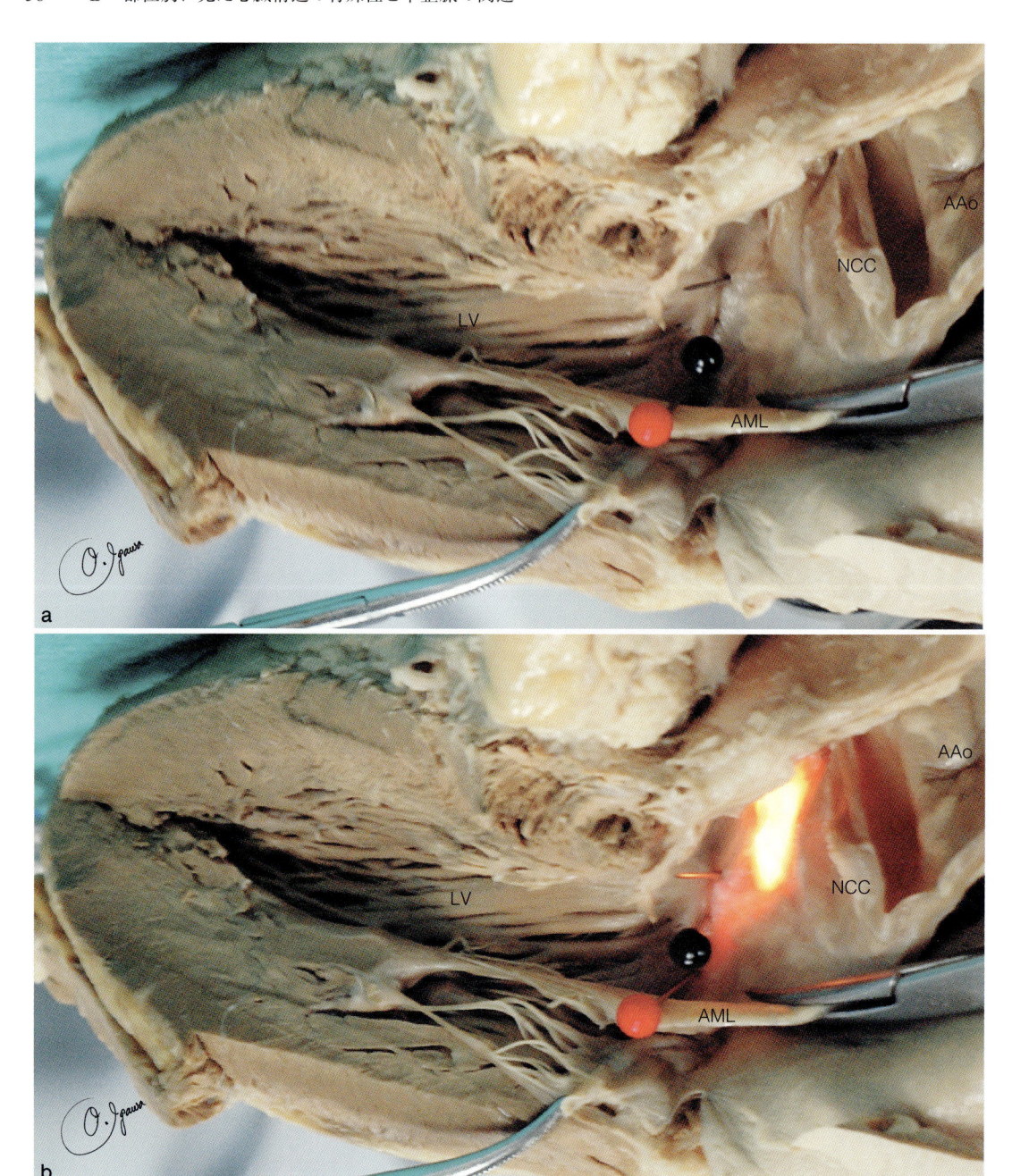

図12　左室流出路の様相
a. 左室（LV）長軸方向で心室間中隔に近い線で左室自由壁を切開・展開しその内腔を観察した像である。
b. 標本裏面より光を照射している。光が透過し橙色に見える部位が膜性中隔である。

記した心室中隔膜様部と房室中隔膜様部に分割しているが，左室側にはなにも膜性中隔を分ける構造物はない。

文献

1) Adachi M, Igawa O, et al : Exact location of the branching bundle in the living heart. Pacing Clin Electrophysiol. 2009 ; 32 : S182-S185.
2) Victor S, Nayak VM. Variations in the papillary muscles of the normal mitral valve and their surgical relevance. J Card Surg. 1995 ; 10 : 597-607.

4 右室流出路−肺動脈幹基部接合部の解剖

症例：右室流出路−肺動脈幹基部接合部起源心室期外収縮に対するアブレーション

　カテーテルアブレーションにより，図1の心電図に示す有症候性薬剤抵抗性心室期外収縮の根治に成功した。図2, 3に示すアブレーション成功部位（赤矢印）は，解剖学的にどのような部位と認識すべきか？

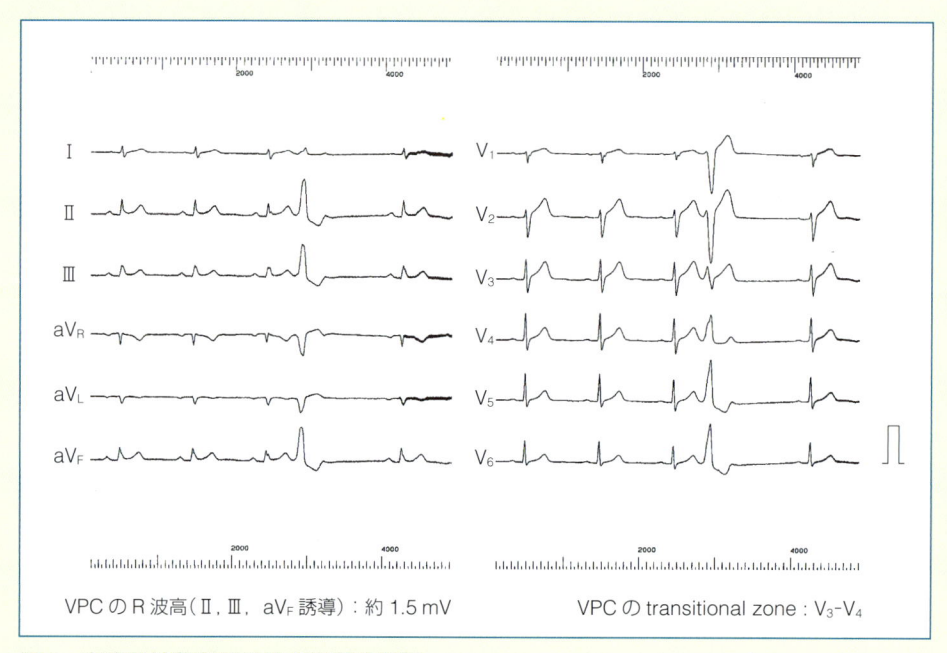

VPCのR波高（Ⅱ, Ⅲ, aV_F誘導）：約1.5 mV　　　VPCのtransitional zone：V_3-V_4

図1　有症候性薬剤抵抗性心室期外収縮

4. 右室流出路-肺動脈幹基部接合部の解剖　61

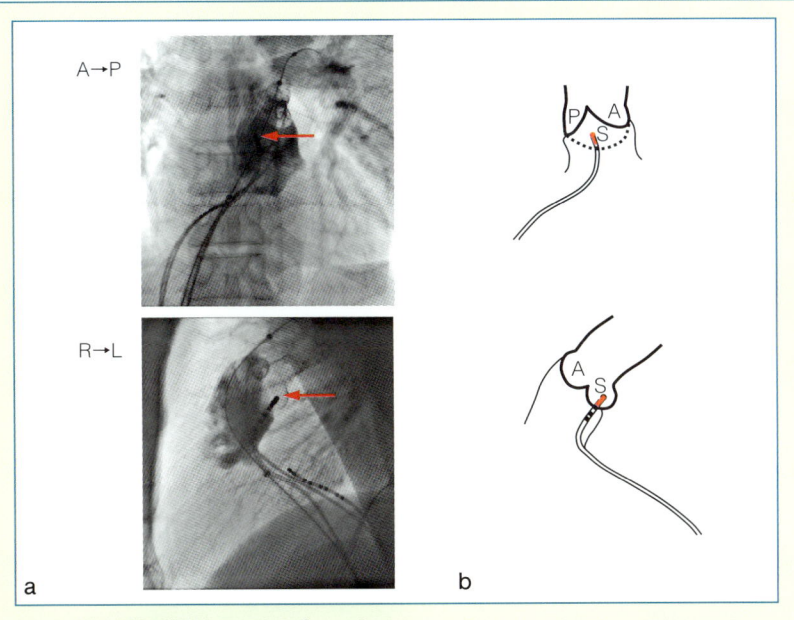

図2　左肺動脈洞内でのアブレーション
右室流出路造影(a)とアブレーションカテーテルポジションの模式図(b):
カテーテル先端は左肺動脈洞(S:中隔尖関連肺動脈洞)内にあり，同部位でアブレーションが施行されている。

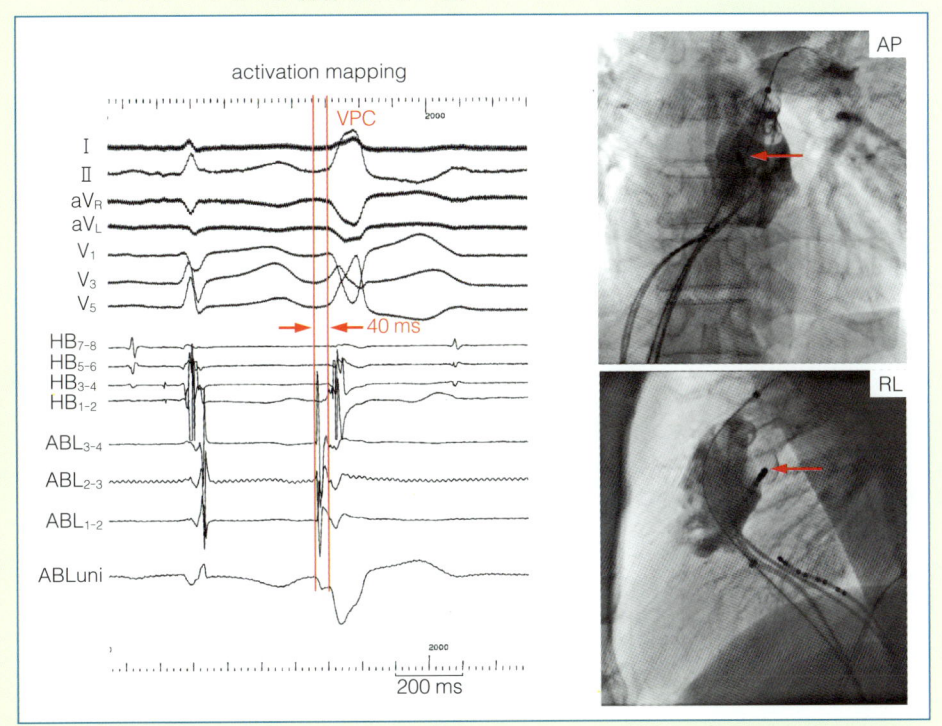

図3　アブレーション部位(右)と心内心電図(左)
心室期外収縮QRS波立ち上がりに40 ms先行する電位を左肺動脈洞内に認める。この部位でアブレーションに成功している。

A 流出路-大血管接合部の解剖の特殊性

　左室・右室流出路-大血管接合部を起源とする不整脈はよく報告されている。この部位の不整脈治療にあたっては，大動脈洞内あるいは肺動脈洞内でのアブレーションが奏効する場合もある。また，大血管の高い位置，つまり大血管基部よりかなり離れた位置でのアブレーションに成功したとする例の報告もあり[1,2]，大血管への心筋迷入の可能性も推測されている。しかしながら，大血管に異常自動能を呈する不整脈起源があったとしても，その異常興奮が心室不整脈として成立するためには，異常興奮を心室筋に伝播させるための興奮伝導路，つまり（異常）心筋束が大血管壁内に存在することが必要である。少なくとも，長年にわたる著者の剖検例での検討においては，大血管への心筋迷入や血管壁内異常心筋束は確認できていない。

　図2a, bは，薬剤抵抗性・有症候性心室期外収縮（図1）に対し，左肺動脈洞内でのアブレーションにより不整脈根治に成功した例である。右室造影所見（図2a）より順行性に挿入したアブレーションカテーテル先端は明らかに肺動脈弁を通過し，左肺動脈洞（肺動脈弁中隔尖に関連する肺動脈洞）内に位置している（図2b）。アブレーション部位では心室期外収縮時，QRS群の立ち上がりに40 ms先行する心室電位が記録されており（図3），同部位でのアブレーションにより不整脈は根治した。これよりアブレーション成功部位は左肺動脈洞内であることがわかるが，これをもって「左肺動脈洞内に不整脈起源がある」，あるいは「肺動脈（幹）へ流出路心筋が迷入している」などと結論してよいのであろうか？

　左肺動脈洞の周辺構造を考慮に入れると，決してこのようにすぐに結論できないことに気がつく。また，次項Bで説明する大動脈洞におけるアブレーションで治療可能であった不整脈起源についても，決して安易に大血管起源といえないことが見えてくる。ここでは通常の右室流出路-肺動脈幹基部接合部の基本構造を確認し，その構造に基づいて左肺動脈洞内でアブレーション治療可能な不整脈起源について考える。

B 右室流出路-肺動脈幹基部接合部の解剖

　図4～9は，右室流出路-肺動脈幹基部接合部構造を理解するための模式図である。右室流出路（right ventricular outflow tract：RVOT）心筋は，肺動脈幹（pulmonary trunk：PT）基部に強固に接続する（図4a, b）。この接合部の境界を ventriculoarterial junction（VAJ）とよぶ。この接合部の内腔に肺動脈弁尖が付着するが，その弁尖は VAJ に沿って付着するのではなく（図4a），それより上方の肺動脈幹内腔に付着する（図4b）。さらに，肺動脈弁尖は円形に付着するのではなく（図5a），王冠状に付着する（図5b）。この王冠状付

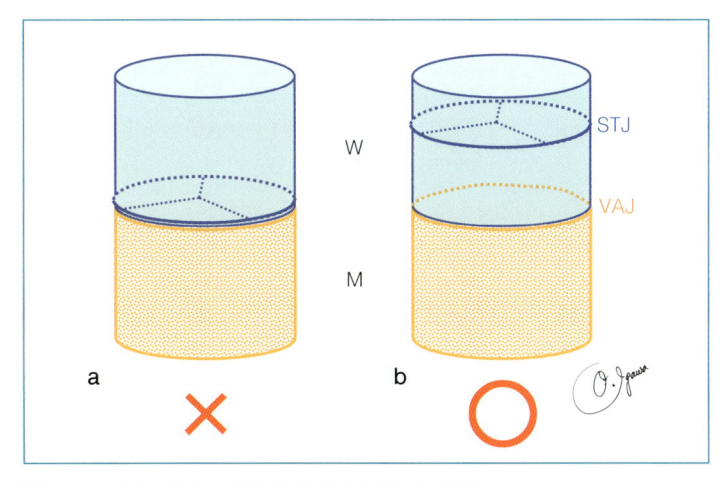

図 4 右室流出路心筋と肺動脈幹基部の関係
a. 誤った認識。b. 正しい認識：STJ は弁尖付着部の最高点を示している。血管壁組織(W)と心筋(M)の境界が肺動脈幹と右室流出路の境界とはなっていない。

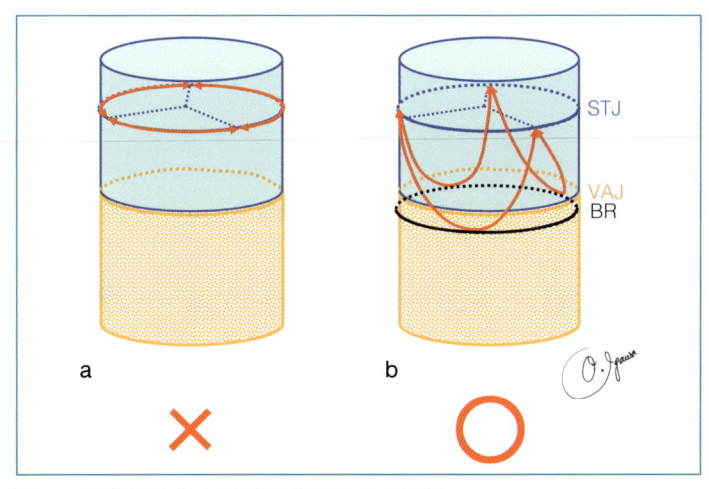

図 5 肺動脈弁弁尖付着様式の基本的構造
左側(a)は誤った認識，右側(b)が正しい認識　基本構造の1つのbasal ring (BR)は王冠状付着線をイメージすることではじめて認識できる。

着線の頂点を結ぶ円を sinotubular junction (STJ)という（図 5a）。この肺動脈弁尖は STJ を頂点に王冠状に肺動脈幹内腔に付着するが，その付着線は肺動脈幹に留まらず VAJ を越え右室流出路内心筋にまで進入する。そして心筋側にある付着線の底部を結んだ線（実際には円であり黒線で表現）を basal ring (BR)という（図 5b）。その弁尖付着様式が図 6a から 6c に表現してある。図 6a が誤った認識，6b が正しい認識であり，6c に肺動脈洞のイメージが描かれている。

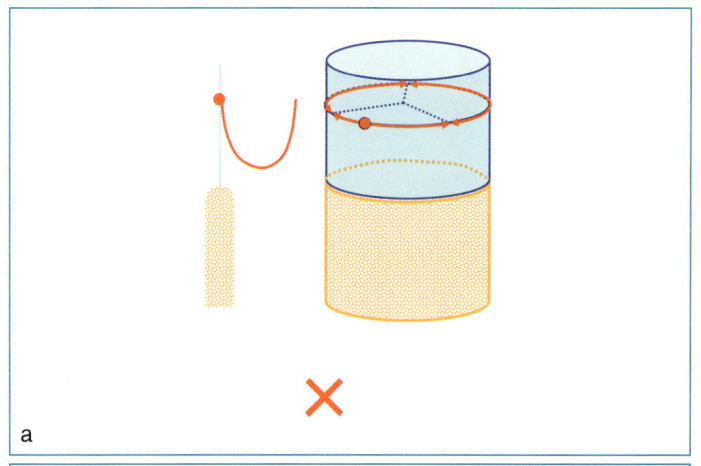

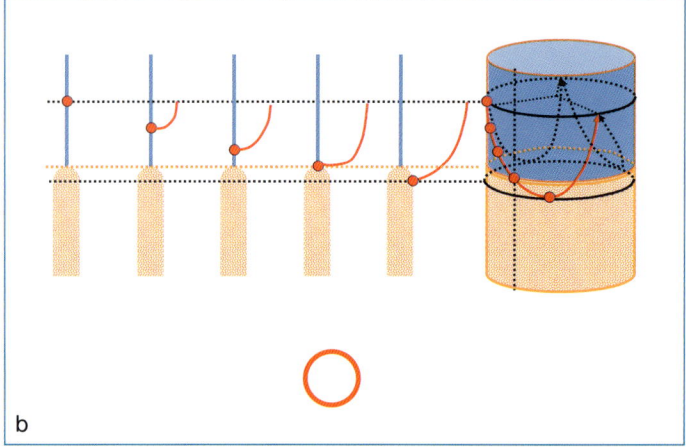

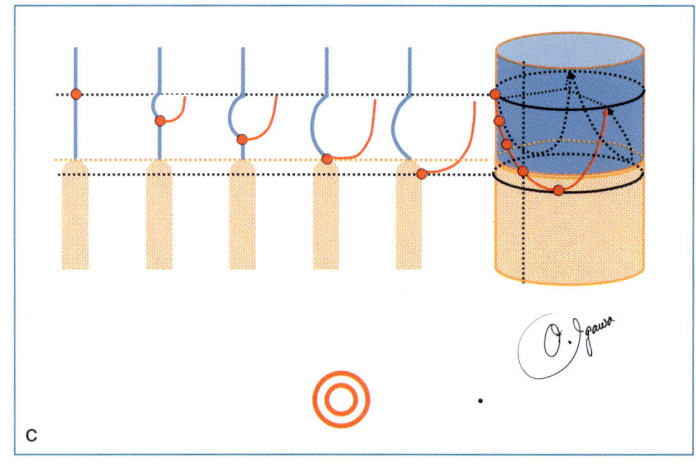

64 　Ⅱ　部位別に見た心臓構造の特殊性と不整脈の関連

図6a　肺動脈弁弁尖付着様式の誤った認識
図6b　肺動脈弁弁尖付着様式の正しい認識
図6c　肺動脈弁弁尖付着様式と肺動脈洞構造の正しい認識
肺動脈洞は断面図において血管壁の膨隆部分（薄い青色）だけを指している用語である。ちなみに弁尖は赤色部分だけを指している。

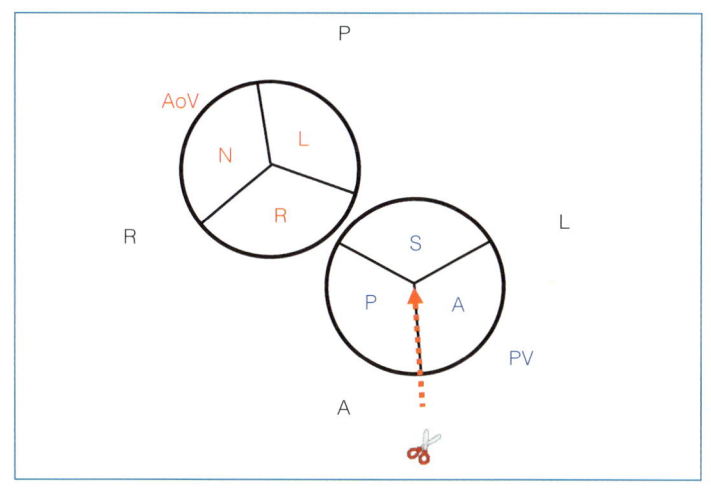

図 7a 大動脈基部と肺動脈幹基部を上方より見たときの模式図
肺動脈幹基部を前尖と後尖の間で上方より切開する切開方法を示している。R：right，L：left，P：posterior，A：anterior，AoV：大動脈弁，PV：肺動脈弁。

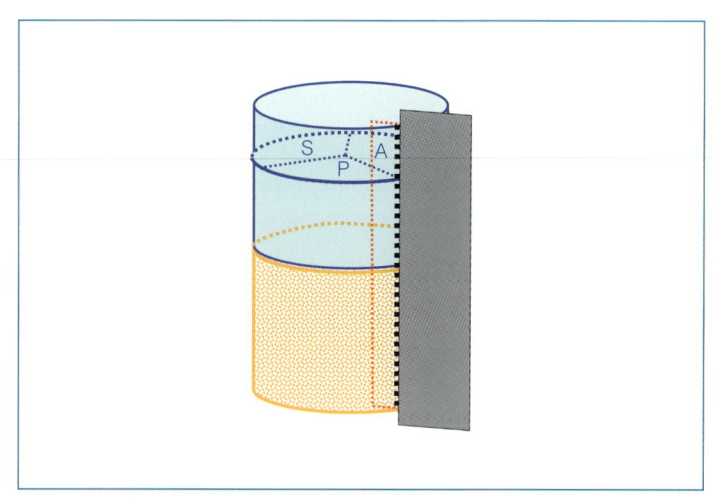

図 7b 肺動脈幹から右室流出路への切開方法
肺動脈幹基部を前尖と後尖の間で上方より切開し，切開線を右室流出路へ延長するイメージを表現している。

　図 7a は大動脈基部と肺動脈幹基部を上方より見た図である。図 8a は図 7a，b のごとく，肺動脈幹-右室流出路接合部を肺動脈弁前尖と後尖の交連部で切開，切開線を右室流出路へ延長し，接合部を左右に展開した後に観察した接合部内腔の模式図である。付着線は VAJ を越えて心筋内に入るが，この心筋側にある付着線の底部を結んだ線の basal ring（BR）がイメージできる。

　ここで，接合部の肺動脈幹側には上縁を STJ，下縁を VAJ，両側を肺動脈弁尖付着線で囲まれる 1 つの領域が認識できる（図 8a，b）。この領域は外方へ突出し肺動脈洞

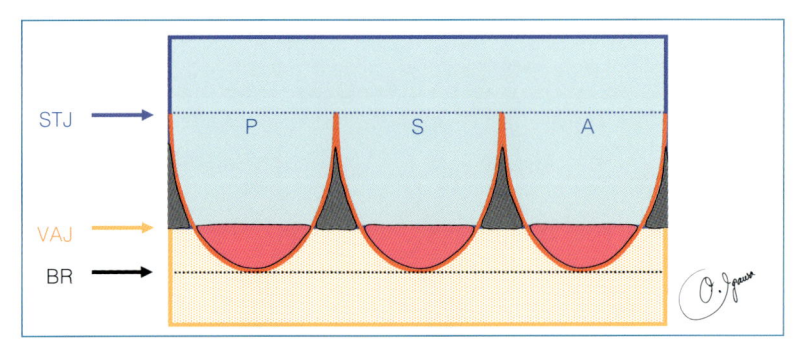

図 8a　肺動脈幹基部-右室流出路接合部内腔の模式図
肺動脈幹基部を前尖と後尖の間で上方より切開し，展開。

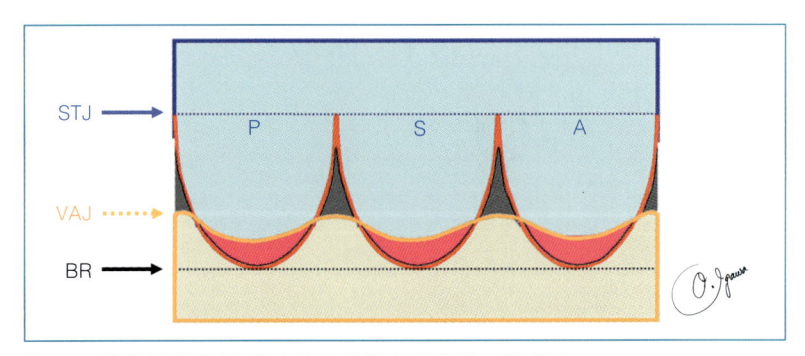

図 8b　肺動脈幹基部-右室流出路接合部内腔の模式図
肺動脈幹基部を前尖と後尖の間で上方より切開し，展開（図 8a をさらに正確に描写）。

(SPT：sinus of pulmonary trunk)とよばれ，肺動脈基部構造の1つとして機能している（図 6c）。この構造は大動脈基部でのバルサルバ洞に相当する。

図9は図8の模式図において，点線①および②に沿って標本を切開し，断面（①断面，②断面）を作製した場合の模式図と実際の断面組織像（図 9b, c）である。

この模式図より明らかになることは，図 9b 中Ⓟ領域は機能的には右室でありながら心筋が存在しない。一方，図 9c 中Ⓢ領域は機能的には肺動脈でありながら心室筋が存在する。このⓈ領域は比較的その面積が大きく，一見，心筋が肺動脈に迷入しているかのようだが，実はあたりまえの構造なのである。したがって，もしもこの部位でアブレーションに成功したとすれば，右室心筋をアブレーションしているわけであり，「機能的肺動脈幹内にある右室流出路心筋起源の心室不整脈をアブレーションした」という言い方になるかもしれない。「肺動脈起源の心室不整脈を肺動脈洞内でアブレーションした」との表現に遭遇することがあるが，解剖学的な定義上は明らかに不正確であることが納得できると思う。ちなみに我々が行ってきた多数例の解剖学的検討で，STJを越えた肺動脈幹への心筋組織の迷入例は経験していない。

これより，提示した症例は心筋迷入などの異常構造を設定しなくとも，通常構造の認

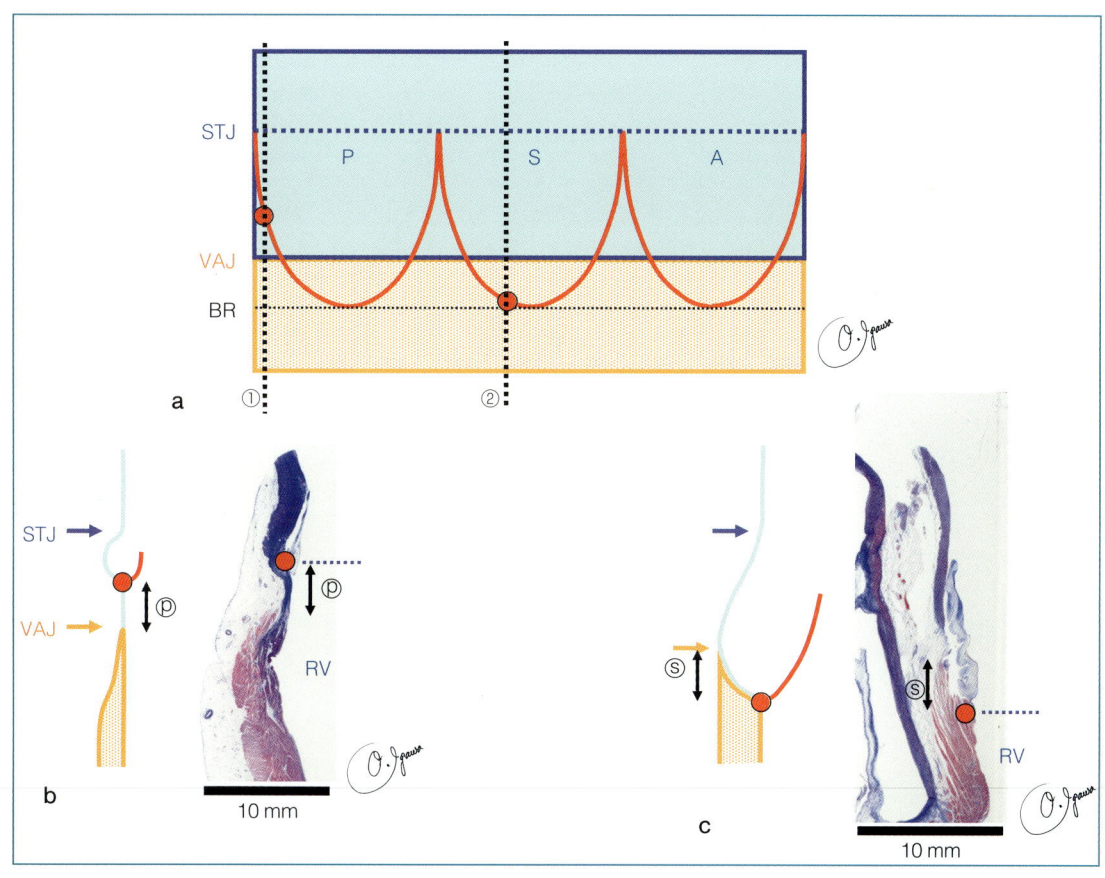

4. 右室流出路-肺動脈幹基部接合部の解剖　67

図9　肺動脈幹基部を切開・展開したときの模式図(a)
点線①の断面の模式図と組織標本(b)：黒矢印領域ⓟは右室(RV)領域であるにもかかわらず心筋が認められない。
点線②の断面の模式図と組織標本(c)：黒矢印領域ⓢは肺動脈幹領域であるにもかかわらず心筋が認められる。

識で十分に説明可能であることがわかる。つまり，通常の構造認識で肺動脈幹-右室流出路接合部の上記，ⓢ領域起源の異常興奮が存在し，それを左肺動脈洞からアブレーションしたとすれば説明可能である。

　図10a, b は同様な切開法で得た肺動脈洞の展開標本である。図8bとの対応が重要である。標本には図10aの黒線のごとくSTJ上方で肺動脈幹を前方より後方へ2/3周の横切開を加え，さらに前肺動脈洞(肺動脈弁前尖関連の肺動脈洞)と右肺動脈洞(肺動脈弁後尖関連の肺動脈洞)の間を切開，その切開線を右室流出路前面に延長してある。切開線より肺動脈幹基部・右室流出路を左右に展開し，肺動脈弁および肺動脈弁直下右室流出路の様相が観察できるようになっている。図10bはその内腔像であるが，上記，模式図の図8bとの関連がよくわかる。interleaflet triangle (ILT) は壁が薄く，その強度は周辺構造よりも弱いと考えられる。さらにカテーテルは順行性に下方より挿入されるため，

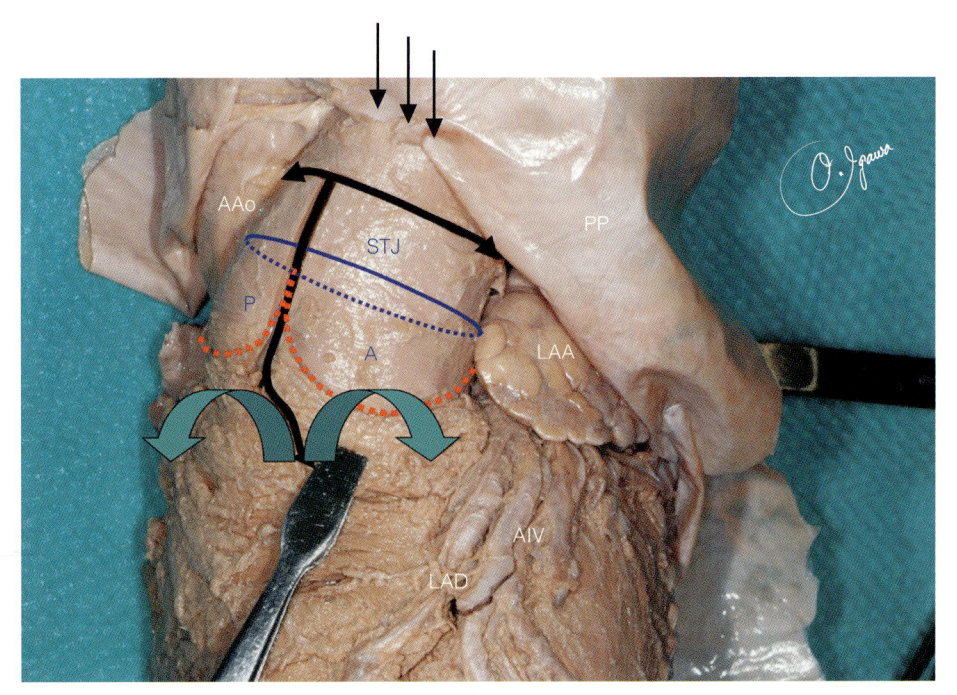

68　Ⅱ　部位別に見た心臓構造の特殊性と不整脈の関連

図 10a　肺動脈幹基部-右室流出路接合部標本
LAA：左心耳，AAo：上行大動脈，LAD：左冠動脈前下行枝，AIV：前室間静脈，などがみられる。PP：parietal pericardium 壁側心膜，をめくり上げてあるが，肺動脈幹前面ではその翻転部（黒矢印）が確認できる。

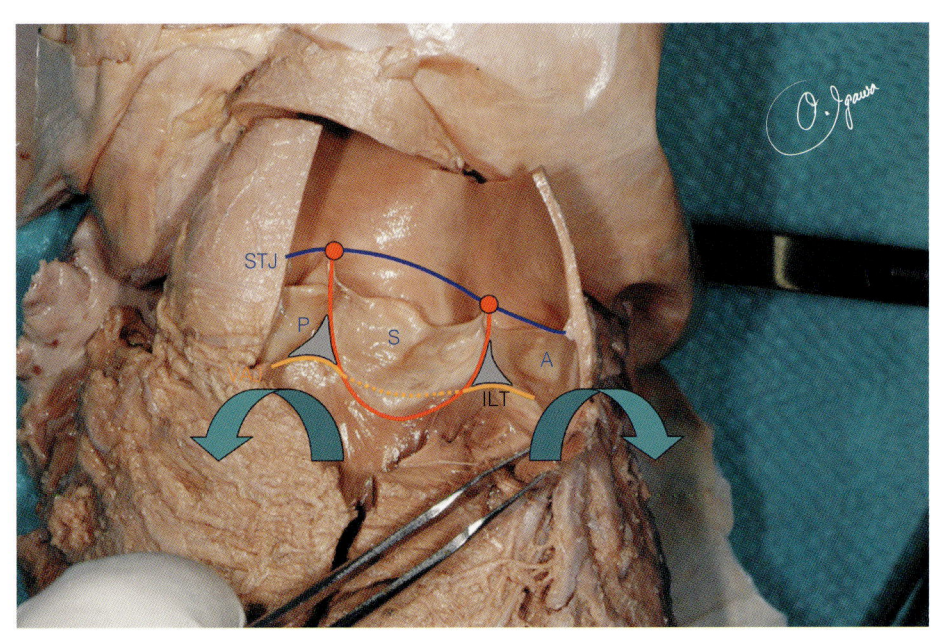

図 10b　肺動脈幹基部-右室流出路接合部を切開，展開した標本

同部位へカテーテルが入った場合，ILTはカテーテルの圧力を最も強く受ける方向にある．このため肺動脈弁近傍でカテーテル操作を行うにあたっては，ILTに注意を払うことが重要である．とりわけ，構造的には3つのILTのうち，中隔尖-前尖交連部ILTは最もカテーテルが入りやすく，カテーテル損傷のリスクが大きい部位と考えられる．

　この領域で構造上，さらに重要なことは左冠動脈主幹部(LMT : left main trunk)が肺動脈幹の裏，つまり左肺動脈洞の外側縁を取り巻きながら走行していることである(図10a)．LMTは肺動脈幹と左心耳の間を通りながら前下行枝と回旋枝に分枝し，前者は心室間溝，後者は房室間溝に抜けてきている．左肺動脈洞近傍でのアブレーションはLMTへの損傷のリスクがあることを認識すべきである．したがって，同部位へのアブレーション前には左冠動脈造影を行い，アブレーション部位とLMTとの位置関係を確認することが必要である[3,4]．

文献

1) Tada H, Tadokoro K, et al : Idiopathic ventricular arrhythmias arising from the pulmonary artery : prevalence, characteristics, and topography of the arrhythmia origin. Heart Rhythm. 2008 ; 5 : 419-426.
2) Timmermans C, Rodriguez LM, et al : Idiopathic left bundle-branch block-shaped ventricular tachycardia may originate above the pulmonary valve. Circulation. 2003 ; 108 : 1960-1967.
3) 井川　修．胸腔内大血管と心臓接合部心筋の形態学．心電図．2009 ; 29 : 33-43.
4) 井川　修，足立正光，久留一郎．心臓大血管接合部起源不整脈の病理と電気生理．呼吸と循環．2008 ; 56 : 1249-1262.

5 左心耳と左上・下肺静脈および左側分界稜の関係

症例：左心耳基部の自動能を機序とする心房頻拍

　図1は，左心耳基部と考えられる部位でカテーテルアブレーションを施行し，頻拍の根治が得られた薬剤抵抗性・有症候性心房頻拍症例である。アブレーションにあたっては左房左側の構造をどのようにイメージすればよいのだろうか？

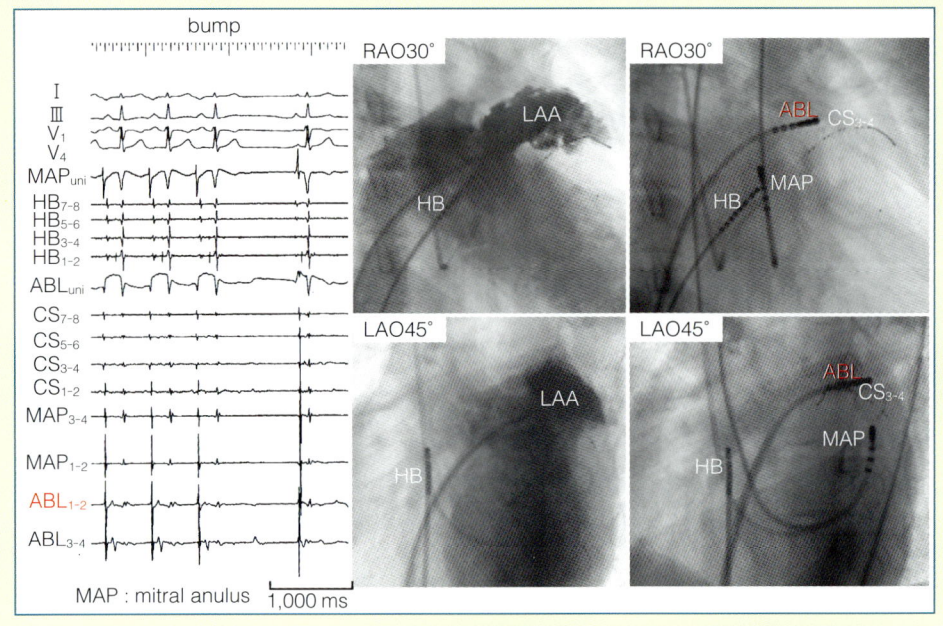

図1　カテーテルアブレーション施行前の心内電位（左），左心耳造影（中）およびカテーテルポジション（右）
アブレーション成功部位ではbumpにより頻拍が停止した。カテーテル先端は左心耳基部と考えられる。

　胸部X線透視，造影所見からアブレーションカテーテル先端は，「左心耳近傍」に置かれているのがわかる。しかしながら，正確に位置を特定することはできない。さまざまな所見から総合してアブレーション部位を確定診断したとしても，それは傍証にしかすぎない。むろん，カテーテル操作に熟達したアブレーショニストとっては，カテーテルを介して手に伝わる感触により，心臓構造をイメージすることは容易かもしれないが，通常，解剖学的位置の特定はなかなか困難である。
　アブレーション部位を確定診断しようとすれば，その周辺の解剖が必要となる。アブレーション部位がどのような構造の中に位置しているか，構造の論理のうえに検討することが重要と考えられる。

A 左房左側の様相

　図2の標本は，気管・両側気管支および大血管を付けた状態で心肺同時摘出したものである。図2は標本を背部より観察している。つまり，脊柱のすぐ前の領域を見ているといってもよい。両側には左右の肺，正中に心臓が位置しているが，その上(実際には後方)に気管(Tr)・気管支(MB)が位置している。心臓の様相がやや異なって見えるのは，心臓が壁側心膜および線維性心膜により覆われているためその表面がまだ露出されていないからである。この標本に食道が付いていないが，標本作製段階で脱落してしまったためである。つまり，後縦隔における食道と周囲組織との結合はそれほどに粗なものである。実際に，心房細動アブレーションで問題となる食道と左房の間には，粗な結合組織と少量の脂肪組織が介在しているにすぎない。ちなみにこの標本に食道を描くとすれば，背部やや左側を上下に走行している管状構造物をイメージすればよい。

　この図中に確認できる心房レベルの構造物は，後下方に向かう左右の下肺静脈(left & right inferior pulmonary vein：LIPV & RIPV)，その直上に位置する左右主気管支(left & right main bronchus：LMB & RMB)，そして左房後壁である。明らかに前方に向かう左右

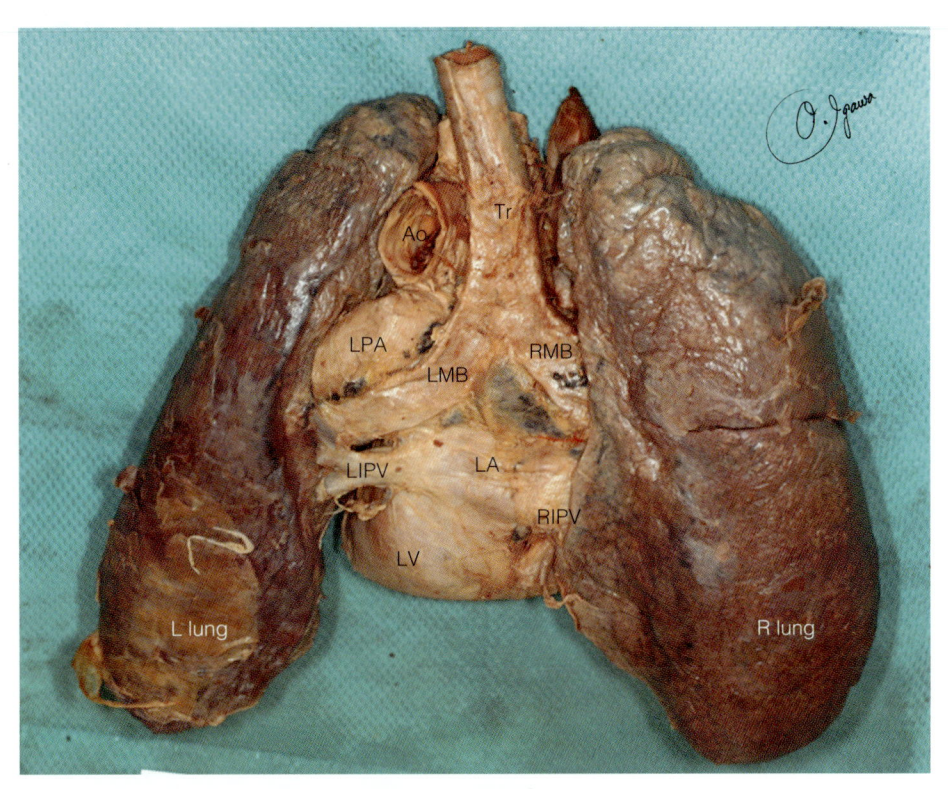

図2　心肺同時摘出後に背部より観察した心臓標本

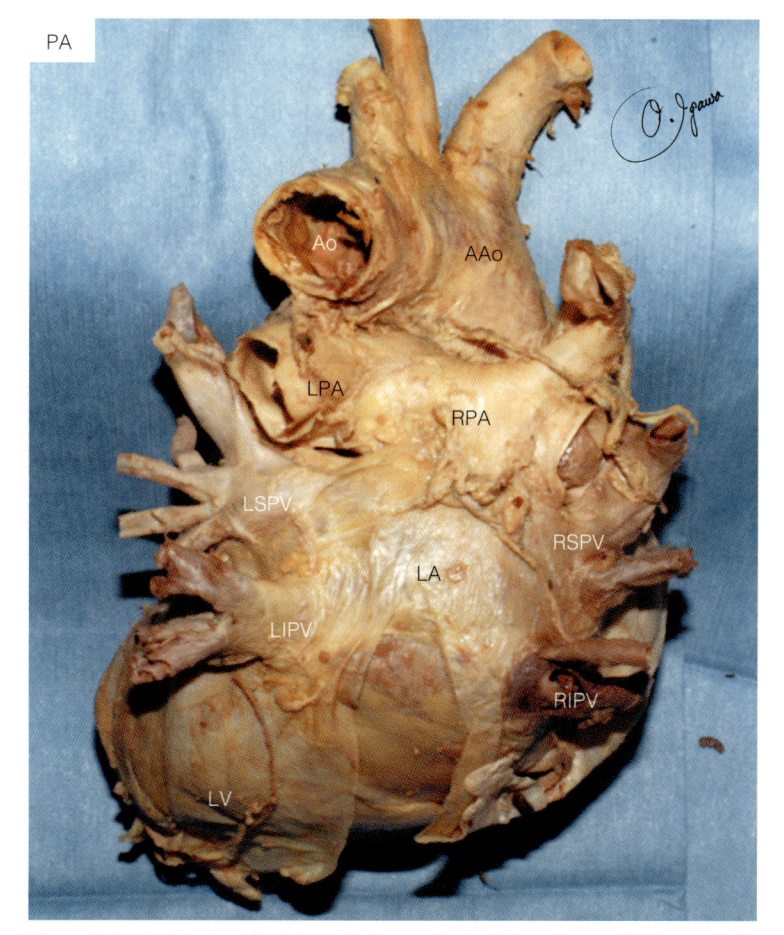

図3 壁側心膜および線維性心膜をつけたまま取り出し，背部より観察した心臓標本

　上肺静脈（left & right superior pulmonary vein：LSPV & RSPV）は，左右主気管支の前方に隠され背部からは認識できない。つまり，食道と左右下肺静脈とは接する可能性があるが，食道と左右上肺静脈との間には左右主気管支が介在しており，両者の間には距離があることに注意したい。

　図3は気管・気管支，一部の心膜を除去し，後方より左房後壁を見たものである。これは心房細動アブレーション前において，左房および周辺構造認識のために施行する心臓3DCT像（図4）に対応する（対応するといっても図4は，図3の鋳型であることを押さえておきたい）。注目したいのは，左房左側，とりわけ左心耳（left atrial appendage：LAA）と左上・下肺静脈間領域の様相である。この領域を心外膜側より観察してみる。

　この領域には靱帯化した組織〔Marshall 靱帯：ligament of Marshall（LOM）〕が認められる。この LOM は左心房斜静脈〔別名：Marshall 静脈：vein of Marshall（VOM）〕が靱帯化したものであるが，多くの場合，左下肺静脈より末梢でその靱帯化が認められる。

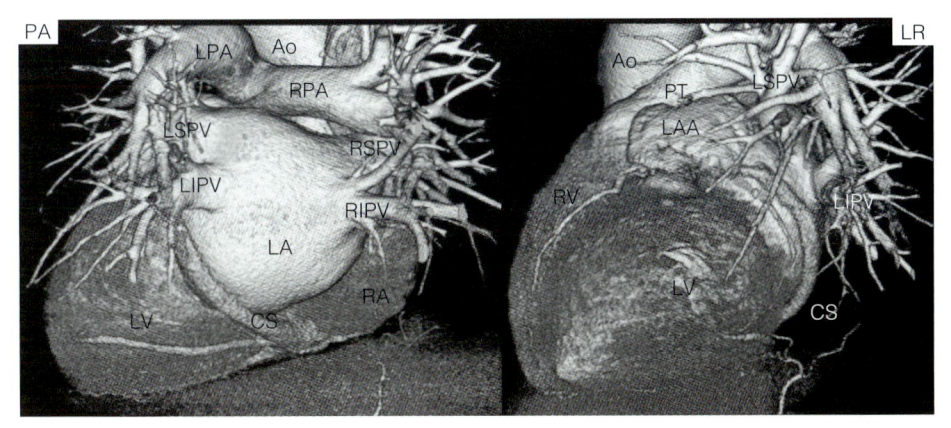

図4　心臓3DCT像
背部（左）および左側（右）より見た心臓の様相。

　つまり，VOMからLOMへの移行の目安は，冠状静脈洞合流部から左下肺静脈レベルまでがVOMであり，左下肺静脈レベルより末梢がLOMである。最終的にLOMは肺動脈幹（pulmonary trunk：PT）へ強固に付着し，その走行を終えている。ちなみに，発生段階の問題でこの左心房斜静脈にあたる静脈が靭帯化することなく開存している場合がときに存在するが，その静脈の末梢は肺動脈左側を上行し左腕頭静脈と交通している。そして，この左心房斜静脈に相当する静脈は末梢より血液を受け入れて冠状静脈洞へ送っているが，大量の血液が流れているため，この血管と冠状静脈洞は拡大している。この開存している静脈は，左上大静脈遺残（persistent left superior vena cava：PLSVC）とよばれている。

　また，この領域には左冠動脈回旋枝より分枝した心房枝が走行していることがある。この心房枝は左房前壁を横走しBachmann束近傍から右房に入り，左側より洞房結節（sinoatrial node：SAN）を栄養している。

　この左房左側領域を心外膜側から観察したものが，図5に示す左心耳と左上・下肺静脈間領域である。

B　左側分界稜（left terminal crest：LTC）

　この左心耳と左上・下肺静脈間領域を心内膜側より観察してみる。図6a，bはヒト胸部を正中で矢状断した後，その切断面をそれぞれ左側から右側，右側から左側へ観察した像である。断面の様相を比べると，図6aとbでは明らかに異なっている。図6aに左房右側が，図6bに左房左側が認識できる。図6bの断面では一見して，左房左側に稜状構造物が前上方より後下方へ走行しているのがわかる。この心内膜側の稜に対応する心外膜の領域が，前述した左心耳と左上・下肺静脈間領域である。図6c, dに左心耳-左上

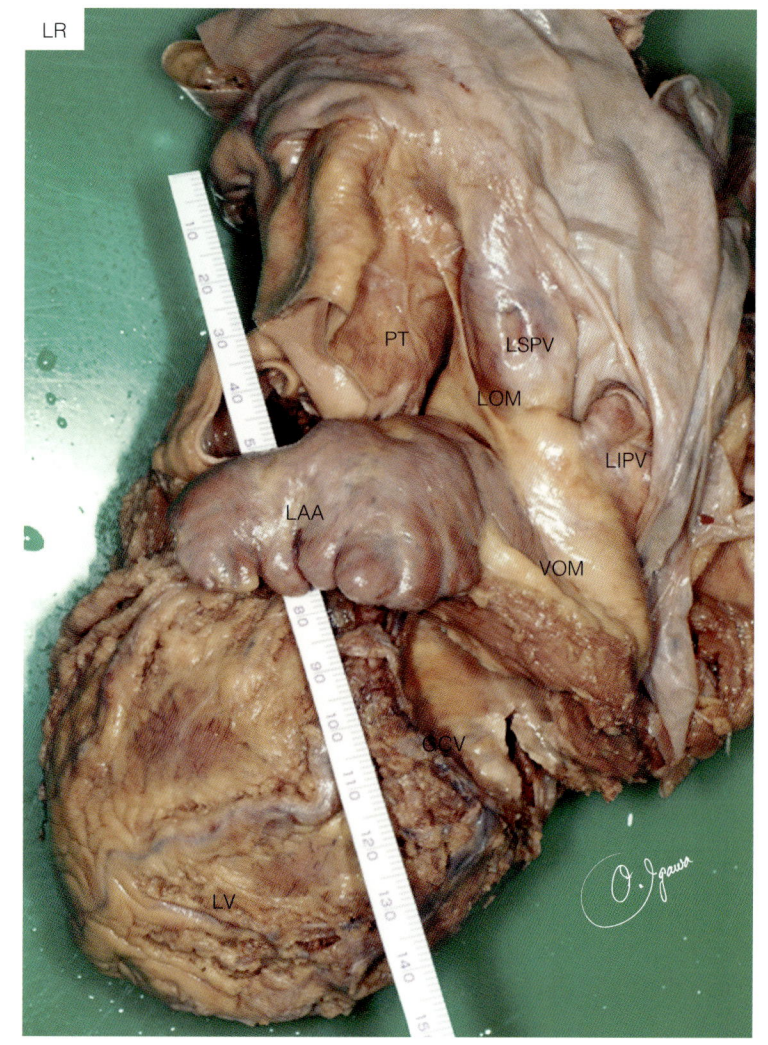

図 5　心外膜側より観察した左心耳-左上・下肺静脈間の様相
VOM から LOM への移行と LOM の肺動脈幹（PT）への付着が認められる。

肺静脈間領域断面の肉眼像とその組織像を示す。図 6e に別症例における同領域の断面を示す。その稜は太い筋肉側であり，心外膜側脂肪組織の中に左冠動脈回旋枝より分枝した洞房結節動脈が走行しているのがわかる（図 6e）。

　図 6b を見ると，この稜状構造物は限られた範囲の構造物のように見えるかもしれない。しかしながら，この構造物の前上方は，その部分がこの構造物の前方の終点ではなく，前壁にある太い筋肉束に連絡する。一方，この稜状構造物の後下方は，一見，左下肺静脈レベルの領域で終了しているかのように見えるが，この構造物はさらに後壁の筋肉束に連絡する。ただし，この後壁の筋肉束についてははっきりしていない場合も多く，一見，稜は終了しているかのように見える。その逆に，きわだってその稜が発達し

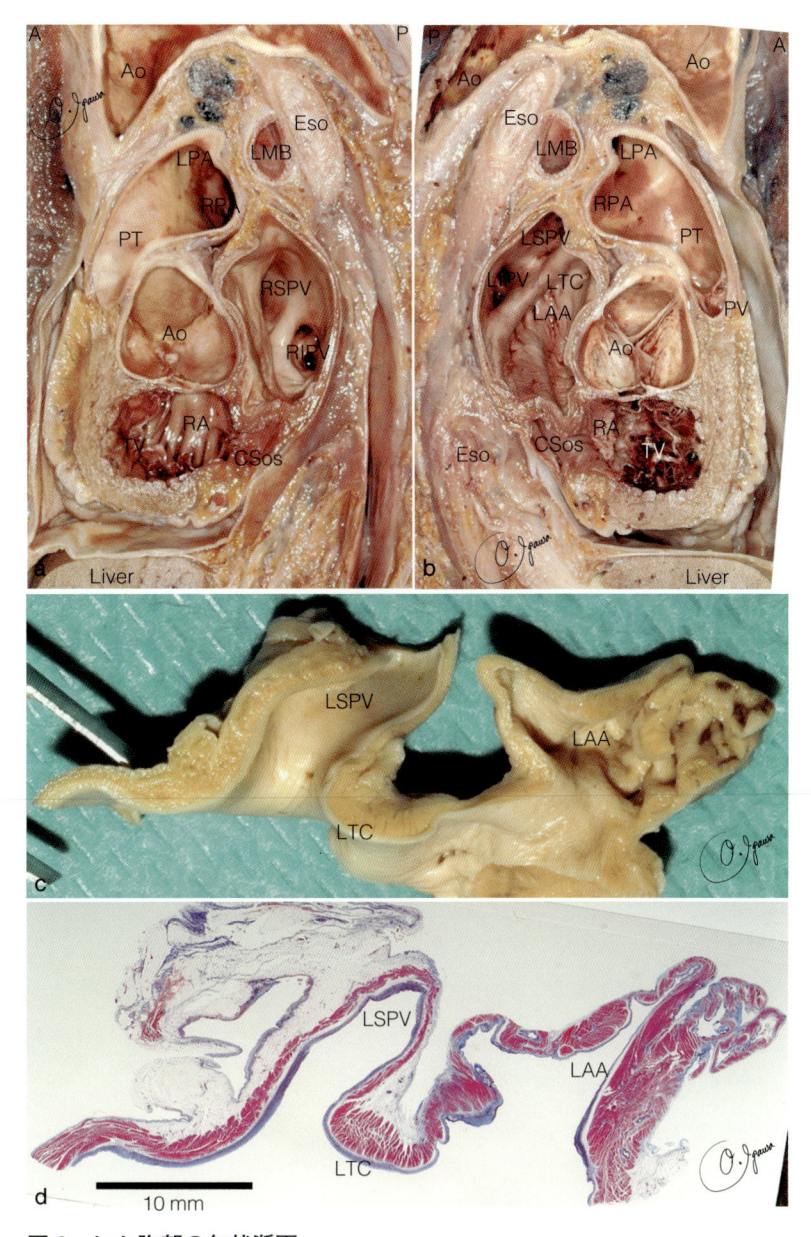

図6 ヒト胸部の矢状断面
a. L→R。b. R→L。c. 左心耳（LAA）−左上肺静脈（LSPV）間の断面の肉眼像。
d. その組織像。

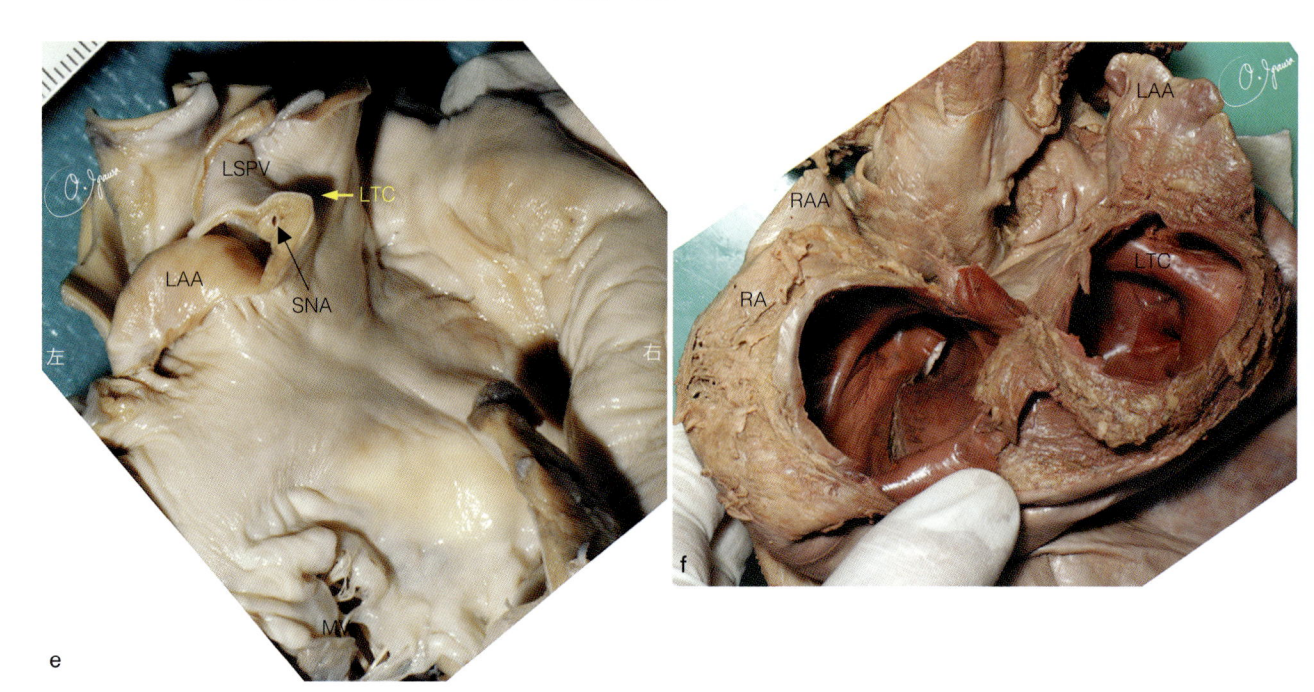

図6 ヒト胸部の矢状断面(つづき)
e. 左心耳(LAA)左上肺静脈(LSPV)間の断面の肉眼像。LTC心外膜側には洞房結節動脈(SNA)が認められる。f. 著明に発達したLTC。これにより左房は2つの空間に分割されている場合がある。

ている例も存在する(図6f)。あまりにも突出している場合，左房は稜状構造物により2つの内腔に分離され，三心房心(Cor triatriatum)に分類される。その走行も後壁中央部を横切る場合もあれば，下方を走行する場合もある。

　また，稜状構造物は左下肺静脈レベルから分枝し，僧帽弁前庭部領域に到達する場合もよく見られる(図7)。左下肺静脈から僧帽弁輪にかけての領域は，僧帽弁輪-左下肺静脈間峡部(mitral isthmus)とよばれ，僧帽弁輪を興奮旋回する心房粗動においてリエントリー回路の一部を形成している。これより，同頻拍に対するカテーテルアブレーション治療では，僧帽弁輪-左下肺静脈間峡部への線状焼灼が施行される。

　この稜状構造物は臨床の場で，ridge, left lateral ridge, left atrial appendage ridge, ridge separating the left pulmonary veins from the left atrial appendage など，さまざまな名称でよばれている。この起源を発生から考えると，左房における総肺静脈由来の組織と原始心房由来の組織を境する構造物であり，右房における原始心房(右心耳)と静脈洞を境する稜状構造物の分界稜(terminal crest：TC)と同様に考えることができる。この意味で著者は，この稜状構造物を**左側分界稜**(left terminal crest：LTC)とよぶことを以前より提唱している。

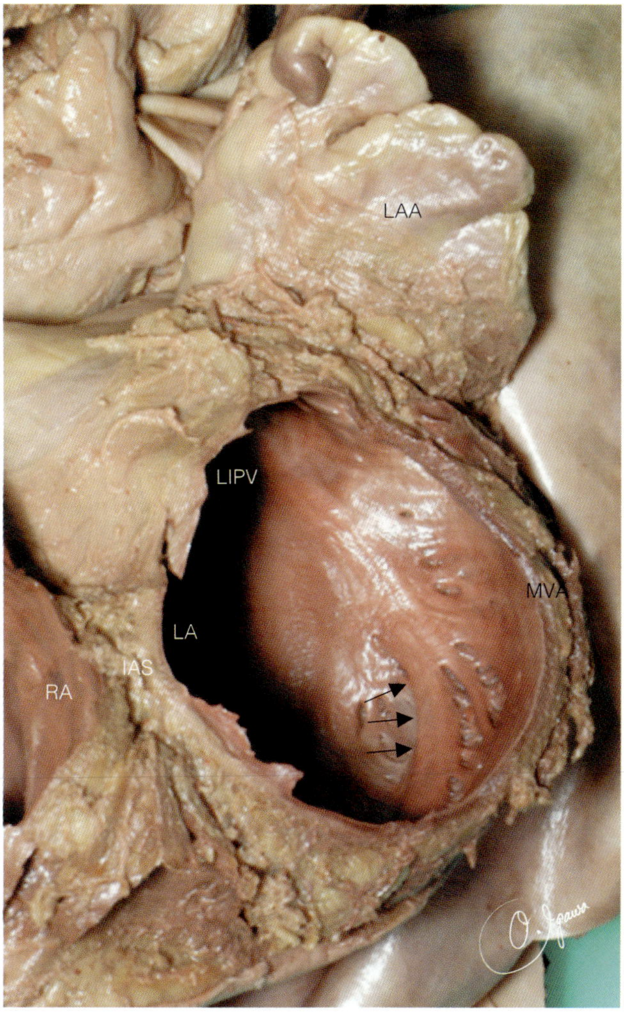

図7 僧帽弁輪-左下肺静脈間峡部の様相
LTCの一部(矢印)がこの領域を横切り僧帽弁前庭部領域に至る。

C 左心耳基部について

　ヒト心臓標本において，図3のように左房を後方より切開し，その内腔を観察すると左側に左心耳のドームを確認できる。左心耳基部後方は LTC により，左上・下肺静脈との境界を確認することができる。一方，その基部前方はこれといって境界を設定できるような特徴的な構造物はない。つまり，前方部分は左心耳と同様に原始心房由来の組織なのである。
　ドーム基部(開口部といってもよいかもしれない)が僧帽弁輪に最も接近する部位は，

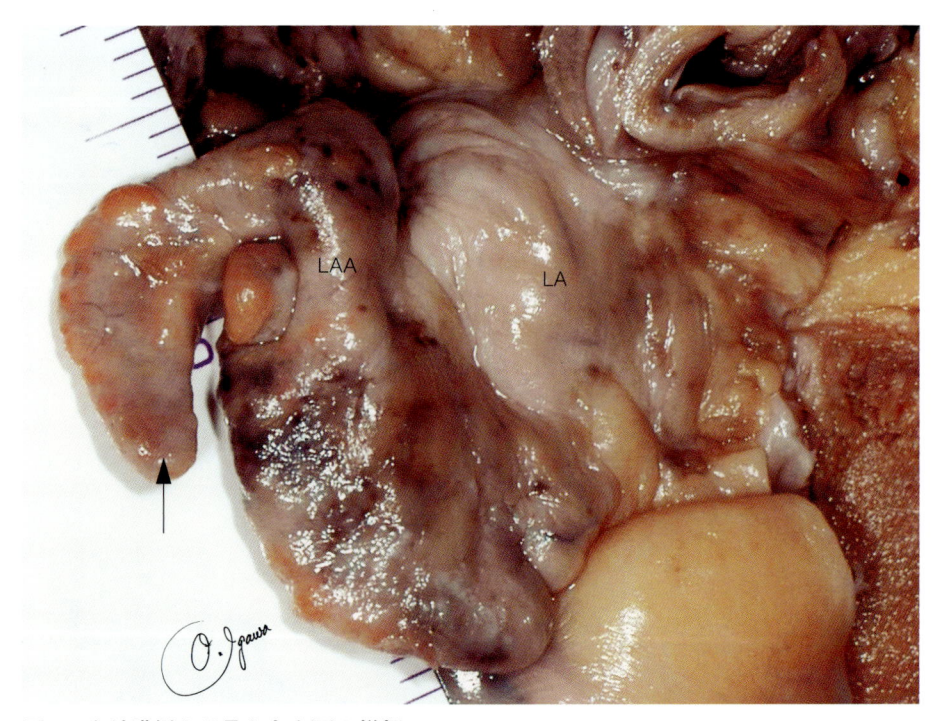

図8　心外膜側より見た左心耳の様相
第1分葉(黒矢印)が長いドームを形成している。

僧帽弁前交連に相当する。このごく限られた部位は，僧帽弁前庭部領域がいきなり折れ曲がって稜状構造をとりながら左心耳のドームに移行するような様相を呈する。特殊な構造である。

この部位は，同時に aortomitral fibrous continuity (AMFC) の左側に相当し，さらには左線維三角 (left fibrous trigone : LFT) が位置する部位にも相当する。また，左房前壁の左端にも相当する。

右心耳が左・右の面を有するドーム状構造物であるのに対し，左心耳は上・下面を有するドーム状構造物として認識できる。ちなみに図7では左心耳の下面を見ている。両者にはドームの縁を形成する稜線が存在するが，その稜線も右心耳では矢状断面に，左心耳では水平断面にあるイメージをもつことができる。左心耳ドームの容積には個人差がある。つまり，心外膜側から見た形態で小さい左心耳もあれば，比較的大きな左心耳もある。しかしながら，内腔のドーム開口部に大きな差はない。

また，左心耳の構造的特徴は分葉していることである(図4, 5, 7)。2葉，3葉は普通であるが，さらに多い分葉例もある。最前方の第1分葉が顕著であり(図8：黒矢印)，ときに後方への折り返しのある極端に長い小ドームを形成している場合もある。

D 左心耳基部前方起源の心房頻拍

　以上述べてきた，左房左側の内腔構造を考慮して本例（図1）をみてみると，左心耳造影検査およびアブレーションカテーテルの動きから，上記の特殊領域の左心耳基部前方，つまり僧帽弁前交連と左心耳ドームの間の領域を起源とし，自動能を機序とする持続性心房頻拍と考えられた。この頻拍は，マッピング時，左心耳基部前方でバンプ現象が認められたため，同部位に対するカテーテルアブレーションにより根治が得られている。

6 左房天井の特殊性（左房天蓋静脈とは）

> **症例：左房天井とは？**
>
> 一口に「左房天井（LA roof）」といっても，その解剖学的定義についての記載はどこにもない。しかしながら，同部位は心房細動アブレーション治療において，左房内の興奮伝播過程あるいはアブレーション部位を論じるにあたって欠かせない領域となっている。

　天井，床などという用語自体，前後あるいは左右の境界の間にある上下の領域であり，ある一定の面積を意識することができる用語である。「左房天井」に相当する左房上方の形状は，胸部3DCTの側面像（左→右）（図1），および剖検標本による胸部縦断面（左→右）（図2）でみると卵型である。とても一定の面積を意識できるような構造ではなく，画像から左右，前後にその境界を設定することもむずかしい。臨床の場の左房天井という用語は，「きわめて感覚的な」左房構造イメージをもとに，「きわめて感覚的に」用いられているように思える[1]。ときに，この領域を議論するにあたり，その構造認識の違いにより議論がかみあっていない場面を見かける。その解剖学的定義がないので当然である。

　左房天井が他の部位と構造的に異なる重要な点は，心外膜（epicardium）を伴っていないことである。ここでは，解剖学的に見て妥当と考えられる天井の境界を設定し，その

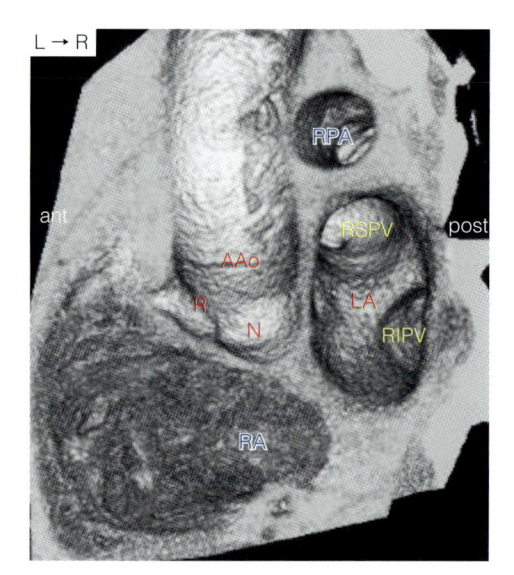

図1　心臓3DCTにおける矢状断面（左→右）像
左房天井とされる部位になんらかの明瞭な境界は認められない。

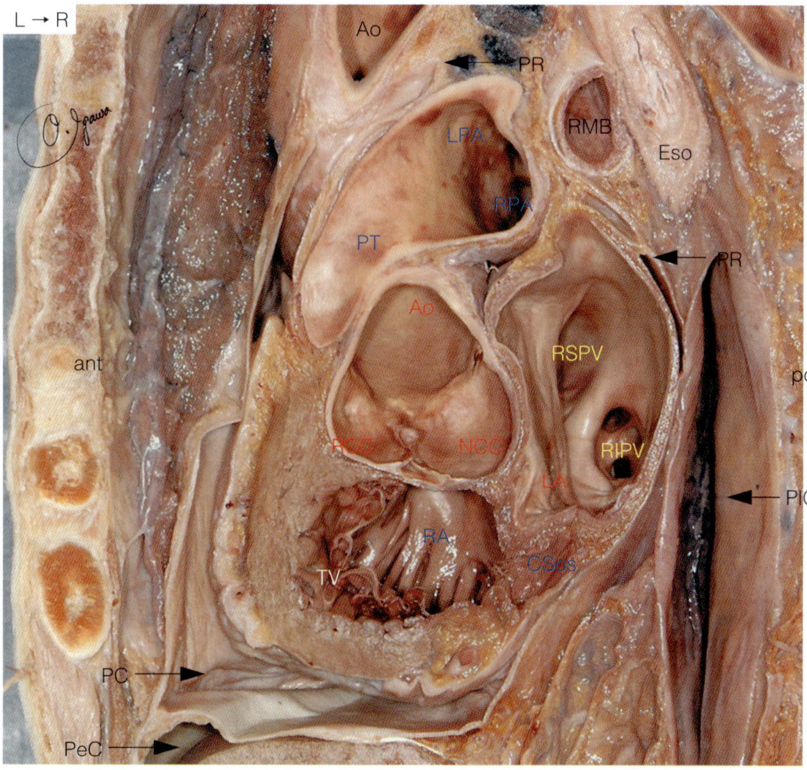

図2 ヒト胸部の矢状断面(左→右)像
左房天井は卵型を呈している。

領域の構造的特殊性について述べる。

A どの部位を左房前壁-天井境界部とすべきか？

　この問いは，「どの部位を左房前壁上部境界とすべきか？」とも言い換えることができる。

　図3で示すように左房後壁を僧帽弁弁輪近傍(●)から切開・展開しながら，切開線(橙および赤破線)を天井から前壁上方まで延長し，後方より直接，内腔を観察してみる。そこには1つの連続した平面が存在するだけであり，いったいどこが前壁でどこが前壁と天井の境界なのか全く見当がつかない。後壁と天井の境界についても同様である。解剖学的に前壁と天井，天井と後壁を境する構造物は少なくとも心内膜面からは認められない。

　では，心内膜下，あるいは心外膜側に構造的変化はないのだろうか？　図4は，左房ほぼ中央部における前壁から天井にかけての矢状断面肉眼像(図4a)とその組織像(図4b)である。確かに，いったいどこが境界かわからないが，心筋が厚くなっている部分

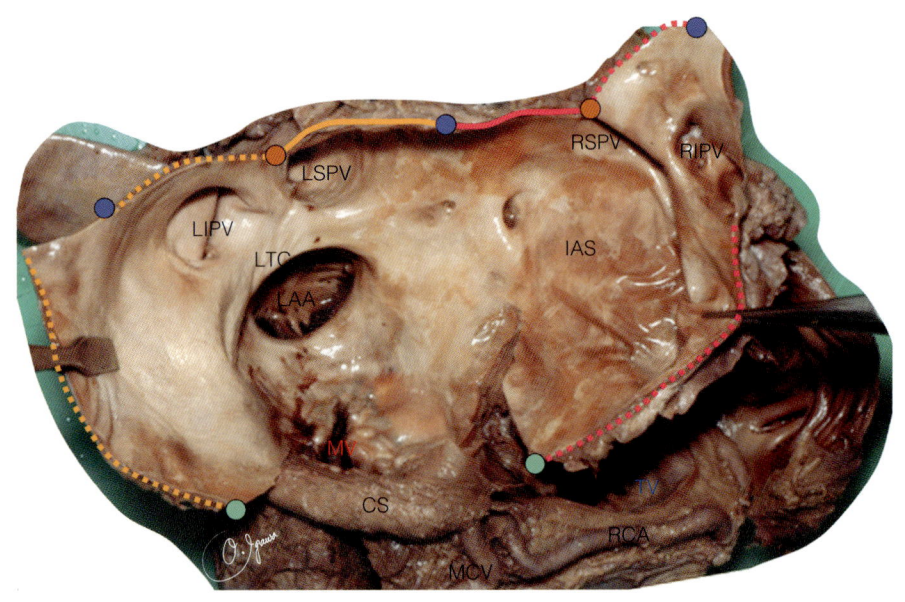

図3　左房内腔の様相
固定した心臓標本を，左房後壁弁輪近傍から天井，前壁に至るまで切開・展開したもの。左側分界稜（LTC）により左心耳基部と左上・下肺静脈（LSPV/LIPV）が隔てられているのが確認できる。

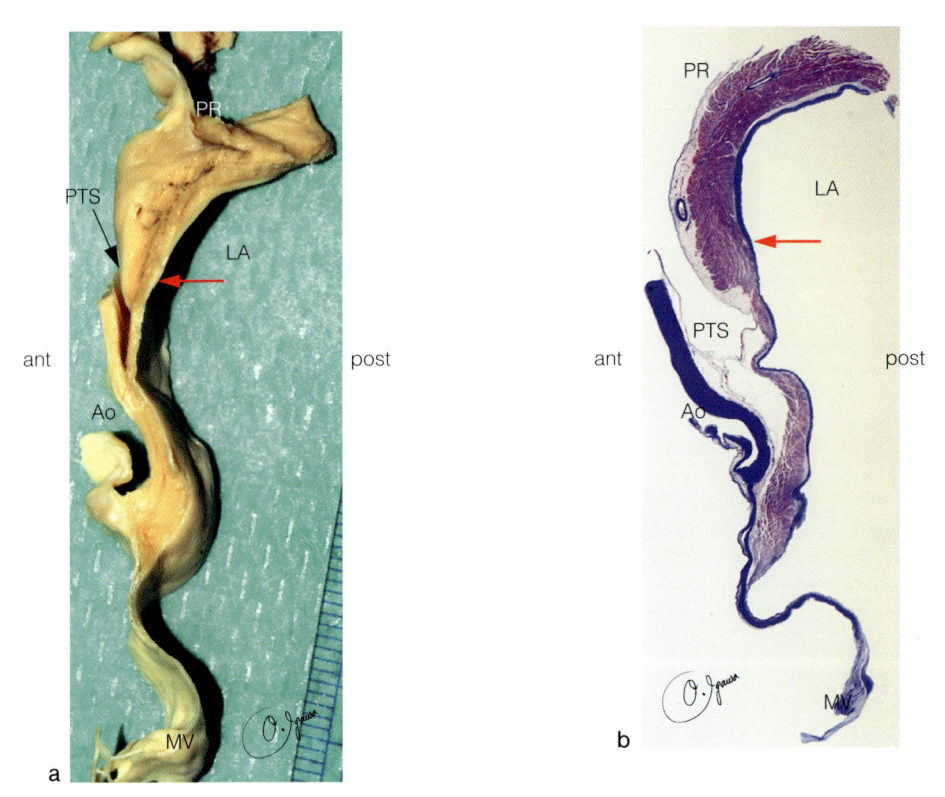

図4　左房前壁断面像（a）とその組織像（Masson trichrome 染色）（b）
前壁では壁の厚い領域（TMB：赤矢印）と薄い領域が隣接している。

を認める(赤矢印)．この所見はここに提示した剖検心に特異的なものではなく，だれにでも認められるきわめて一般的な構造である．この断面構造を後方より前方，つまり図4bにおいて右方より左方へ順に追ってみると，左房内腔(LA)，心内膜(endocardium)，厚い心房筋に続きcardiac adipose tissueが認められ，その外側には心外膜〔epicardiumまたは，臓側心膜(visceral pericardium)〕が存在する．その前方が心膜腔〔pericardial cavity；特に，この部位を心膜横洞(pericardial transverse sinus：PTS)という〕が認められる．その上方には心膜翻転部(pericardial reflection：PR)が存在するが，ここが心膜横洞内腔の上端ということになる．この構造物は，同じ厚い心筋束でも右房の分界稜(terminal crest)のような心内膜面に突出する構造はとらず，心外膜側へ突出する構造を呈している．このため同構造物を心内膜側から肉眼的に観察することは不可能であり，その断面標本を作成して始めてその様相が確認できる．

では，この構造物は他の左房内構造物とどのような関係をもちながら，どのように走行しているのだろうか？　図5でみられるように左房左側には，左心耳-左上肺脈間および左心耳-左下肺静脈間で，心内膜に突出しつつ左房後壁より左心耳基部後方へ走行する筋肉束〔筆者は，この構造物を左側分界稜(left terminal crest：LTC)とよぶことを提唱している〕が存在する．本項で述べている筋肉束は左心耳基部で左側分界稜に連続している．一方，右側でこの筋肉束はBachmann束に連続している．したがって，この構造物は左心耳基部とBachmann束を結ぶ筋肉束，さらに広くいえば左側分界稜(LTC)と右側分界稜(right terminal crest：RTC)を結び付ける筋肉束として認識できる．この特殊な構造物を，筆者はtransverse myocardial bundle(TMB)とよぶことを提唱している．

以上より，臨床的構造認識と組織学的構造認識を総合すると，左房天井と前壁との間は，この太い筋肉束を境界とするのが妥当と考えられる．その電気生理学的意義については不明な点も多いが，構造的には上記の通り両心房間を結びつける様相を呈している．これよりなんらかの両心房間の伝導に関与する可能性も示唆される．

発生学的に，左房は原始心房由来の組織と総肺静脈由来の組織に分けることができる．構造から発生を考えてみると，両者の境界は左側が左側分界稜(LTC)，前方が上記の筋肉束(TMB)，後方が左房後壁，右側が心房中隔上縁である．これらを合わせると図6aの点線のように，左房内に1つのリングが形成される．このリングよりも前方が原始心房由来の組織，後方が総肺静脈由来の組織と考えることができる．4本の肺静脈が存在する領域は後者に属し，肺静脈電気的隔離術は後者の中で行われていることになる．

これより，左房天井は総肺静脈由来の組織の一部と認識できる．

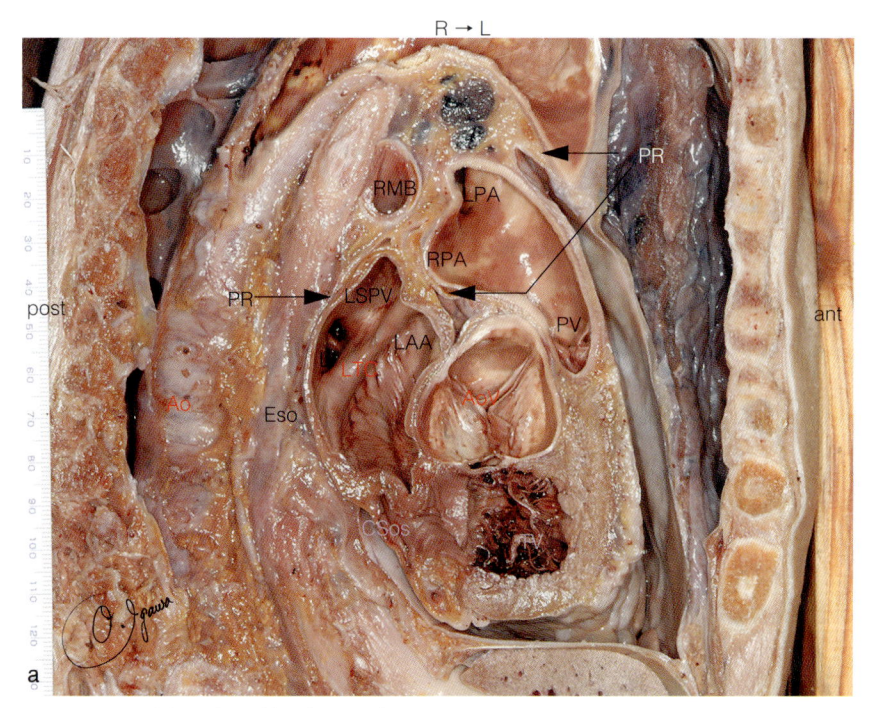

図 5a　ヒト胸部の矢状断面（右→左）像
左房内を見ると斜めに走行する左側分界稜（LTC）が確認できる。

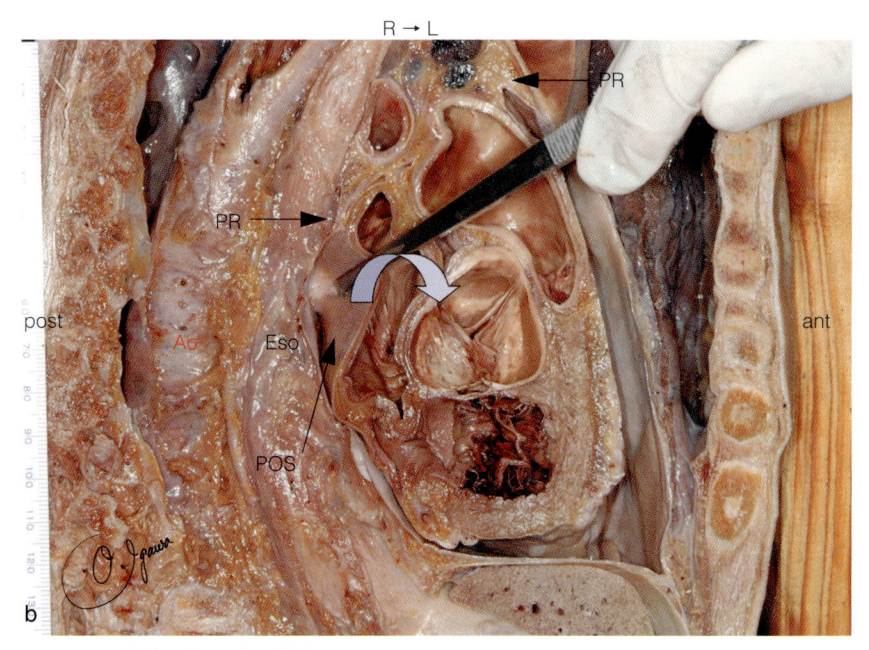

図 5b　心膜斜洞（POS）の様相
a と同標本で左房後壁を前方に引き，POS を見やすくしたもの。

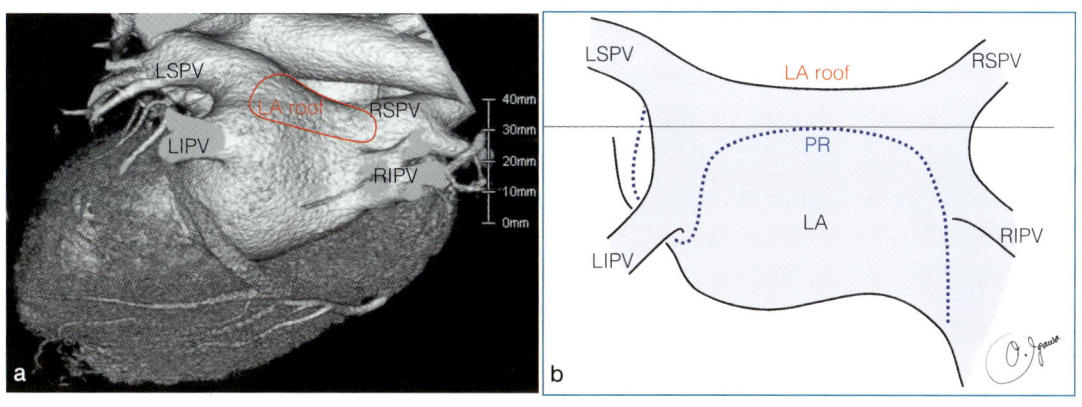

図6 a. 心臓3DCT：左房を2分する筋肉組織の走行と心膜翻転部の位置より設定した左房天井（赤点線）領域。b. 左房後壁心膜翻転部（PR）のイメージ：青点線のラインで心膜は翻転する。

B どの部位を左房後壁-天井境界部とすべきか？

この問いは，「どの部位を左房後壁上部境界とすべきか？」とも言い換えることができる。

左房天井は，前項で，発生学的に総肺静脈起源の構造物であり，その前方の境界は構造より定義可能であることを述べた。しかしながら，後方の境界設定はたいへん難しい。

構造から見てそれ以上では心膜が欠損する心膜斜洞（pericardial oblique sinus：POS）の上縁，つまり心膜翻転部（PR）レベルで左・右の上肺静脈下縁を結ぶ線を天井後方線と定義するのも1つの考え方かもしれない（図3，図6a, b）。

C 臨床に即した左房天井の定義とは？

構造より左房天井（LA roof）は，左・右上肺静脈存在レベルで前方は筋肉束，前方左は左心耳基部（LCTから筋肉束へ移行する点），前方右はBachmann束，さらには左・右上肺静脈を含み，それらの下縁を結ぶ線で囲まれる領域を，左房天井と解剖学的に定義するのが，現段階では最も臨床に即している（図6a）。つまり，卵型の天井の左右から上前方へ2本の煙突（左・右上肺静脈）が，立っているというイメージである（図6b）。

D 左房天井に接する構造物

左房の上方には，右肺動脈（right pulmonary artery：RPA）が接している。両者の位置関係は右肺動脈が上，左房が下であるが，決して並んで位置しているわけではない。

左房正面造影で左房形態を見ると，左房天井を形成する線（左房天井線 left atrial roof

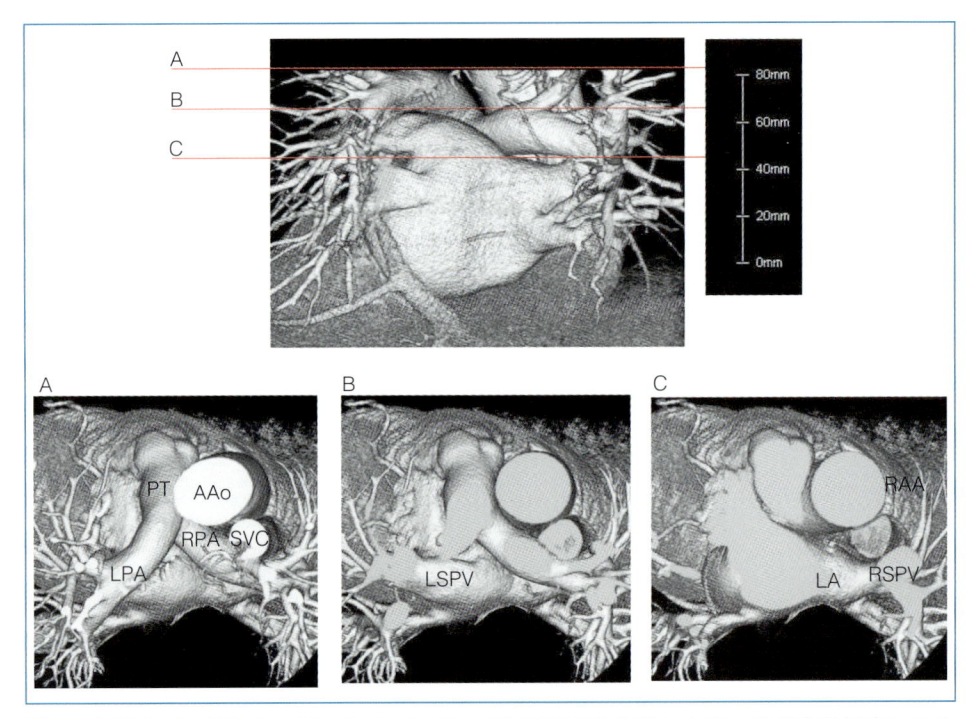

図7 心臓3DCT像において，A, B, Cのレベルで断面を作製し上方より下方を観察したもの

右肺動脈(LPA)を徐々にきりとることによって，最終的には左・右上肺静脈(LSPV/RSPV)上縁を結ぶ領域の左房(LA)天井を観察することができる。

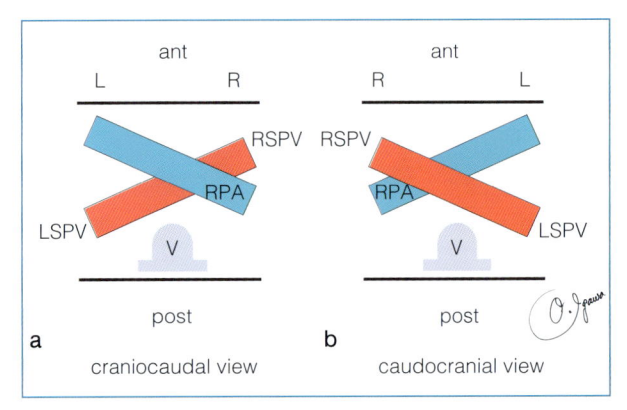

図8 左房天井線と右肺動脈(RPA)の位置関係の模式図

上方(a)および下方(b)からそれぞれ観察した両者の位置関係。右前で両者は交叉する。

6. 左房天井の特殊性（左房天蓋静脈とは）　87

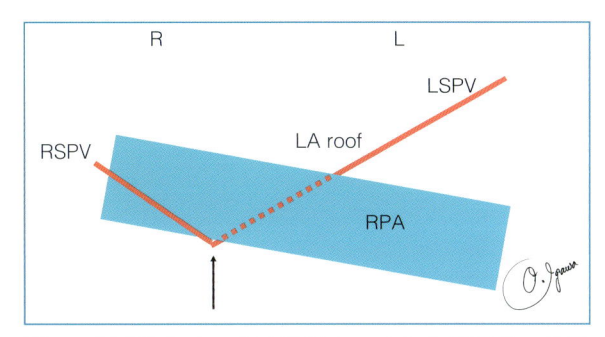

図9　左房拡大時の右肺動脈（RPA）と左房天井の位置関係
左房拡大に伴い左房天井は図8の交叉点で右肺動脈により制限され折れ曲がった状態となる。

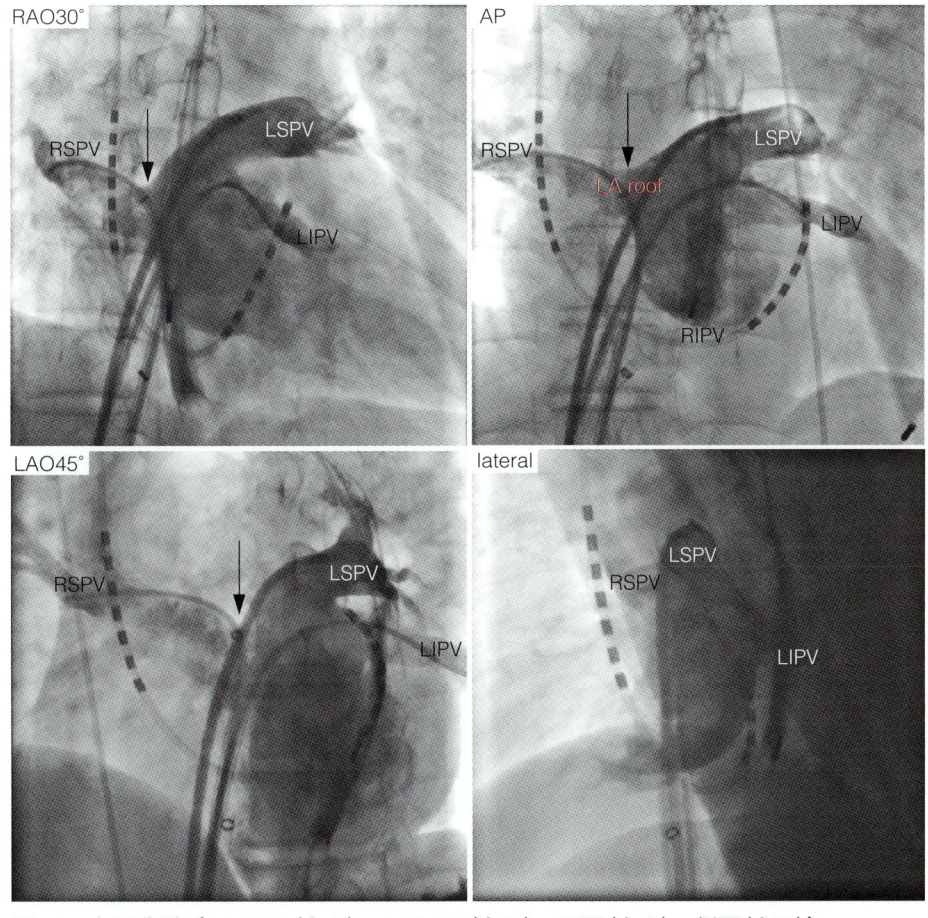

図10　左房造影〔RAO30°（左上），LAO45°（左下），正面（右上），側面（右下）〕
屈曲した左房天井陰影（矢印）が確認できる。

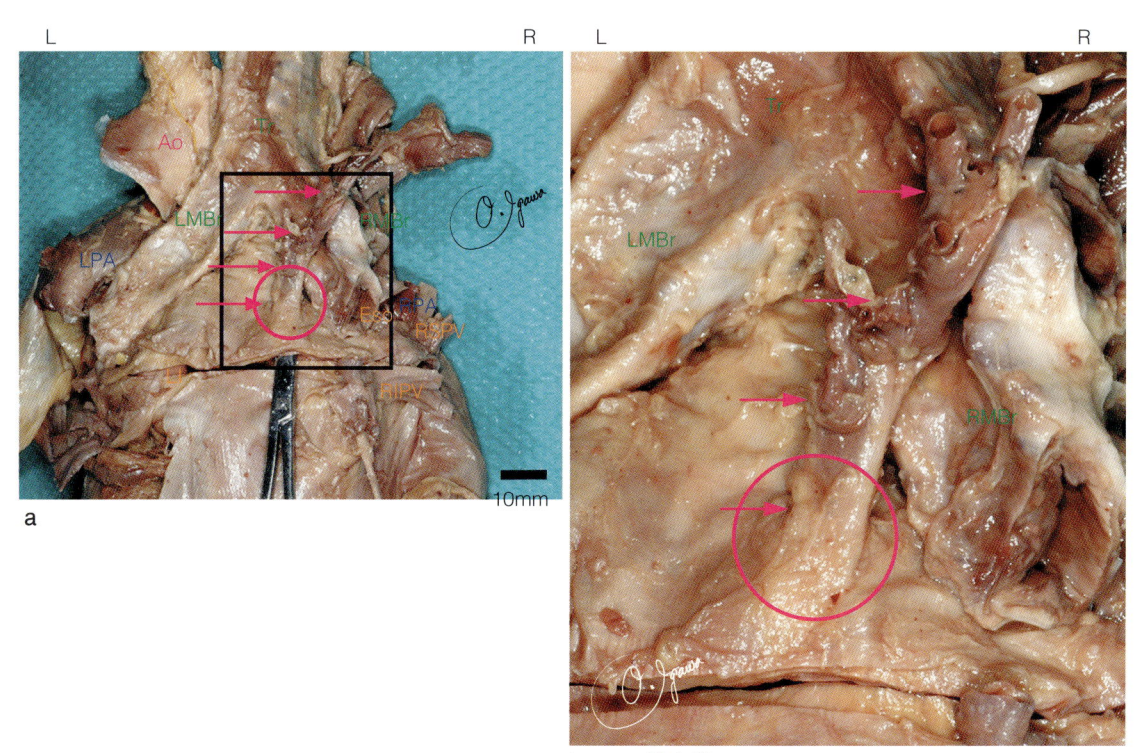

図11 左房天蓋静脈

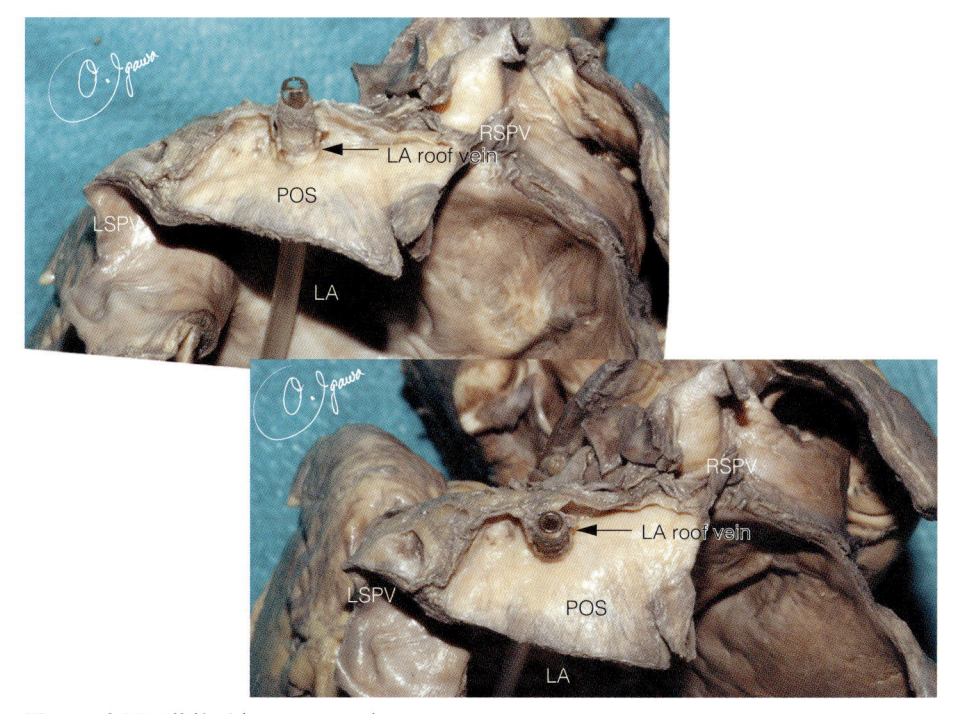

b. aの拡大像

図12 左房天蓋静脈（LA roof vein）
同静脈は心膜翻転部に位置しており，血管の下方は心膜で覆われているが，その上方はそれが欠損している。

line と定義する）は上記，構造的考察の通り左・右上肺静脈開口部上縁を結ぶ線として認識可能である．さらに左房天井線は，胸郭内で左後上方から右前下方へ描かれる線としてイメージできる．これは左上肺静脈開口部上縁が左後上方に位置するのに対し，右肺静脈開口部上縁が右前下方に位置するため，左・右上肺静脈で形成される左房天井線は左後方より脊柱前方を左右に横断し，右斜め前方へ走行していることによる（図7：胸部3DCT）．これに対し，図7でも確認できるように，右肺動脈を左から追ってみると，それは左前方から脊柱前方を左右に横断し，ほぼ水平に右後方へ走行する．図8a，bのシェーマに示す通り，両者は右前方で交叉する．この交叉点は，左房と右肺動脈が最も近接している特殊な部位である．この交叉点近傍で左房アブレーションを行うとすると，右肺動脈の血流による冷却効果を最も受けやすい部位と考えられ，アブレーション効果減弱の可能性が示唆される．一方で，右肺動脈へのアブレーションの影響が最も起こりやすい部位としても注意が必要である．

　左房拡大が著明な例の左房造影でよく認められる左房天井やや右側の陥凹は，左房天井線と右上肺動脈の交叉点で拡大する左房天井が，位置に動きのない右上肺動脈によって相対的に上方より圧排されている所見ととらえることができる（図9，10黒矢印）．

E　左房天井に対するカテーテルアブレーションの注意点

　左房天井に存在する注意すべき構造物として，「左房天蓋静脈」がある．心房細動治療目的に同側肺静脈同時隔離後，さらに左房天井に対する線状アブレーションが追加されることも多い[2]．左房天井線状アブレーションにあたっては，その解剖学的イメージとともに左房天井に接続する静脈の存在を認識しておくことが必要である（図11）．この構造物には解剖学的な正式名称がなく，筆者は「**左房天蓋静脈：left atrial roof vein**」とよぶことを提唱している[3]．この解剖学的特徴として，その頻度は剖検例のほぼ10%程度に存在し，静脈開口部は左房天井のどこにでも存在する．その存在部位の頻度は，多いほうから右側＞中央＞左側の順である．筆者の検討で開口部の直径は，小さいもので1.5 mm，大きいもので5 mm，平均値3.3 mm程度である．決して小さな構造物ではない．注目すべきは，この静脈が往々にして心膜翻転部に位置していることである．つまり，その静脈開口部近傍下半分は図12のごとく心膜翻転部の壁側心膜および線維性心膜で覆われているが，その上半分は心膜で覆われていないことである．

　したがって，左房天井でのカテーテル操作にあたり，この静脈をその開口部の上半分，あるいは開口部より奥の部位で損傷すると縦隔内出血となる．一方，開口部の下半分を損傷したとすると心膜腔〔心膜斜洞（pericardial oblique sinus：POS）〕への出血となり，重症の場合は心タンポナーデとなる．また，筆者の組織学的検討でこの静脈は，肺静脈と異なりその周囲に心筋鞘（myocardial sleeve）を有していない．したがって不整脈

の原因とはなり得ないものと考えている。また，静脈であるにもかかわらず，これは術前 3DCT 検査でしばしば憩室様に描出されるため，「左房天井憩室」として評価されている場合もある[4]。左房天井ばかりでなく通常の肺静脈のアブレーションでも，合併症回避のためにこの特殊構造物の存在を念頭におくべきである。

文献

1) Hocini M, Jaïs P, et al : Techniques, evaluation, and consequences of linear block at the left atrial roof in paroxysmal atrial fibrillation : a prospective randomized study. Circulation. 2005 ; 112 : 3688-3696.
2) Oral H, Chugh A, et al : Noninducibility of atrial fibrillation as an end point of left atrial circumferential ablation for paroxysmal atrial fibrillation : a randomized study. Circulation. 2004 ; 110 : 2797-2801.
3) Igawa O, Adachi M, et al : The anatomy of the left atrial roof vein : a rare variation of the pulmonary vein. J Cardiovasc Electrophysiol. 2008 ; 19(4) : 442-443.
4) Lickfett L, Kato R, et al : Characterization of a new pulmonary vein variant using magnetic resonance angiography : incidence, imaging, and interventional implications of the "right top pulmonary vein". J Cardiovasc Electrophysiol. 2004 ; 15 : 538-543.

7　僧帽弁構造の特殊性

症例1：A型WPW症候群に伴う房室リエントリー性頻拍（図1）
症例2：左室基部起源心室頻拍（図2）

■僧帽弁後尖とカテーテルアブレーション

　図1a，bは，A型WPW症候群に伴う房室リエントリー性頻拍症例において，左室側壁に存在する副伝導路に対しカテーテルアブレーションを施行した際のカテーテルポジションである。

　図2は器質的心疾患を有しない自動能を機序とする心室頻拍症例において，僧帽弁輪基部に

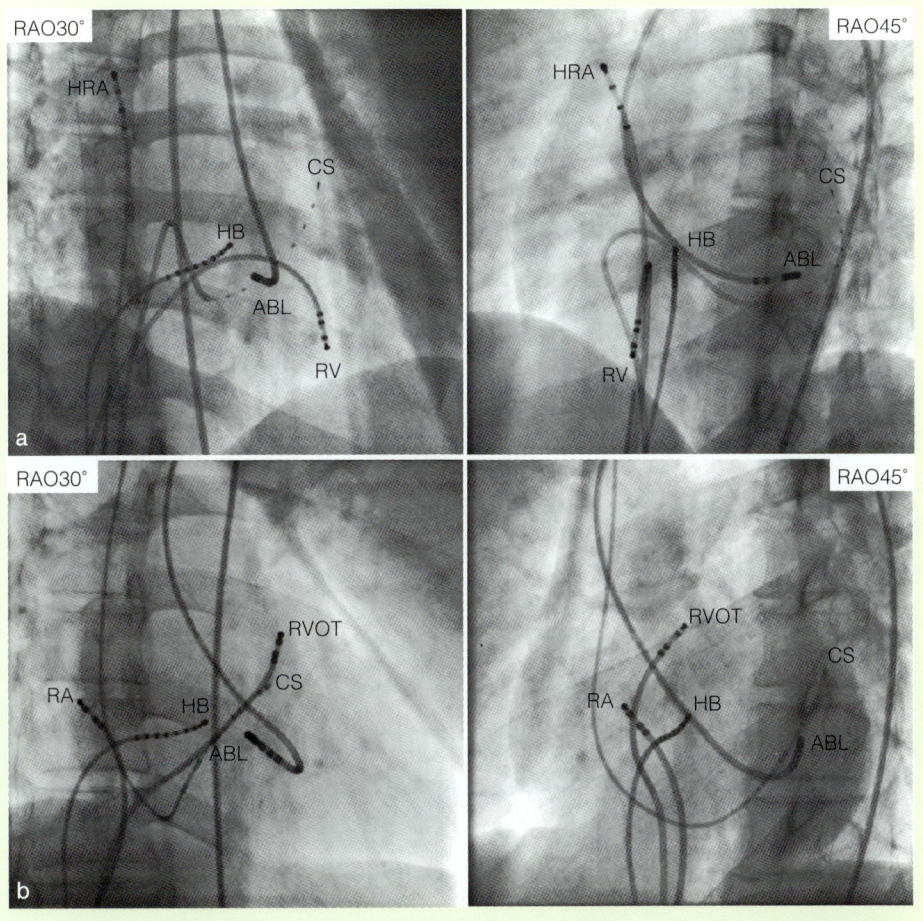

図1　左側副伝導路に対しカテーテルアブレーションを施行したA型WPW症候群症例
a．アブレーションカテーテルを，大動脈弁を通過させた後，その直下でその先端を左後上方へ反転させると僧帽弁後尖・弁下へ挿入することができる。b．アブレーションカテーテルを，前僧帽弁アーチ（後述）を通過させてから，その先端を左後上方へ反転させると僧帽弁後尖・弁下組織に到達することができる。aとbとは，アブレーションカテーテルの走行が異なっていることに注意。

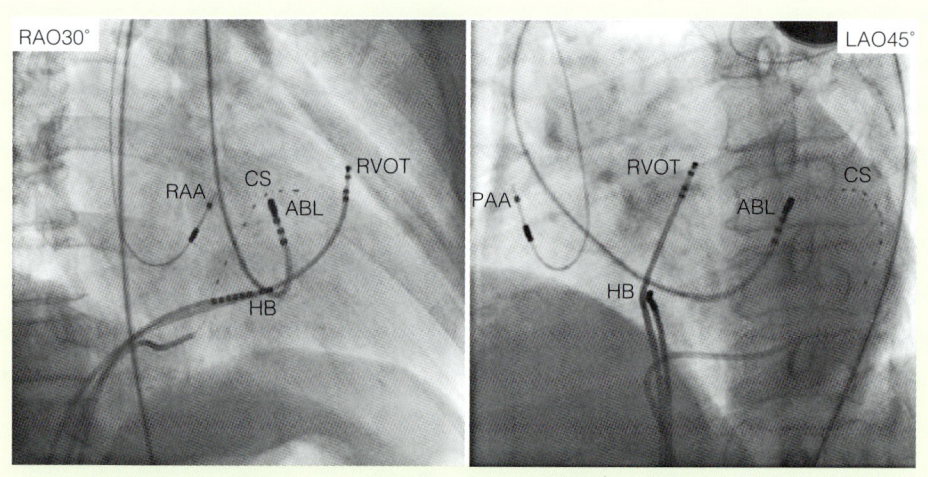

図2 僧帽弁輪基部を起源とする心室頻拍に対し，左室基部心内膜側よりカテーテルアブレーション施行した際のカテーテルポジション
アブレーションカテーテル先端は僧帽弁後尖・弁下に挿入・留置されている。

存在する頻拍起源にカテーテルアブレーションを施行した際のカテーテルポジションである。

　この症例は，よく見かけるカテーテルポジションである。このアブレーションカテーテル（ABL）先端は確かに僧帽弁後尖領域にあり，僧帽弁後尖弁下に納まっているように見える。カテーテル先端が弁下に納まっている状態を誰もじかに見たことはないが，おそらくその評価に間違いはないであろう。

　では，カテーテル先端は複雑な左室内腔構造物の中をどのように進み，どのような方向からこのアブレーション部位に到達しているのであろうか？　アブレーション部位への到達ルートは1つなのだろうか？　また，アブレーションカテーテルの左室内腔での操作は，弁下組織に影響を及ぼさないのだろうか？

　また，この弁下アプローチとして確立している一般的な副伝導路焼灼法は，左室心内膜側から厚い左室心筋を焼灼する。副伝導路は房室弁輪心外膜側で心房筋と心室筋を電気的に連絡する構造物として認識されているが[1]，なぜ，このアブレーションの方法で心外膜側にある副伝導路へ障害を与えることができるのであろうか？

　構造の側面からさまざまな疑問が沸いてくるところである。弁構造・弁下組織構造の解剖を確認しながら，通常に行われているアブレーションの方法を理論的に考えてみる。

A 左室自由壁基部の構造とアブレーション

　　　　A型WPW症候群に伴う房室リエントリー性頻拍，あるいは僧帽弁輪で心外膜側に頻拍起源が存在する心室頻拍の治療は，僧帽弁後尖弁下よりカテーテルアブレーションを

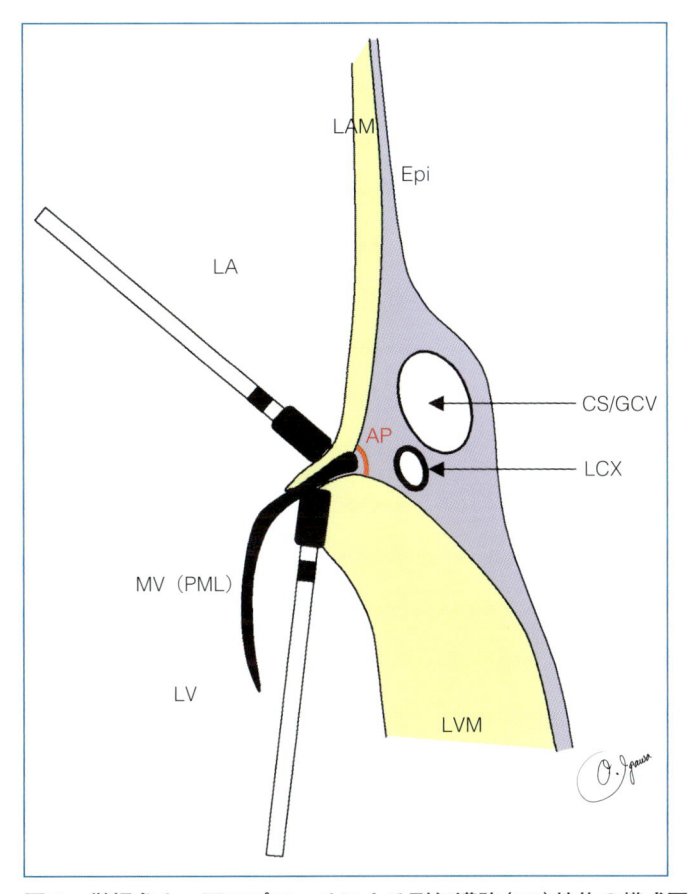

図3 僧帽弁上・下アプローチによる副伝導路（AP）焼灼の模式図

行うことで頻拍の根治が可能である。前者では僧帽弁輪心外膜側で心房筋と心室筋を電気的に連絡する副伝導路（accessory pathway：AP/Kent束）を焼灼するために，僧帽弁輪基部の心室筋を心内膜側より焼灼する。後者では僧帽弁輪心外膜側に存在すると考えられる頻拍起源を心内膜側より焼灼する。

通常，左室自由壁の心筋の厚さは10 mmである。しかしながら左室基部，つまり，僧帽弁後尖弁輪直下自由壁の心筋の厚さは薄くなる。したがって，左室心内膜側からのアブレーションにより左室自由壁の貫壁性焼灼巣を作製することは難しいが，左室基部の僧帽弁後尖弁下部近傍では，左室壁厚が薄いことより同様のアブレーションでも心外膜まで到達する貫壁性焼灼巣が得られる可能性がある。WPW症候群における副伝導路が，なぜ左室基部僧帽弁後尖弁下より焼灼可能であるかといえば，図3の通り左室壁と副伝導路心室端を一括焼灼しているからである。なぜ心外膜側にその起源のある心室頻拍の焼灼が可能であるか，同様な機序での説明が可能である。このように左室基部僧帽弁輪では，なぜ心外膜側にある副伝導路や心室頻拍起源をアブレーションできるか，上記，構造より推測がつく。

B 僧帽弁(mitral valve : MV)の基本構造

■ 弁(valve)の定義

　房室弁構造を論じるにあたり解剖学的定義を確認しておくと，**房室弁**(atrioventricular valve)は構造上，①弁輪(annulus)，②弁尖(leaflet)，③腱索(tendinous cords)，および④乳頭筋(papillary muscle)の4つの構造体より構成されている．したがって，「僧帽弁」や「三尖弁」とは，上記4つの構造体よりなる房室弁システム全体の名称ととらえることができる．この弁システムは，4つの構造体のどの要素が障害されても機能不全をきたしてくる．とかく「弁」といえば，この4つの構造体のうちの弁尖のみをイメージしがちであるが解剖学的には誤りである．

　さらに，③腱索(tendinous cords)および④乳頭筋(papillary muscle)を総称し，弁下組織とよんでいる．本項では厳密にこの定義を守りながら心臓カテーテル検査・処置に関わる弁構造について述べる．

　僧帽弁弁尖は強靭な線維輪である弁輪に付着する．僧帽弁弁尖は前尖(anterior mitral leaflet : AML)と後尖(posterior mitral leaflet : PML)から成り立っている．これらは機能的には2つの構造物としてとらえることができるが，解剖学的には図4のように，弁下組織に支持された1枚の線維性膜様構造物である．同様に，三尖弁も3つの構造物ではあるが，弁下組織で支持される1枚の線維性膜様構造物である(1下大静脈-三尖弁輪間峡部構造の特殊性の項を参照)．房室弁にみられるこの特徴が，3枚の弁尖を分離・認識できる大動脈弁や肺動脈弁とは異なるところである．

　僧帽弁輪を見てみると，弁輪の2/3が左室自由壁基部心筋，その1/3が aortomitral fibrous continuity (AMC)とよばれる大動脈弁弁尖に連続する強靭な線維性構造体と一部房室中隔に連続している．僧帽弁輪は前者に後尖が，後者に前尖が付着している．ちなみに僧帽弁前尖は大動脈弁無冠尖および左冠尖とこのAMCを介し強固に連絡している．この付着部の様相より，僧帽弁後尖を mural leaflet，前尖を aortic leaflet とよぶ場合もある．この構造については大動脈弁の項で詳述する(8大動脈弁直下構造の特殊性の項を参照)．

　図5の解剖標本は，固定された心臓を房室弁輪直上のレベルで切断し，その切断面を右後上方より観察したものである．左側に位置する僧帽弁をよく見ると，弁尖付着部は前述の通り後尖が大きく，前尖が小さいことがわかる．弁裂の様相は三日月様であり大きく後尖方向に寄り，前尖は半円形となっていることに気づく．弁輪から弁尖頂点までの長さは，前尖が後尖のほぼ2倍である(図4：矢印)．実は，前尖の面積は後尖のそれとほぼ同じ大きさとされている[2]．

　さらに，この心房側から見た様相は前尖，後尖により左室流入路が形成されているの

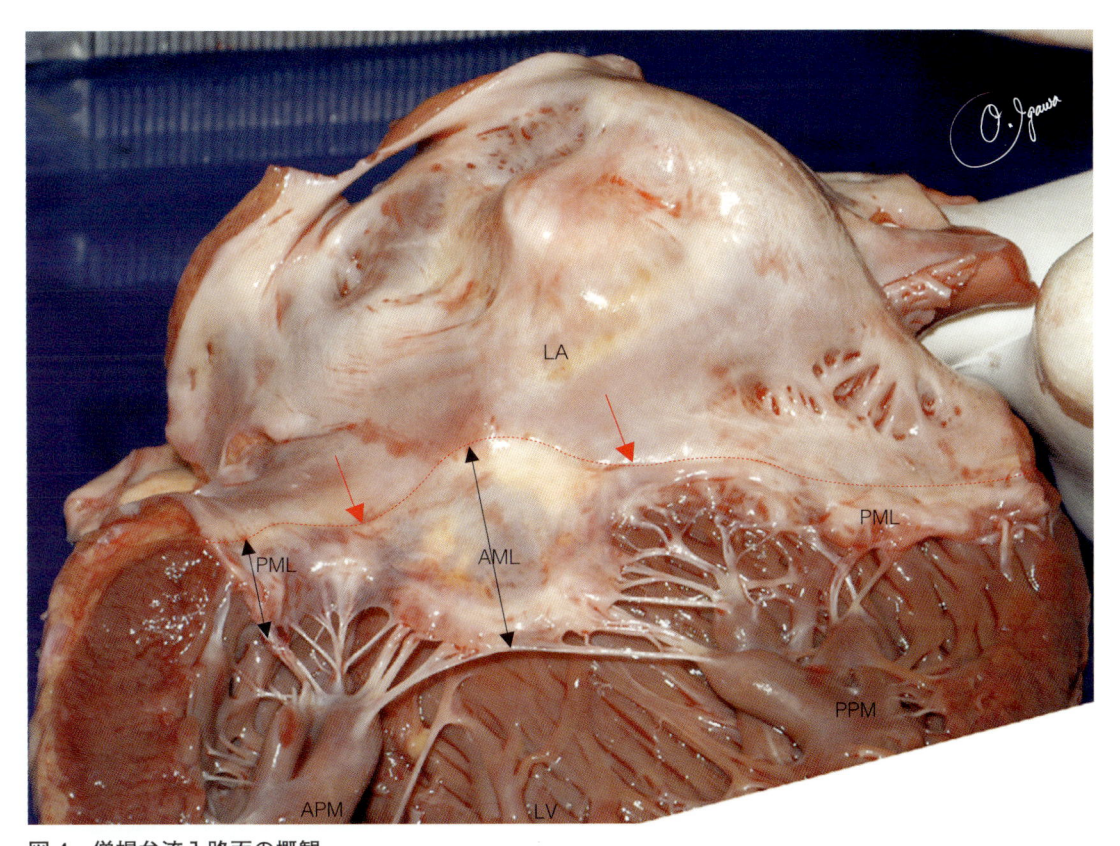

図4　僧帽弁流入路面の概観
僧帽弁後尖前方で左房・左室を切開・展開し，僧帽弁流入路面の全体像が観察できるように作製された心臓標本である．赤点線は僧帽弁弁尖付着線．

　が観察される．したがって，ここに見えているのはそれぞれの弁尖の**左室流入路面**といえる．この固定標本でははっきりしないが，この流入路面の特徴はきわめてスムーズで凹凸がないことである．血流がスムーズに左室内腔へ流入するための構造として当然のことである．僧帽弁後尖には，この標本で見えている表面平滑な**左室流入路面**と，その裏側，つまり左室前側壁から後壁基部の心筋に面する**左室心筋面**がある．一方，前尖には，表面平滑な**左室流入路面**と流出路に面する**左室流出路面**がある．僧帽弁を議論するとき弁尖が面している領域を意識しながら論じることが重要と考えられる．この意味で本項では，あえて上記の用語（弁尖の**左室流入路面**，**左室流出路面**，**左室心筋面**）を用いて説明する．

■ 僧帽弁前尖と弁下組織

　　大動脈より逆行性に左室内腔へ挿入され，僧帽弁後尖弁下に到達するカテーテル走行を，その構造から理論的に考える場合，僧帽弁前尖にある特殊性についての理解が必要

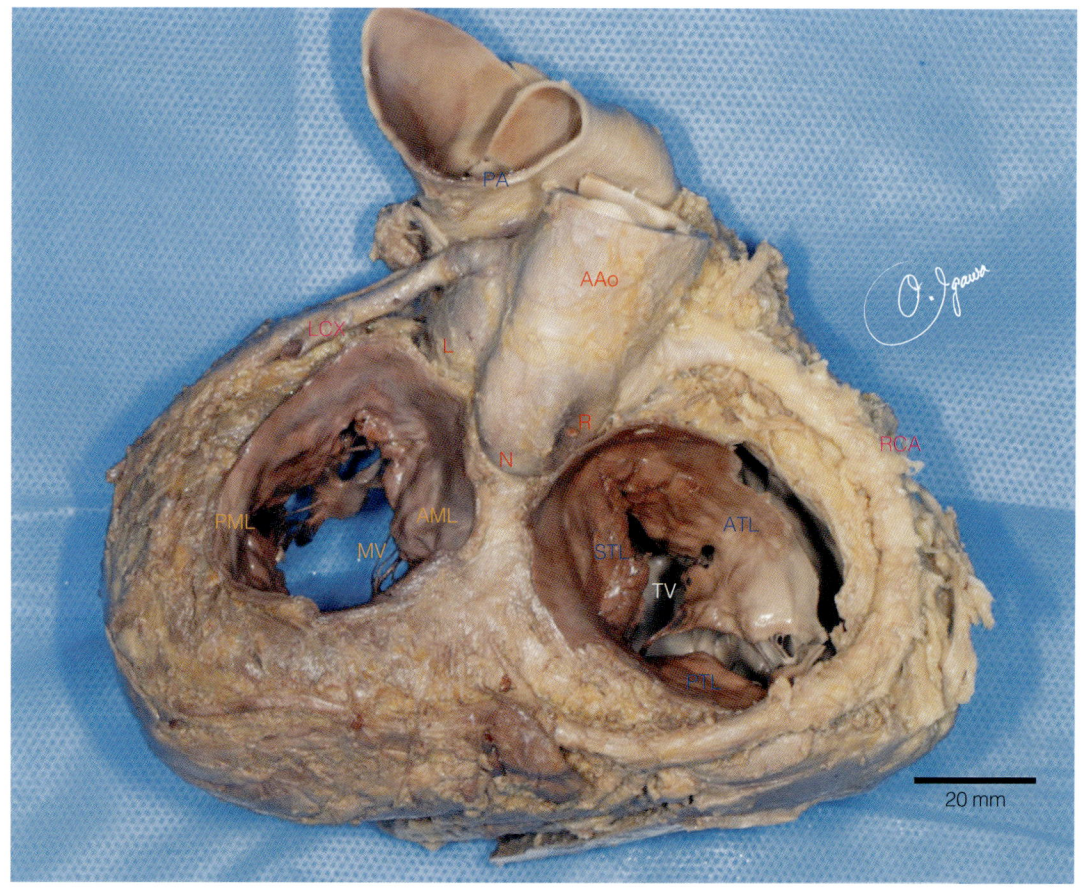

図5　房室弁輪直上断面の様相
房室弁輪直上のレベルで心臓を切断し，切断面を上方より観察したもの。僧帽弁と周囲構造物との関係がよくわかる。AML：前尖，PML：後尖，MV：僧帽弁，TV：三尖弁，L：left aortic sinus 左大動脈洞の膨み，R：right aortic sinus 右大動脈洞の膨み，N：non coronary aortic sinus 無冠大動脈洞の膨み，RCA：right coronary artery 右冠動脈，LCX：左冠動脈回旋枝。

である。これを理解するにあたり，逆行性にカテーテルが挿入されてくる左室流出路領域について提示する（図6）。図6は左室を僧帽弁前尖およびその弁下組織が観察できるように切開し，その内腔を下方より見上げたものである。大動脈弁およびその直下領域の左室流出路がよく観察できる。僧帽弁前尖はその左室流出路面が見えている。その流入路面とは明らかに様相は異なり凹凸がある。これは「流出路面に多数の腱索が付着し前尖を支えている」からである。さらに，この図より大動脈弁直下領域は，僧帽弁前尖流出路面および弁下組織，心室中隔（基部），左室前壁基部から形成されているのがわかる。

　上行大動脈よりカテーテルを逆行性に左室内腔へ挿入するにあたり，大動脈弁直下領域を自然に意識しているわけである。重要なことは，前尖および前・後乳頭筋から弁尖

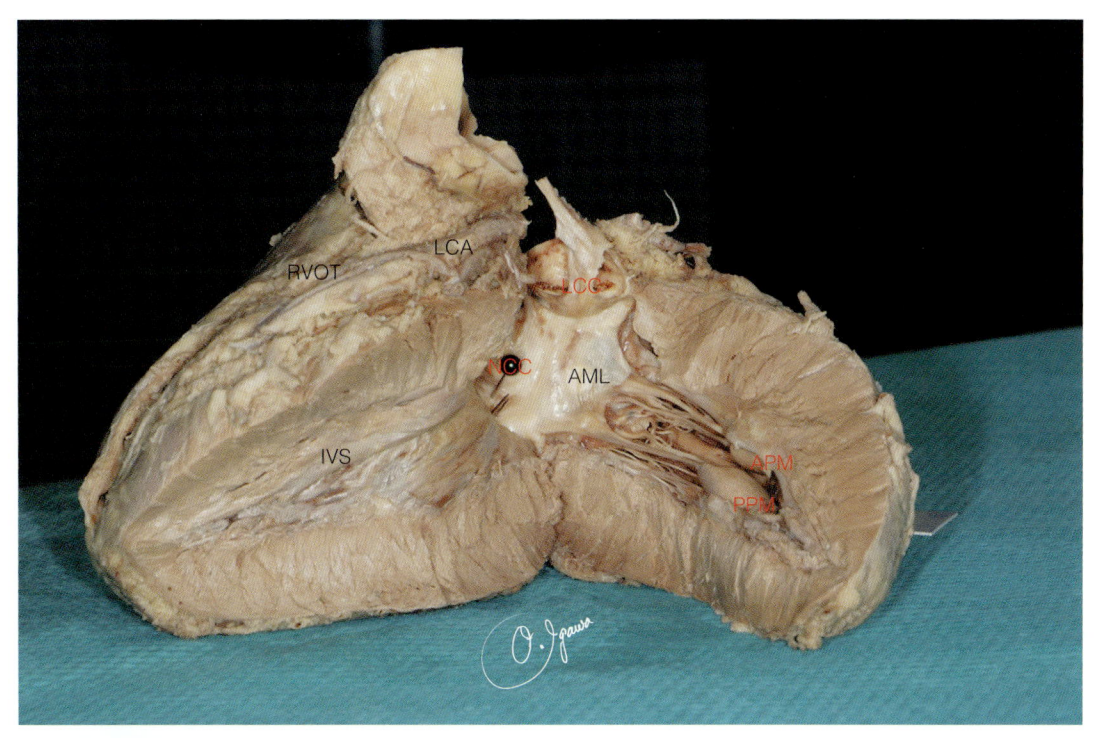

図6　僧帽弁流出路面の概観と左室流出路の様相
LCC：左冠尖，APM：前乳頭筋，PPM：後乳頭筋，NCC：大動脈弁無冠尖，AML：僧帽弁前尖。

　自由縁(正確にいえば，前尖は流出路面，後尖は左室心筋面の自由縁)に伸びる腱索により，心尖部との間に窓ができていることである(図7)。心尖部から左室流出路を見ると，この窓状のスペースはアーチ状になっている。逆行性にはこのアーチを越えることでやっと左室流入路内腔となる。左室内へのカテーテル挿入にあたっては，この左室流出路と流入路を分ける僧帽弁前尖・腱索・前・後乳頭筋をからなる空間構造(著者はこれを「**前僧帽弁アーチ anterior mitral arch**」とよぶことを提唱している)を意識することが重要である。

　これまで左室流入路・流出路という用語は何の定義もなく用いられてきた。この用語は臨床用語であり解剖学的境界を厳密に設定した用語ではない。しかし，上記した構造分析より，前僧帽弁アーチを境界として左室を「左室流入路」と「左室流出路」に分割すれば，左室構造を機能的にも，構造的にも理解しやすくなるものと考える。

■ 僧帽弁後尖と弁下組織

　上記の通り僧帽弁前尖はその下にアーチ状弁下構造をイメージすることができる。一方，後尖は1つのアーチ状弁下構造をイメージすることはできない。とはいっても，基本的な弁構造は前尖と同じである。図8は，左室・左房を僧帽弁前交連近傍で切開・展

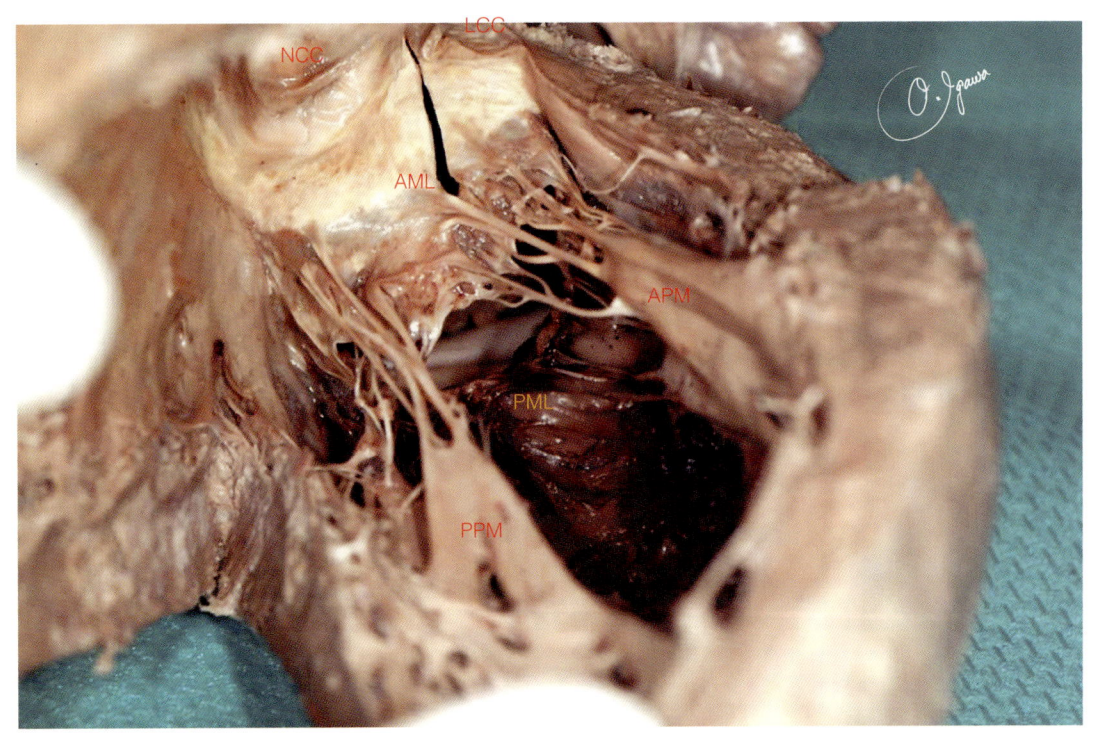

図7 前僧帽弁アーチ
前・後乳頭筋(APM/PPM), 腱索, 僧帽弁前尖(AML)によりアーチが形成されている。

開した心臓標本である。僧帽弁後尖およびその弁下組織が確認できる。後尖およびその弁下組織をよく見ると、前・後乳頭筋群から後尖へ伸展する腱索により整然と並ぶ複数の小さなアーチ状構造が形成されているのがわかる。

さらに、この前・後乳頭筋群に起始し弁尖に伸びる腱索が認められる。この腱索は少なくとも前乳頭筋からは前尖・後尖の前半分へ、また、後乳頭筋から前尖・後尖の後半分へ伸展し弁尖を支持している(図4)。

図9は、僧帽弁後尖に伸びる腱索の模式図である。左前方の前尖と後尖の移行部を前外側交連(anterolateral commissure : ALC), 右後方の前尖と後尖のそれを後内側交連(posteromedial commissure : PMC)とよぶ。後尖は前方より anterolateral scallop (ALS), middle scallop (MS), posteromedial scallop (PMS) の3領域に分けられる。この領域と領域の間、つまりALSとMS, MSとPMSの間はcleftとよばれ、cleftに向けて腱索が伸び左室心筋面で自由縁に付着している。また、ALCおよびPMCに向けても腱索が伸び、ここでも複数の小さなアーチが形成されている。

図10は僧帽弁の前尖と後尖が接近、接合し、それが閉鎖した場合をイメージし作製した同弁の模式図である。弁尖には①弁尖が接触している領域(rough zone : 前尖, 後尖にあり), ②接触していない領域(clear zone : 前尖, 後尖にあり), ③心室基部の弁輪に

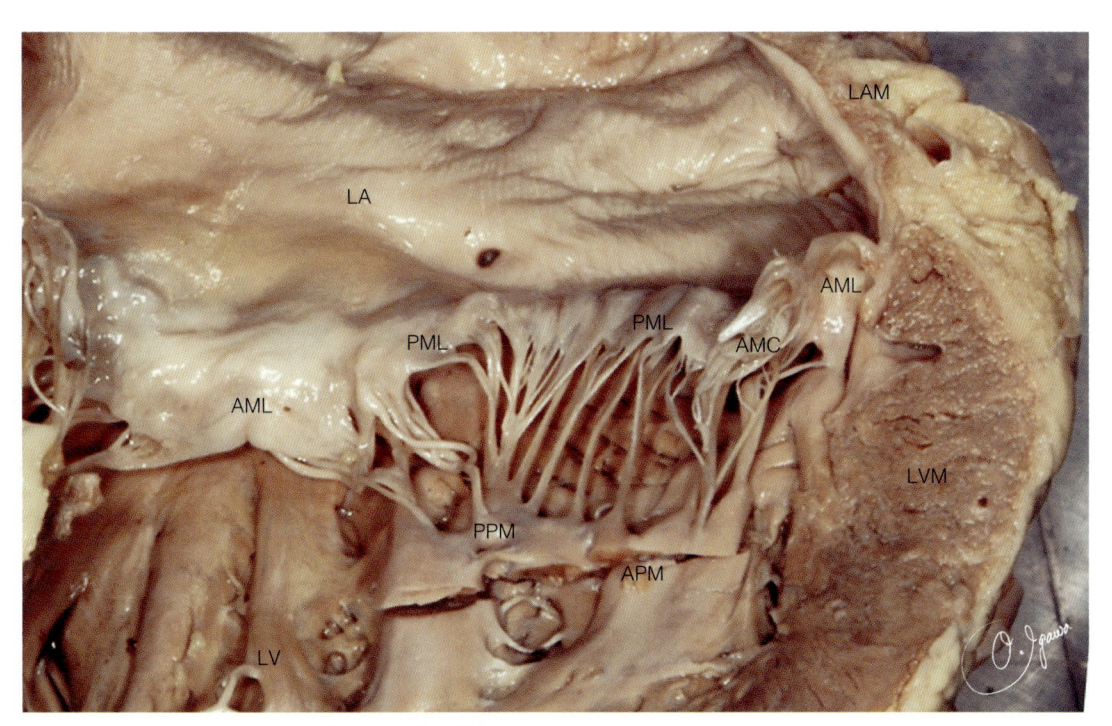

図8　僧帽弁前尖・後尖および弁下組織の様相
前・後乳頭筋はいずれもその中央で切断されているため，切開線が観察される。

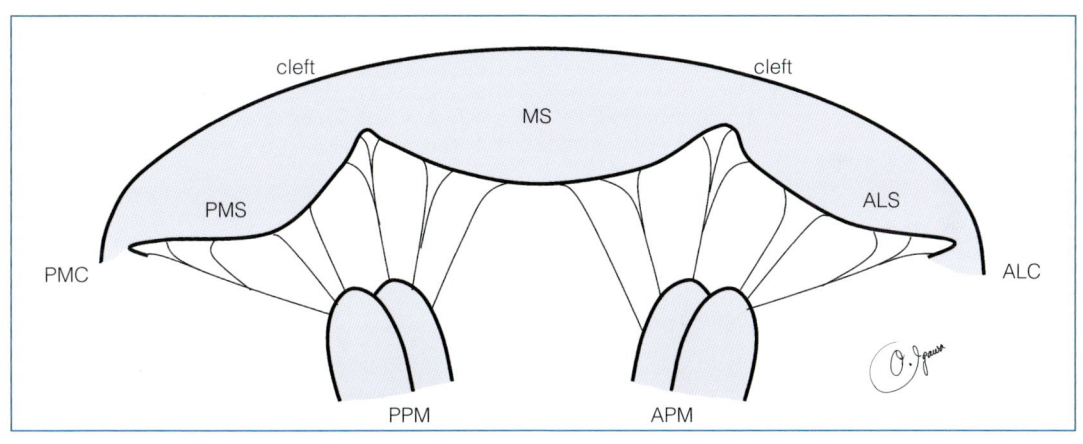

図9　僧帽弁後尖およびその弁下組織の模式図

沿った領域(basal zone：後尖のみにあり)がある。前述の通り，前尖の腱索は，流出路面で，後尖それは左室心筋面で自由縁に付着する。

　図11は後尖断面の模式図である。僧帽弁後尖基部には，左室後壁から直接，起始し同部位に伸展する腱索 basal chordae が認められる。上記③ basal zone は，まさにこの basal chordae によって裏打ちされている領域である。腱索により裏打ちされていない中程の領域が，上記② clear zone である。後尖(左室心筋面)の自由縁で弁尖を支え，その

翻転を防いでいる腱索の存在する領域が，①rough zone である。

これより前僧帽弁アーチを通過し後尖弁下へカテーテルを挿入したとすると，理論的には，後尖弁下の小アーチのいずれかを通して後尖弁下へカテーテル先端が誘導されているはずである。ただし，上記の特徴的な構造より問題なくカテーテルが挿入されたと

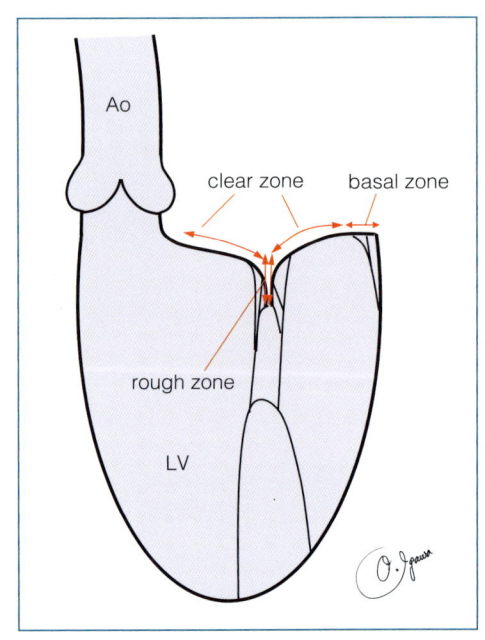

図10　僧帽弁前尖・後尖と腱索の関係を示す模式図

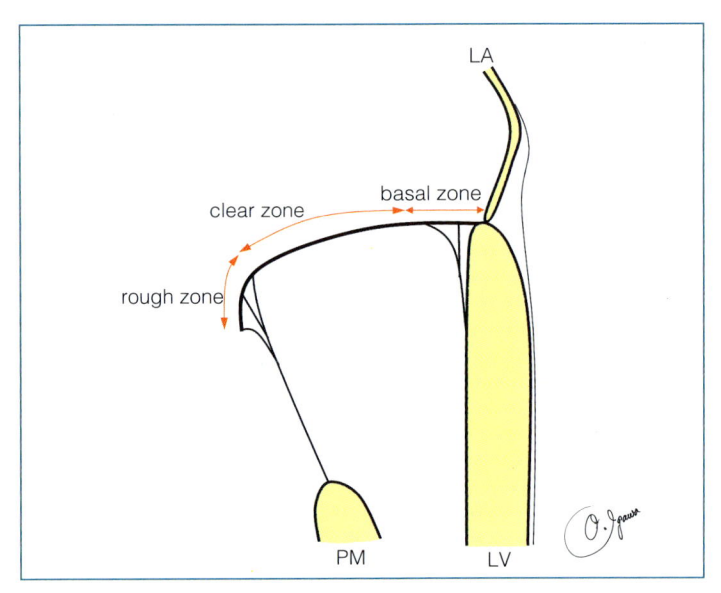

図11　僧帽弁後尖と腱索の関係を示す模式図

しても，後尖（左室心筋面）基部にある basal chordae により，弁輪に沿った方向のカテーテル先端の動きが制限されることは容易に推測される．さらに，通過した後尖弁下の小アーチがターゲットから遠い場合，あるいは腱索の中をカテーテルが通過して弁下に挿入された場合など，カテーテル操作は難しくなる．

■ 前乳頭筋群と後乳頭筋群

図12は左室内腔を観察するために作製した左室長軸断面標本である．臨床の場で見る左室造影の RAO30°像（図13）に対応する．左室前・後乳頭筋がよく見える．乳頭筋といっても，これは1つの筋肉のかたまりではなく，いくつかの大小さまざまな筋肉の集合体である．このため乳頭筋群と表現するのが妥当である．左室内腔の前下方に後乳頭筋群（posteromedial papillary muscle : PPM），後上方に前乳頭筋群（anterolateral papillary muscle : APM）を認める．きわめて見慣れた像であるが，両乳頭筋群は左室自由壁に付

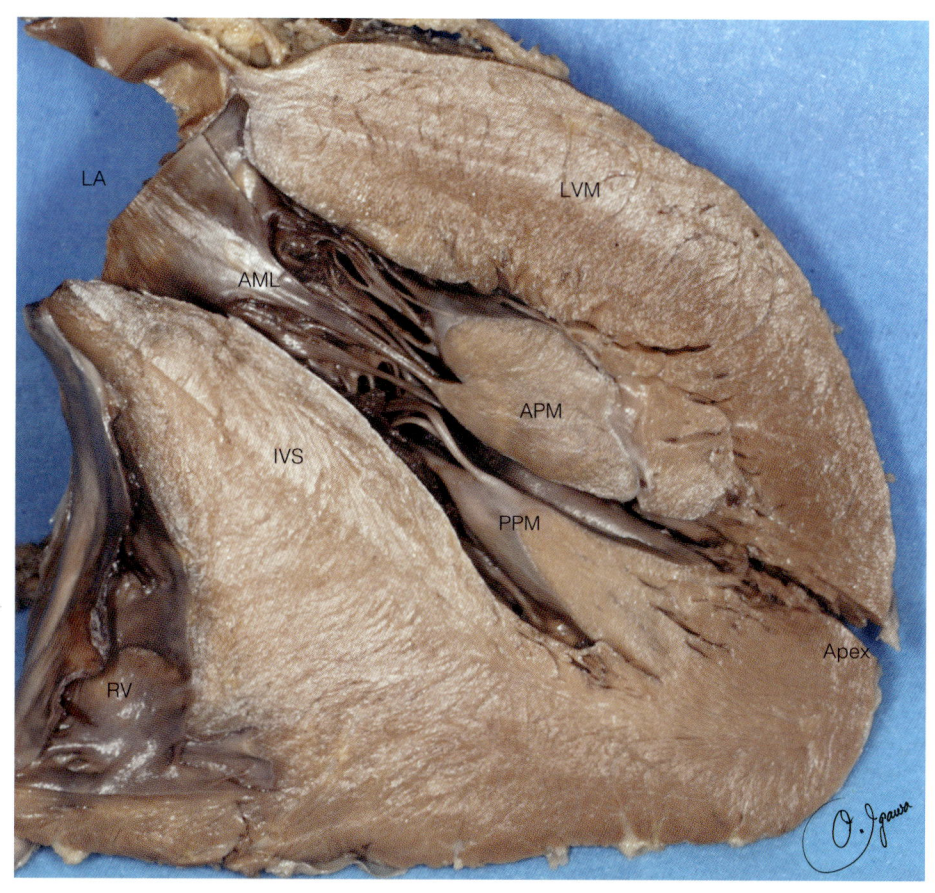

図12　左室長軸断面標本
前・後乳頭筋（APM/PPM）がよく観察できる．

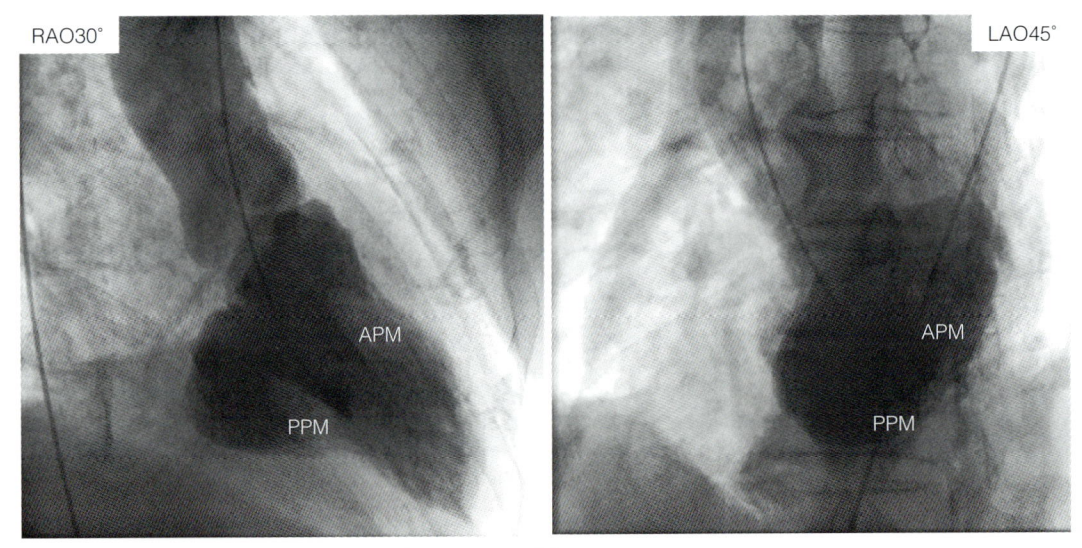

図13 左室造影像（左：RAO30°像，右：LAO45°像）
前・後乳頭筋（APM/PPM）がよく確認できる。

いている構造物であることに注意が必要である[3]。したがって，そのイメージは図14a①（誤）ではなく図14a②（正）である。さらに，その前・後乳頭筋基部の自由壁付着部は，心尖部方向まで伸びていく。つまり，両乳頭筋付着部は心尖部に向かうにしたがい接近する。図14bのイメージである。心臓超音波検査において，乳頭筋レベルの左室短軸断面像として描出されているものは（図15），上記理由より，これは乳頭筋群起始部ではなくその上方レベルの像であることに注意したい。

C 構造から見たカテーテルアブレーション

■ カテーテルの大動脈弁通過様式について

　電極カテーテル，その他のカテーテルを，上行大動脈より逆行性に左室内へ進めた場合，構造から見てカテーテルは，どの大動脈弁交連部を通過するのが自然であろうか？
　図1は，左室側壁に副伝導路を有するWPW症候群症例に対し，僧帽弁下アプローチによりアブレーションを施行した際のカテーテルポジションである。アブレーションカテーテル先端をアブレーション部位に留置するためには，同カテーテルを上行大動脈より左室内腔へ挿入し，さらに反転させながら先端を左室壁方向へ向ける。この場合，構造の論理からカテーテルは大動脈弁の右冠尖-無冠尖交連部を通過する。したがって，カテーテル先端が僧帽弁後尖弁下に留置されているとき，そのカテーテルシャフトは右冠尖-無冠尖交連部で支持・固定されていると考えられる。

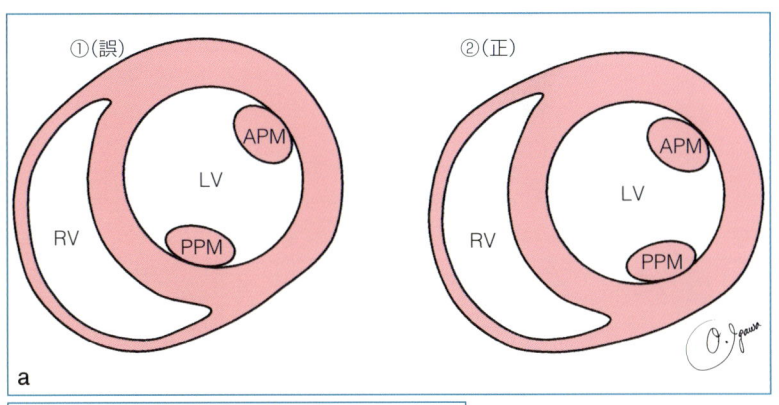

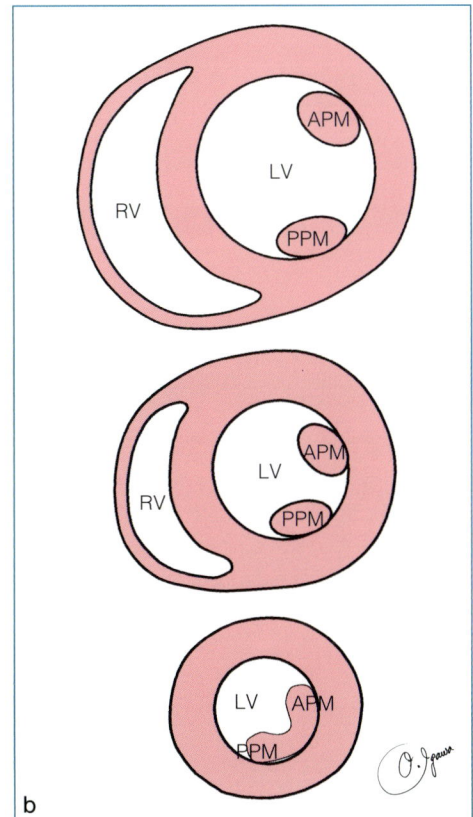

図14
a. 左室(LV)内腔における前・後乳頭筋(APM/PPM)の位置について。①が誤りで，②が正しいイメージである。b. 各レベルの心室短軸断面にみる左室前・後乳頭筋付着部の様相の違いを示す模式図：乳頭筋付着部間距離は，断面が心尖部方向へ移行するにしたがい短縮し心尖部側壁へ集束していくかのようになる。最終的に心尖部近傍の断面では，側壁で一塊となって見える場合もある。RV：右室。

■ 大動脈と左室流出路・心室中隔構造とカテーテル走行

　さらに左室心尖部から大動脈弁直下領域まで辿ると，決して直線ではない。反時計回りの曲線である。つまり，辿っていく面の心室中隔は平面ではなく，反時計回転の捻れをもった面として認識できる。これは胎生期，総動脈幹から大血管(大動脈・肺動脈幹)・心室基部が形成される過程で，らせん状に回転しながら分割・形成されていったことに起因する。この捻れの様相は右室流出路基部(肺動脈幹・右室流出路中隔基部)の

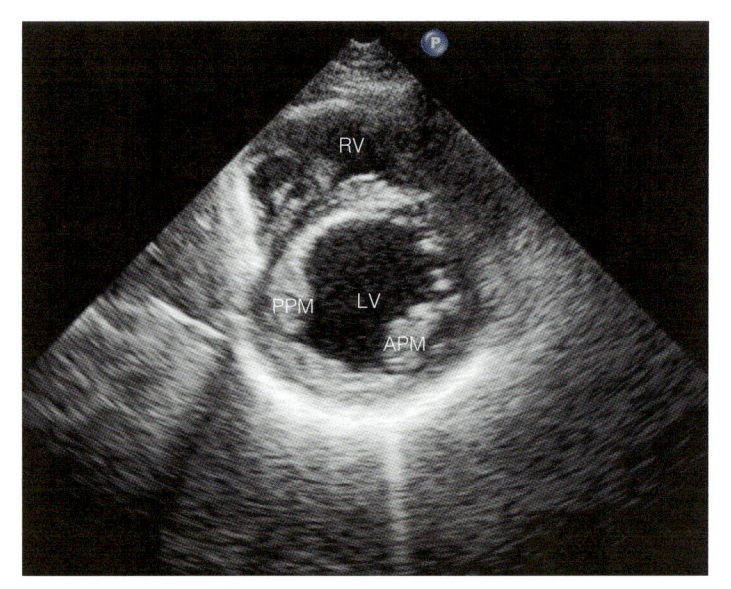

図15　心臓超音波検査における左室短軸断面像
前・後乳頭筋（APM/PPM）付着部の位置が確認できるが，後者PPMは左室自由壁に位置している。

時計回りの捻れの様相と同様であり，発生過程の特殊性で説明可能である。

また，大動脈はこの左室流出路の流線に沿うように位置している。これより大動脈より逆行性に挿入したカテーテルは，自然の方向として左室後側壁に向かうこととなる。カテーテルが自然に心尖部に向かうことは決してないはずである。あえてそのカテーテル先端を心尖部方向へ誘導しようとすれば，カテーテルシャフトの時計方向への回転操作が必要となる。

■ 構造からみた弁上・弁下アプローチ

カテーテルを上行大動脈から左室内腔へ逆行性に挿入後，僧帽弁後尖弁下部へカテーテルを誘導するには，構造から2つ方法が考えられる。

1つは大動脈弁を通過後，その直下でカテーテルを左後上方へ反転させると，すぐに僧帽弁後尖弁下へ入ることが可能である。いったんこの領域にカテーテル先端を入れることができれば，カテーテルは僧帽弁後尖直下を弁輪に沿って比較的スムーズに左側方へ移動し，ターゲットへ到達すると考えられる。この場合，カテーテルが前僧帽弁アーチを越えることはない。しかし，この方法では，後尖弁下のbasal chordaeが障害となりカテーテルをターゲットに近づけることができない問題が想定される（弁下アプローチ①：図1a）。

もう1つは，上記の前僧帽弁アーチを越えてカテーテルを反転後，左後上方へカテーテル先端を誘導し，僧帽弁後尖・弁下組織に到達する方法である。さらに，カテーテル

を僧帽弁後尖・弁下組織を越えて後尖と左室後壁との間へ通すことができれば，僧帽弁後尖弁下へ到達させることになる（弁下アプローチ②：図1b）。理論的にはこの僧帽弁後尖・弁下組織の手前でカテーテルを反転させることができれば，カテーテルは僧帽弁開口部を進み僧帽弁上に到達する（弁上アプローチ）。

いずれの方法を選択する場合も，僧帽弁前尖，前・後乳頭筋，腱索からなる前僧帽弁アーチを必ず意識しないと弁上・下へは到達できない。

弁上アプローチは，何も障害物はないためカテーテルコントロールは容易である。トルクを加えると容易に僧帽弁後尖弁輪を動いていく。これに対し，弁下アプローチ，とりわけ②では，腱索の中を弁下に向けて突き進むことになり，カテーテルコントロールは難しくなる。構造上，いったん弁下に入ればカテーテルに大きな動きを加えることは難しいと考えられる（むろん，少しはシャフトの振れを利用して先端を動かすことはできるが…）。

文献

1) Kolditz DP, Wijffels MC, et al : Epicardium-derived cells in development of annulus fibrosis and persistence of accessory pathways. Circulation. 2008 ; 117 : 1508-1517.
2) Van Mieghem NM, Piazza N, et al : Anatomy of the mitral valvular complex and its implications for transcatheter interventions for mitral regurgitation. J Am Coll Cardiol. 2010 ; 56 : 617-626.
3) Silbiger JJ, Bazaz R. Contemporary insights into the functional anatomy of the mitral valve. Am Heart J. 2009 ; 158 : 887-895.

8 大動脈弁直下構造の特殊性（左心側からイメージする刺激伝導系）

症例：ヒス束アブレーションによる完全房室ブロック作製

　図1a, bは，有症候性頻脈性永続性心房細動患者に対し，ヒス束アブレーションにより完全房室ブロックを作製した際のカテーテルポジション（左）および心腔内電位記録（右）である。このアブレーションカテーテル，その他の電極カテーテルのポジションからどのように房室接合部の解剖をイメージするのか？

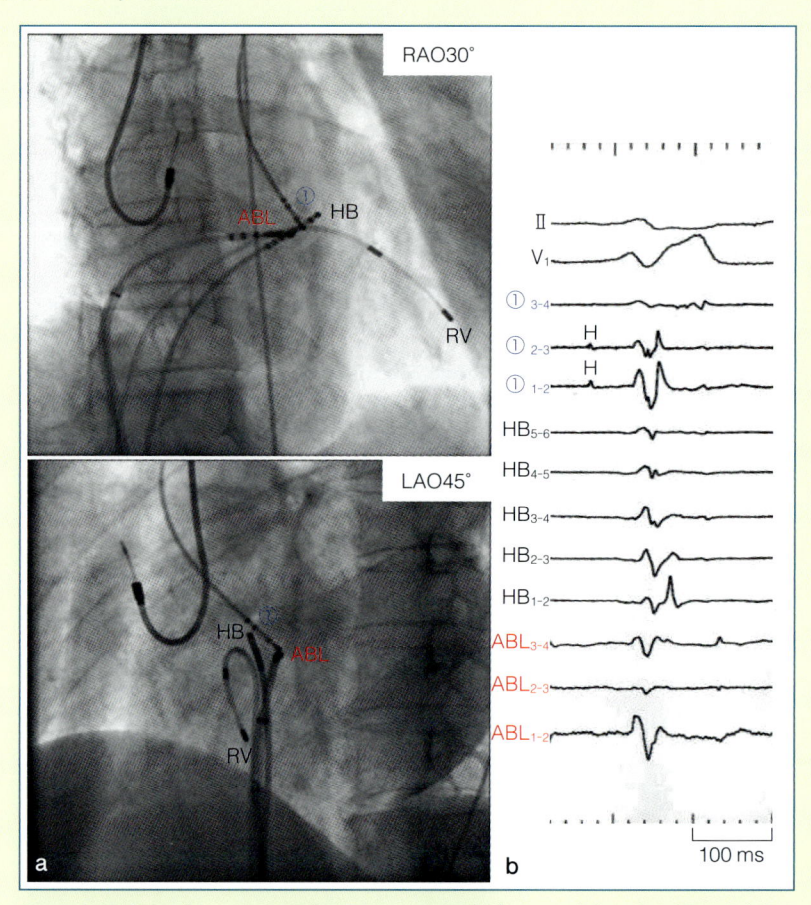

図1　ヒス束アブレーション時のカテーテルポジション（a）と心内電位図（b）
①：大動脈弁直下での記録部位。HB：ヒス束近傍, ABL：ablation site, RV：右室。

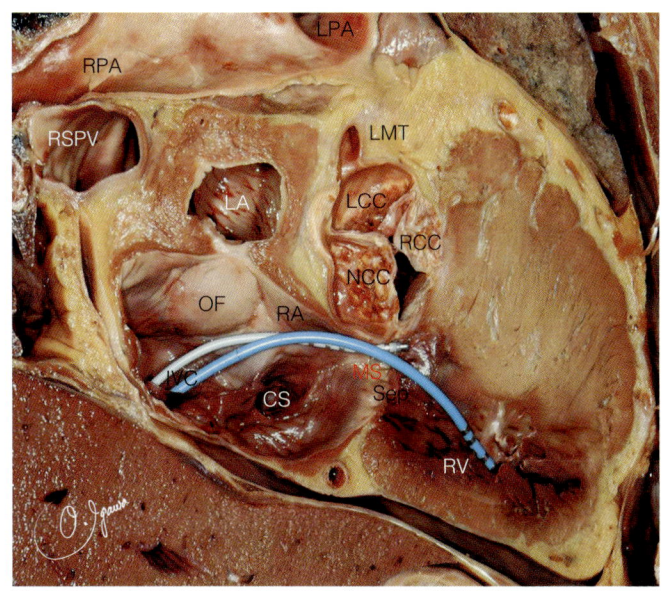

図2 電極カテーテルを右心系へ挿入したときの様相
心臓標本は固定後，RAO30°の像がイメージできるように斜めに切断されている．1本のカテーテル先端は右室内，もう1本のカテーテル先端は房室接合部に留置されている．

A ヒス束アブレーションによる完全房室ブロック作製

　ヒス束アブレーションによる房室ブロック作製は，薬物抵抗性頻脈性心房細動のような頻脈性心房性頻拍治療の1つとして認識されている[1,2]．この治療は房室ブロックを作製するため，心室ペーシングが必須であり，ペースメーカ植込みが必要となることはいうまでもない(ablate & pace治療)．近年，心房細動アブレーション治療が発達し，その治療成績もしだいに安定してきていることから，ヒス束アブレーションで房室ブロックを作製し心拍数をコントロールする治療は，以前より選択されなくなっている．しかしながら，実臨床では心房細動のアブレーションがさまざまな理由で不可能となっているような，有症候性・薬物抵抗性・頻脈性心房細動症例も存在し，同治療を選択せざるを得ない場合もある．あえてこの治療法を選択する場合，房室接合部周辺解剖の詳細な理解が必要であり，それを認識することによりスムーズな房室ブロックの作製が可能となる[3]．

　ここでは，房室接合部周辺の解剖を概説し，解剖と電気生理学的所見(電位)との関係を対比しながら，安全に房室ブロックを作成するためにはどのポイントでアブレーションを行えば構造学的に妥当かを述べる．

B 房室接合部の構造と右心側の刺激伝導系

　刺激伝導系の走行は，右心側からそのイメージを比較的描きやすい。通常，ヒス束電位を記録するにあたり，下大静脈(右房には右後側壁方向より斜めに接続)から挿入された電極カテーテル先端は，心房中隔に沿って左前斜め上方に進む。さらにTodaro索(tendon of Todaro)を越えて，房室結節が位置するとされる房室中隔(⑤房室中隔とは？の項を参照)のKochの三角に到達する。さらにKochの三角を斜めに横切るように進み，カテーテル先端は図2のように三尖弁輪中隔側で，膜性中隔に接する位置に到達する。電極カテーテルが留置されるこの周辺では，洞調律であれば，ヒス束から右脚の興奮と考えられる小さな振れが連続的に記録されるようになる。この膜性中隔は三尖弁中隔尖により房室中隔膜様部と心室中隔膜様部に分けられる。この膜性中隔の下縁をヒス束(penetrating or branching portion of His bundle)が走行している。小さな振れは，明らかに膜性中隔を越えた心室中隔部にも記録されている(図3a)。その小さな振れが近位部から遠位部の順で記録されていることより(図3b：矢印)，その洞性興奮は近位部から遠位部へ伝播していることが確認できる[4]。

C 大動脈弁直下の構造と左心側の刺激伝導系

　図4aは右心系内腔の一部，三尖弁中隔尖-前尖交連部，図4bは左心系内腔の一部，大動脈弁右冠尖-無冠尖交連部領域である。図4a, bには想定される刺激伝導系の存在部位・走行が書き込んである。このため，表(左心側)と裏(右心側)の対応が理解しやすいものと思われる。

　この左心側における刺激伝導系の走行を把握するためには，大動脈弁直下の構造を熟知することが必要である。

　図5は大動脈弁直下の左室内腔構造である。右冠尖・右大動脈洞，無冠尖・無冠大動脈洞および左冠尖・左大動脈洞が確認される。心室中隔に関係するのは，右大動脈洞全部と左大動脈洞の一部(さらに正確にいえば，無冠大動脈洞のごく限られた部位)である。特に，右冠尖付着部と無冠尖付着部の間は様相を異にする。図6aは，標本に右心側より光を照射しているものである。光を透過している領域があるが(図6b)，右心側で認められた膜性中隔(MS)の裏側とでも表現できる部分である。右心側では三尖弁中隔尖によってこの膜性中隔は2つの領域に分けられていたが，左心側では1つの領域として認識できる。ちなみに，三尖弁中隔尖付着部の位置をあえて描くと図6bの黒点線の位置となる。

　ヒス束はこの膜性中隔の下縁，言い換えれば"筋性中隔の稜上(または上縁)"をその

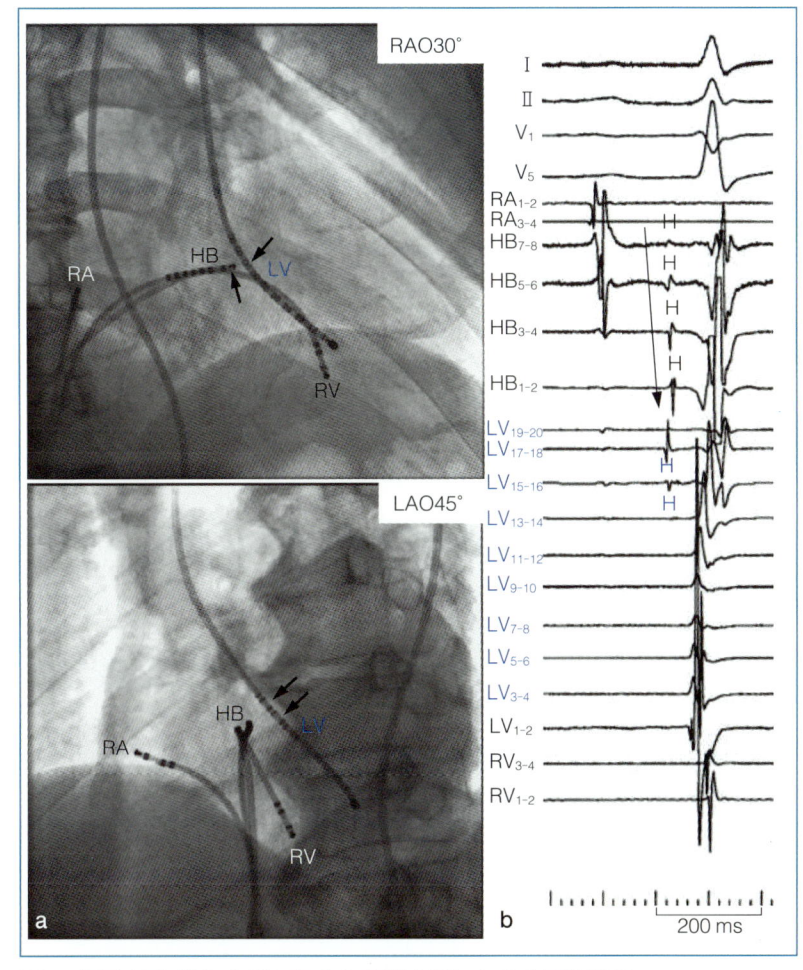

図3 房室接合部および左室内心室間中隔における電位記録
カテーテルは右心系に3本〔右房(RA),房室接合部(HB),右室(RV)〕,左心系に1本〔左室内心室中隔(LV)〕留置されている。房室接合部で記録されるヒス束電位は近位部から遠位部への流れが確認される。また,左室基部でも同様にヒス束電位が記録されている。

分枝部(branching portion of His bundle)が走行している。また,その上流でヒス束は中心線維体の中を通過している[5,6](ヒス束貫通部:penetrating portion of His bundle)。

D ヒス束アブレーション前のカテーテルポジション

図1は,ヒス束アブレーション前の透視像である。上行大動脈より左室へ逆行性に挿入した電極カテーテル①の先端は,上行大動脈より大動脈弁を真上から通して大動脈弁直下の左室へ留置されている。大動脈基部構造を考慮して正確にいうと,電極カテーテル先端は無冠尖-右冠尖交連部を通過し,大動脈弁直下左室中隔面に留置されていると

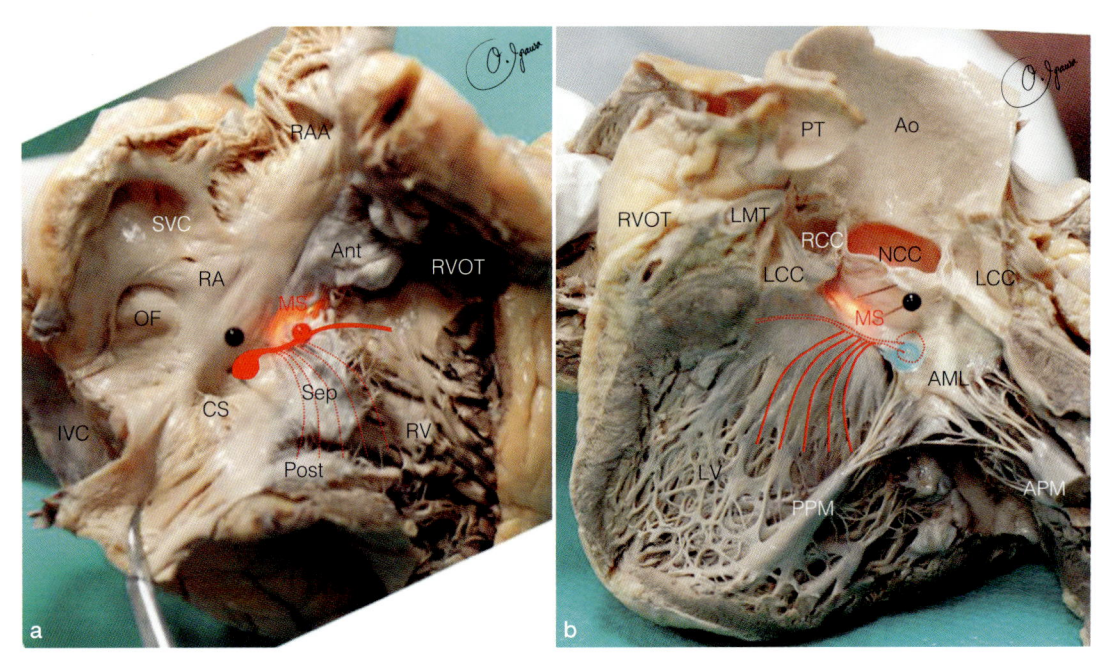

図4　右心側で想定される刺激伝導系の走行(a)と左心側で想定される刺激伝導系の走行(b)

いえる．この部位には branching portion of His bundle が位置しており，その真上に電極カテーテル先端が留置されている様相である．

　この部位では，明瞭なヒス束電位が比較的容易に記録される．しかしながら，それが記録されるのは遠位電極間だけであり，近位電極間には記録されていない．これはヒス束が電極に沿って走行していないことによる．逆にいえば，上記の方法で比較的ストレートなカテーテル形状を保ちながら電極カテーテルが挿入され，遠位でヒス束電位が記録されたとすると，電極カテーテルは無冠尖-右冠尖交連部を通過していることになる．ちなみに，この部位では，比較的，電極カテーテル先端は安定しているはずである（図1b：電位を参照）．

　では，右心側のヒス束電位記録用電極カテーテル(HB)先端は刺激伝導系のどのレベルに位置しているのであろうか？

　上記，大動脈弁直下構造よりこの位置は膜性中隔周辺（どちらかといえば下縁周辺），つまり branching portion of His bundle 周辺である（図7）．ヒス束アブレーションのターゲットは，ヒス束が分枝する直前の位置，つまり branching portion of His bundle よりも中枢側で中心線維体を貫通した直後の penetrating portion of His bundle（あるいは penetrating portion of His bundle 終末）と考えることができる．

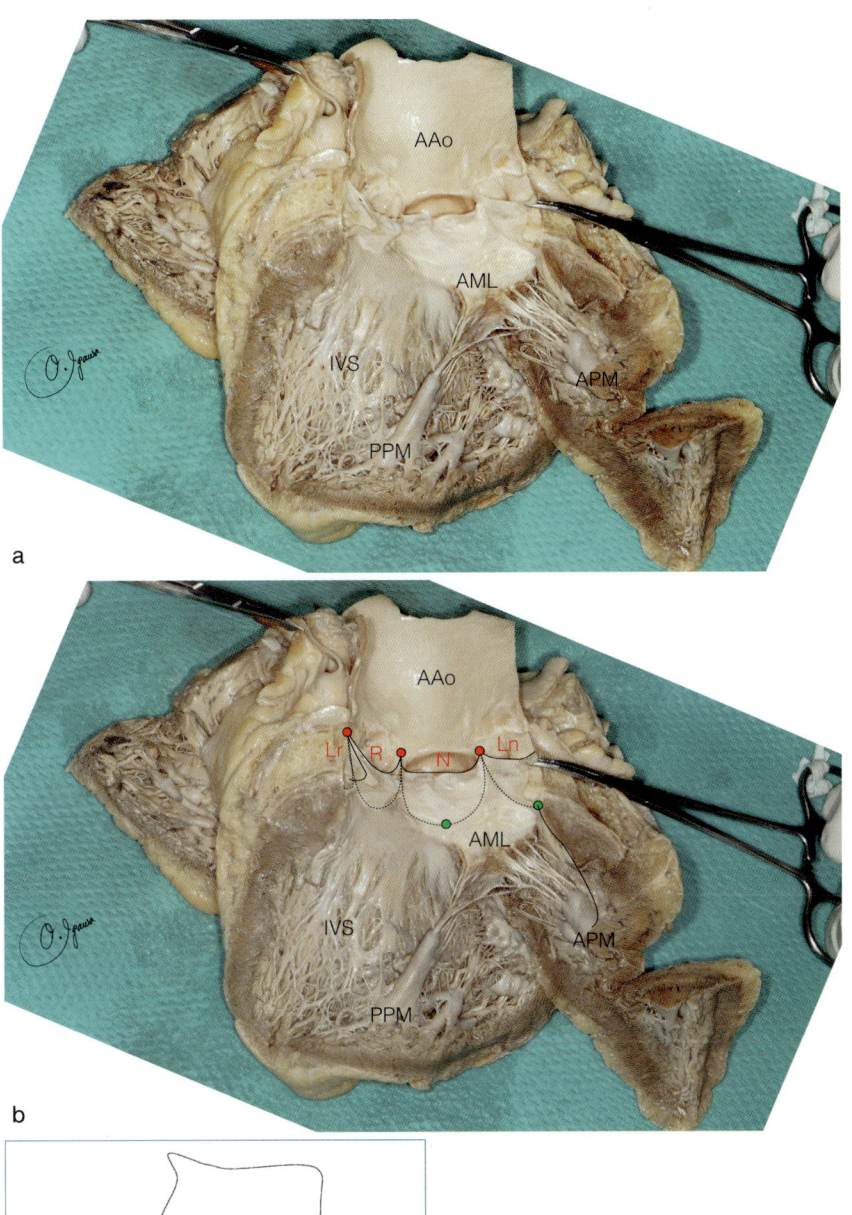

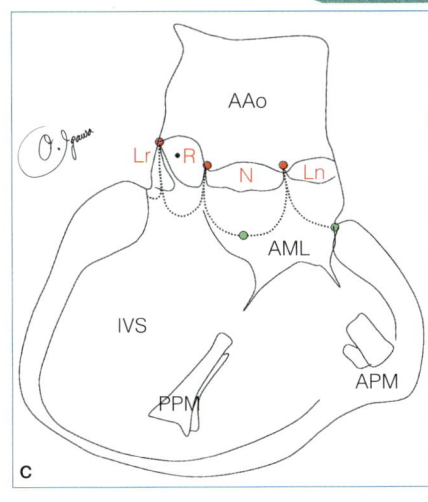

8. 大動脈弁直下構造の特殊性（左心側からイメージする刺激伝導系）　111

図5a　大動脈弁直下左室内腔の様相
図5b　大動脈弁直下左室内腔の様相
大動脈弁尖の付着部が黒点線で示してある。
図5c　大動脈弁直下左室内腔の様相の模式図
なお，本図では僧帽弁の腱索を除去してある。

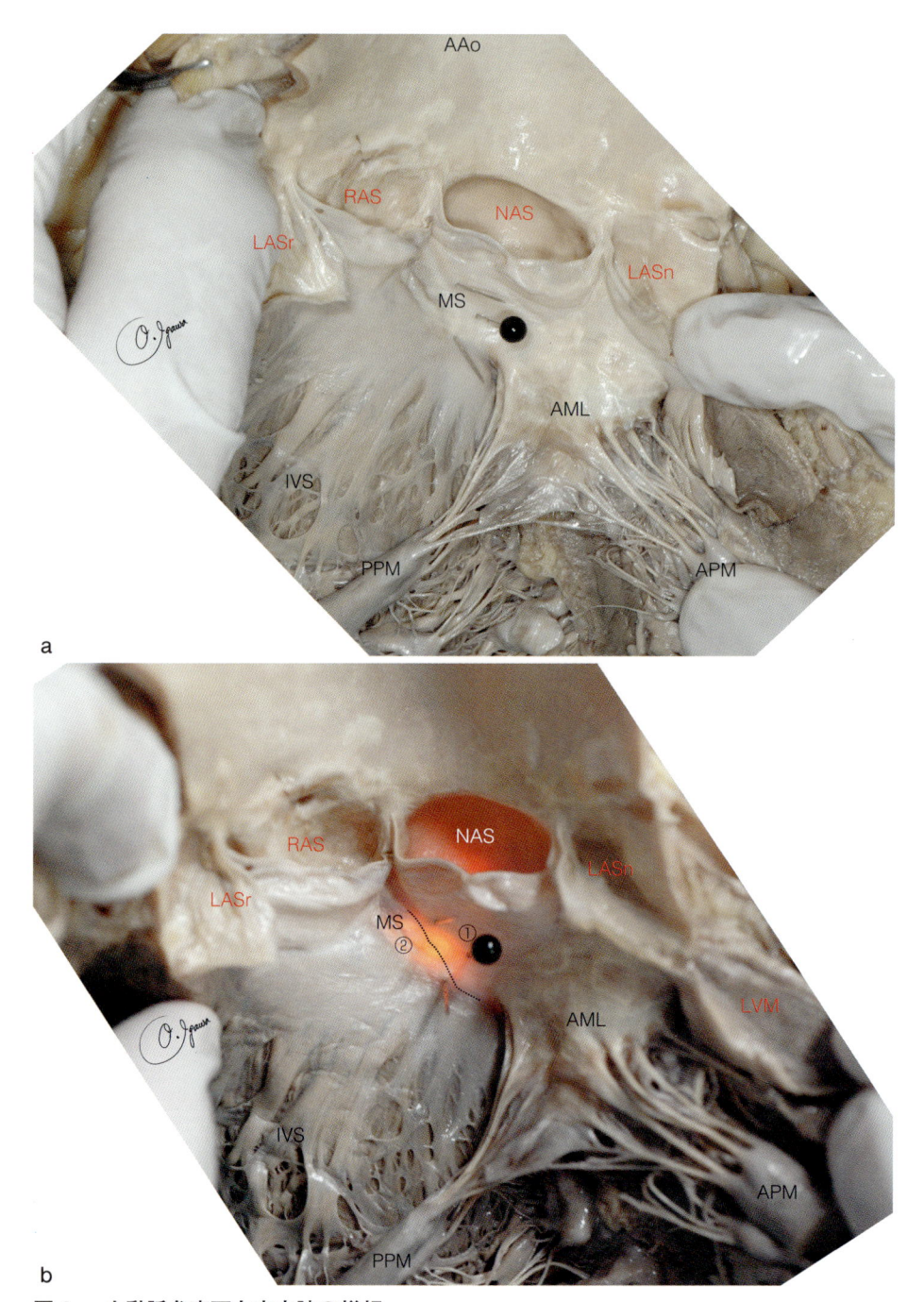

図6a 大動脈弁直下左室内腔の様相
僧帽弁前尖(AML)，大動脈弁尖，大動脈洞，心室中隔(IVS)が認められる。無冠尖付着部直下の右冠尖側は膜性中隔(MS)である。

図6b 右心側より光を照射した際の大動脈弁直下の様相
黒点線は三尖弁中隔尖付着部に相当する線。これにより膜性中隔は房室中隔膜様部(①)と心室中隔膜様部(②)に分けられる。

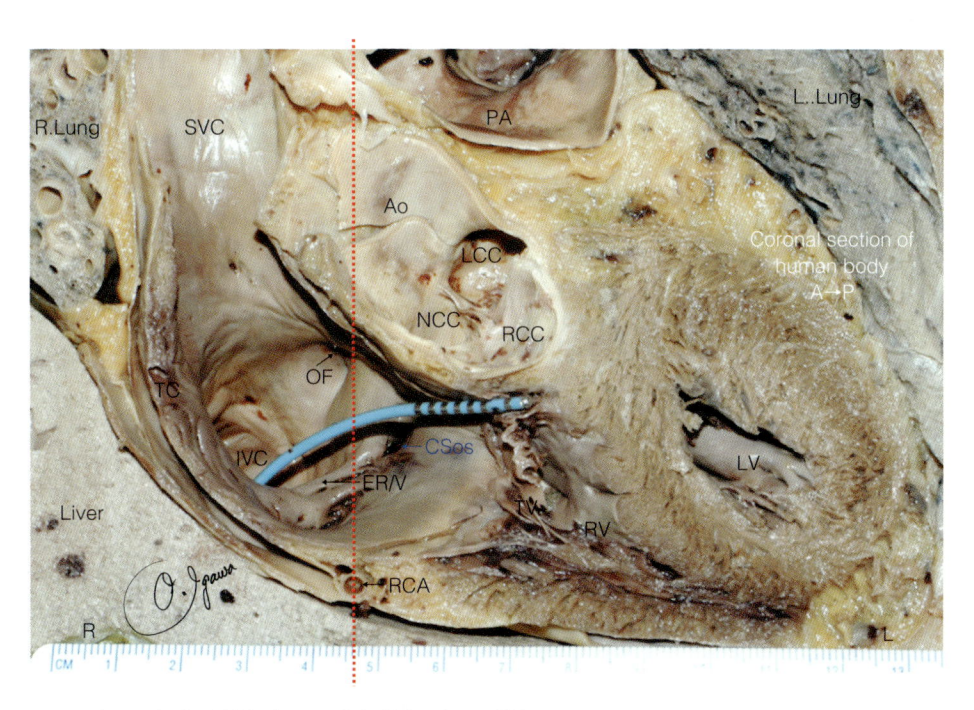

図7　右房−大動脈基部を通る胸部前額断面の様相
右心側三尖弁輪部にヒス束電位記録用8極電極カテーテルが留置されているが，同部位は膜性中隔領域である．その対側領域（左心側）は大動脈弁無冠尖-右冠尖交連部直下にあたることがわかる．

E　構造から見た至適アブレーション部位

　この penetrating portion of His bundle 終末部を透視下に求めようとする場合，構造から考えてどのような方法とればよいのか，また右心側からどのようにアブレーションを施行すればよいのかを考えてみる．

　至適アブレーション部位を透視下に確認するためには，左心側・右心側を重ねて観察するため，右前斜位30°の透視方向を利用する．左心側では逆行性に大動脈弁直下へ電極カテーテルを挿入し，左側のヒス束電位記録可能な部位へ電極カテーテル先端を留置してマーカーとする．上記の構造学的検討より，この左側電極カテーテル先端は膜性中隔下縁である．一方，アブレーションを施行する右心側では，三尖弁輪膜性中隔側に通常のヒス束電位記録用カテーテルを挿入・留置し，右脚・ヒス束電位を連続的にとらえる．

　右心側でのアブレーションカテーテル先端は，左心側のカテーテル先端よりも，心房側に必ず置き，できるだけ心房側のヒス束電位記録部位近傍をターゲットとすれば，理論的に右心側で penetrating portion of His bundle 終末に近い部位でのアブレーションが施行可能と考えられる[5,7]（図8）．

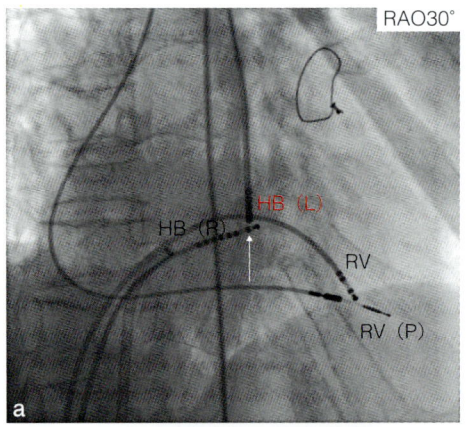

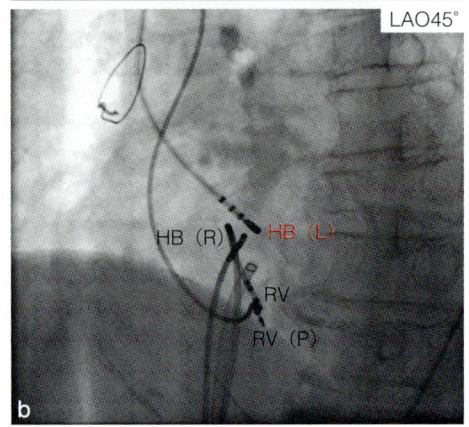

図8 ヒス束アブレーション前のカテーテルポジション
a. 右前斜位30°。b. 左前斜位45°。まだ，画面には見えていないが，この後，アブレーションカテーテルを右心側より挿入しヒス束アブレーションを施行している。右心側で施行するアブレーションにあたっては，経大動脈的に挿入した左心側ヒス束電位記録用カテーテル〔HB(L)〕先端の位置（白矢印↑）を基準とする。アブレーションは，矢印の基準点より心房側，かつ右心側ヒス束電位記録用カテーテル〔HB(R)〕上に捉えられているヒス束電位の内，最も近位の部位をターゲットとする。

文献

1) Lim KT, Davis MJ, et al : Ablate and pace strategy for atrial fibrillation : long-term outcome of AIRCRAFT trial. Europace. 2007 ; 9 : 498-505.
2) Betts TR. Atrioventricular junction ablation and pacemaker implant for atrial fibrillation : still a valid treatment in appropriately selected patients. Europace. 2008 ; 10 : 425-432.
3) Marshall HJ, Griffith MJ. Ablation of the atrioventricular junction : technique, acute and long-term results in 115 consecutive patients. Europace. 1999 ; 1 : 26-29.
4) Adachi M, Igawa O, et al : Exact location of the branching bundle in the living heart. Pacing Clin Electrophysiol. 2009 ; 32 : S182-S185.
5) 井川　修．胸腔内大血管と心臓接合部心筋の形態学．心電図．2009 ; 29 : 33-43.
6) 足立正光，井川　修，他：大動脈弁無冠状動脈洞でのカテーテル・アブレーションにおけるHis束障害の可能性．Journal of Arrhythmia. 2009 ; 25 : 352.
7) 井川　修，足立正光，他：心臓大血管接合部起源不整脈の病理と電気生理．呼吸と循環．2008 ; 56 : 1249-1262.

9　心房(間)中隔の解剖～心房(間)中隔穿刺法(ブロッケンブロー法)

症例：心房(間)中隔穿刺

図1は，左房内でのカテーテルアブレーションのため心房(間)中隔穿刺(穿刺点：白矢印)を必要とした例における穿刺直前の胸部正面および側面像である．穿刺にあたってはどのように心房中隔構造をイメージすればよいのだろうか？

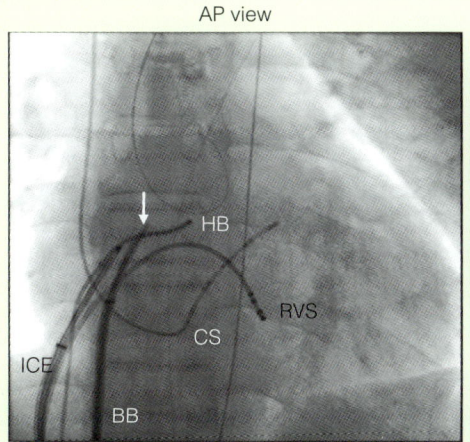

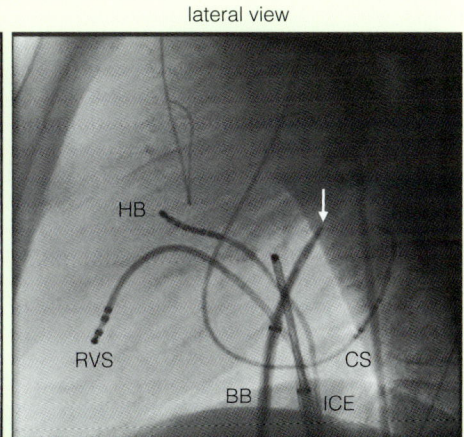

AP view　　　　　　　　　　　　　lateral view

図1a　心房(間)中隔穿刺(ブロッケンブロー法)前のカテーテルポジション
心腔内エコー(ICE)ガイド下に心房(間)中隔穿刺を施行した際の，穿刺前のカテーテルポジションである．上行大動脈にも pig tail catheter を挿入・留置しマーカーとしている．
HB：ヒス束電位記録部位，RVS：右室中隔，CS：冠状静脈洞，BB：心房(間)中隔穿刺用穿刺針を入れたシース．

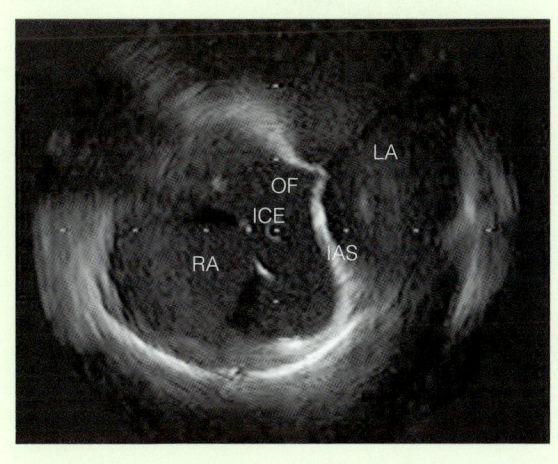

図1b　心腔内エコー(ICE)像
画像の中心に ICE プローブが位置している．心房中隔穿刺用穿刺針を入れたシースが卵円窩(OF)に到達し，同部位がテント状に膨隆している．穿刺直前の様相である．

図1は，心腔内エコー（intracardiac echo：ICE）ガイド下に心房（間）中隔穿刺を施行した症例の，カテーテルポジションの正面像および左側面像（図1a）とICE像（図1b）である。右房側より卵円窩に軽く押しつけたシースで，卵円窩が左房側へテント状に膨隆している。この直後に，シースよりブロッケンブロー（Brockenbrough）針を露出し心房（間）中隔穿刺を施行している。まさに，心房（間）中隔穿刺直前の状態である。左房内でカテーテル操作を必要とする心房細動アブレーションあるいは経皮的僧帽弁交連切開術などでは，同処置が必須である[1]。本項では卵円窩を中心にその周辺の心房（間）中隔構造について詳述する。

A 心臓の中隔とは？

図2は，経胸壁2D心エコー検査において心尖部アプローチで得られた心尖部四腔断面像である。心臓の形態と壁運動を観察する際によく用いられる断面である。描出されている構造の中心には，心臓を区画する3種類の心臓の中隔を確認することができる。①右室・左室間にある心室（間）中隔（interventricular septum：IVS），②右房と左室間の房室中隔（atrioventricular septum：AVS），そして③右房・左房間にある心房（間）中隔（interatrial septum：IAS）である。本項では心房（間）中隔（IAS）について詳述するが，前2者はそれぞれの項（5房室中隔とは？，6右室流出路中隔および周辺構造について）を参照していただきたい。

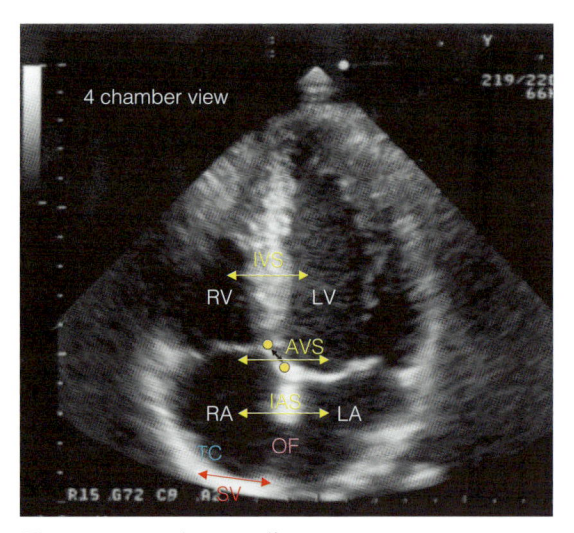

図2 Bモード心エコー像
心尖部四腔断面像（apical 4 chamber view）：心臓の中隔を確認することができる。IVS：心室（間）中隔，AVS：房室中隔，IAS：心房（間）中隔，OF：卵円窩，TC：分界稜，SV：大静脈洞，RA：右房，LA：左房，RV：右室，LV：左室。

B 1次および2次心房中隔

心房（間）中隔については既に，発生の項でその概略を紹介した（I．心臓構造の理解に必要な発生学）。心房は原始心房由来の組織と胎生期静脈洞由来の組織より構成されている。前者は右心耳と心房中隔であり，右房の大きな領域を占めている。後者は大静脈洞（sinus venarum：SV または sinus of venae cavae）であり，きわめて限られた小さな領域にすぎない。前記した通り，心房中隔は複雑な発生過程を辿り，最終的には1次心房中隔と2次心房中隔が貼り合わさった特徴的な構造となる（図3a）。2次心房中隔は折り返しのある2重心房筋構造をとっているが（図3b），心房筋と心房筋の間には脂肪組織が介在しサンドイッチ様構造となっている（図3c）。

1次心房中隔は膜様構造物である。「膜様」とはいってもそれは心筋組織であり，膜性中隔のような線維組織ではない。右房側から心房中隔を見ると，1次心房中隔は馬蹄形の陥凹部としてそれを認識することができる。その周囲には心房筋部分（2次心房中隔）を観察することができる。この陥凹している1次心房中隔が卵円窩（oval fossa：OF）である。この標本の，この断面に限っては，1次心房中隔（卵円窩）周囲上方（1次心房中隔端と2次心房中隔折り返し部が側側に付着している部位）で心筋の連続性がない。ただし，卵円窩の断面を見ると赤く染まる心筋組織が確かに観察されていることより，この膜様部内での電気的活動（伝導性，自動能）の可能性が示唆される。

一方，左房側から心房中隔を見ても，1次心房中隔（卵円窩）の境界は認識できない（後述）。正確にいうと，左房側から1次心房中隔の限られた部分以外は認識できない。ちなみに，同部位の電気生理学的特性あるいは不整脈への関与については不明である。

上述した2D心エコー法の心尖部四腔断面像（図2）を見ると，心房（間）中隔後方に卵円窩が描出されている。図2には心房間中隔部で壁の厚い部分（2次心房中隔）と薄い部分（1次心房中隔：卵円窩）が明瞭に描出されており，その境界では突然，壁厚が変化している。

C 心房（間）中隔の定義と想定される電気生理学的特性

心房（間）中隔を論じる場合，その解剖学的な定義が実に曖昧である。図4の模式図のように①2次心房中隔（2重心房筋構造部分と折り返し部の両方）および1次心房中隔（卵円窩）を心房中隔とする場合もあれば，②2次心房中隔の一部（折り返し部分のみ）および1次心房中隔だけを心房（間）中隔とする場合もある。構造的に心房（間）中隔を「左房と右房を境する構造物」として定義すると，2重心筋構造部と折り返し部，その間を埋める脂肪組織（adipose tissue：Ad.T）を含めた全体を心房（間）中隔ととらえるのが妥当

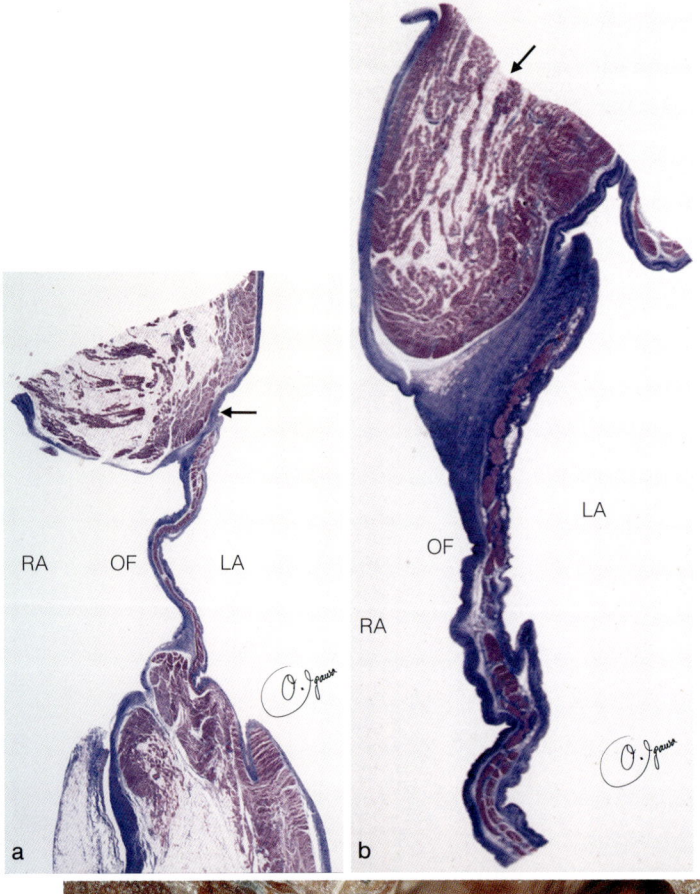

図3a 心房(間)中隔断面の組織像
　　　（Masson trichrome 染色）
中央の膜様部が1次中隔（卵円窩：OF）であり，その上下に位置する筋肉組織が2次中隔である。両者は貼り合わさったような様相を呈している。

図3b 心房(間)中隔断面の組織像
　　　（Masson trichrome 染色）
折り返しのある2次中隔では心筋と心筋の間に脂肪組織が存在し（→）サンドイッチ様構造をとっている。

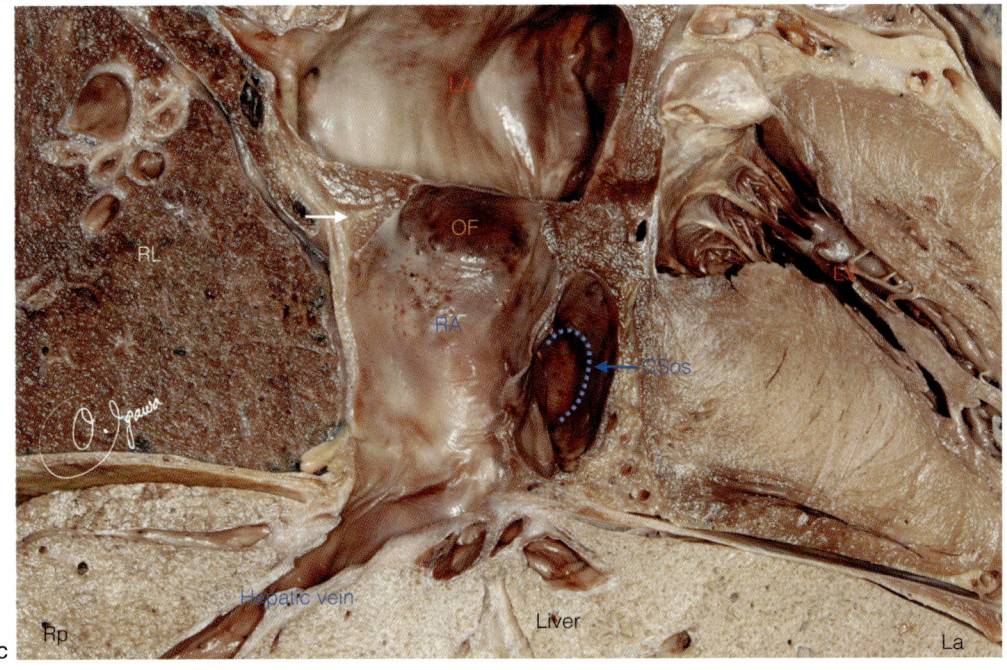

図3c 右側より観察した心房(間)中隔断面（右前斜位30°断面）の肉眼像
1次中隔の陥凹，2次中隔の折り返しとその間に存在する脂肪組織（白矢印）が認められる。2次中隔はサンドイッチ様構造を呈している。RL：右肺，CSos：冠状静脈洞開口部，La：左前，Rp：右後。

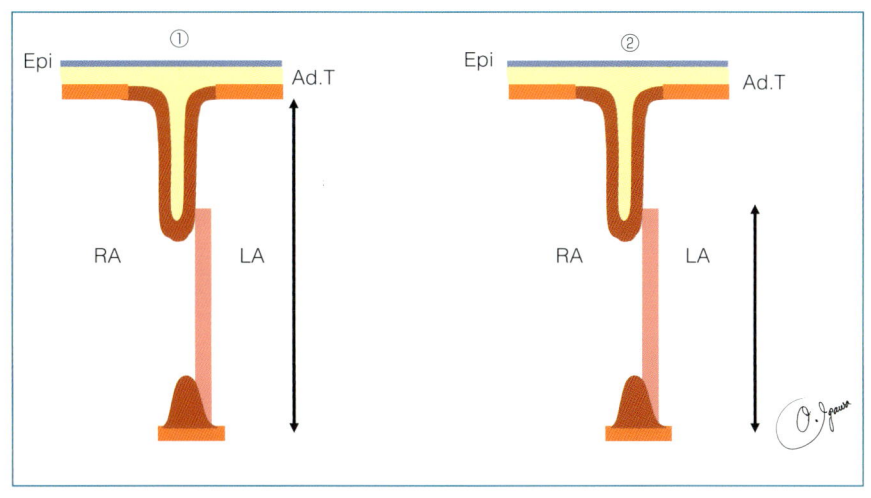

図4 心房(間)中隔の定義の模式図
①の場合〔2重心房筋構造部分と折り返し部の両方および1次中隔(卵円窩)を心房(間)中隔とする場合〕もあれば②の場合〔折り返し部および1次中隔だけを心房(間)中隔とする場合〕もある。ここでは①を採用し解説する。心外膜(Epi : epicardium)，脂肪組織(Ad.T : adipose tissue)。

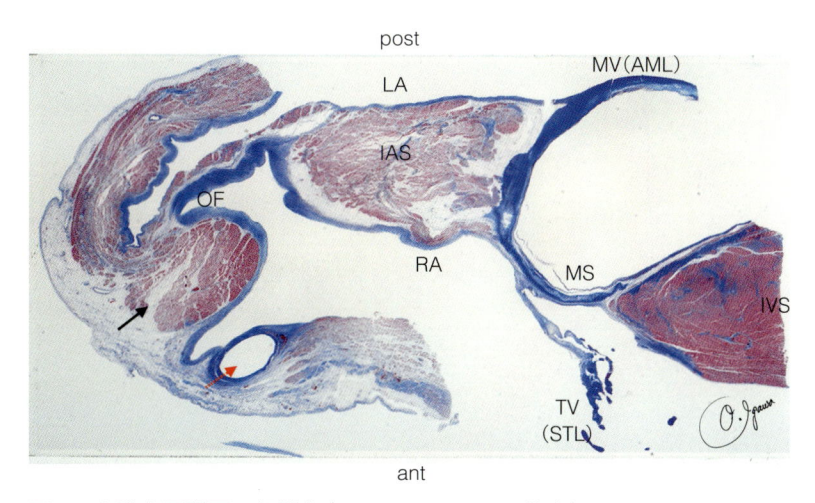

図5 心臓水平断面の組織像(Masson trichrome 染色)
黒矢印は2重心房筋構造の間に存在する脂肪組織。IAS：心房(間)中隔，IVS：心室(間)中隔，MS：膜性中隔，TV：三尖弁，STL：三尖弁中隔尖，MV：僧帽弁，AML：僧帽弁前尖。(注)図中，右房壁に線維性被膜に覆われた楕円形の空間(赤矢印)が観察されるが，右房壁へ癒着していたペースメーカリードがあった空間である。

と考えられる。この意味で，ここでは心房(間)中隔の定義として前者①を採用し解説をすすめる。

　図5に提示した心臓組織標本は，心房(間)中隔を図3とは異なる角度から観察するために作製した心臓の水平断面組織標本である。これまでの標本作製法とは全く異なり，

右房を水平方向に切開する新しい方法である。従来は三尖弁中隔尖弁輪に直交する断面で切開後、断面組織標本を作製していたため、結果的に右房を斜め方向に切開しその断面を観察していた。図5の中央にある壁の薄い膜様部が1次心房中隔(卵円窩)である。この図の上方に(実際は右房右後側方といったほうが正確かもしれない)、上記した2重心房筋構造を呈する2次心房中隔が認められる。心筋の折り返しとその間に脂肪組織(矢印)のある明瞭なサンドイッチ様構造となっている。この標本では、1次心房中隔端と2次心房中隔の折り返し部との間に連続する心房筋が認められ、電気的にも両者間の伝導の可能性が想定される。

　図6は、深い陥凹の卵円窩を有する心臓標本(図6a)、および図6a内赤線に沿って切開し作製した断面標本(図6b)である。心房(間)中隔断面の組織標本(図6c)において、その下方は2次心房中隔であるものの同部位は図3Aのような明瞭なサンドイッチ様構造はとっていない。図6aの通り右房側から心房(間)中隔を見ると、卵円窩を取り囲む2次心房中隔は馬蹄形の隆起を呈しており半円形の軒指し様に見える。この部位は卵円窩縁(limbus)といわれる。前述した通り、1次心房中隔端と2次心房中隔折り返し部が側側に付着している部分、つまり、1次心房中隔(卵円窩)周囲上方では心筋の連続性はない。しかしながら、下方では大静脈洞方向への心筋の連続性が認められる。この断面に限っていえば、1次〜2次心房中隔の間は上方で伝導がなく、下方で大静脈洞を介する心房内への伝導が想定される。一方で、別の例で同一部位(側側に付着する部位)を見てみると、明らかに心筋の連続性が認められる(図6d)。図6aに示す例でも別な断面を見てみると、心筋の連続性が認められるかもしれない。卵円窩周辺は、さらなる構造学的かつ電気生理学的な検討が必要な部位である。

D 房房間伝導と心房(間)中隔の解剖

　右房から左房あるいは左房から右房への興奮は、①右房・左房前壁かつ心房中隔前方で両房間を連絡する筋肉束(Bachmann束)、②卵円窩上方の心房(間)中隔、③冠状静脈洞を介して伝播するとされている。①、③の詳細は他項に譲る。②の卵円窩上方における伝導は1次心房中隔(卵円窩)を介する伝導ではなく、前記した通り、その近傍の2次心房中隔を介した伝導である(図3、6)。心房細動時、心房(間)中隔領域を電位マッピングすると、double potentialあるいはfragmented potentialなどの異常電位が記録される[2]。その成因については不明であるが、この複雑な心房(間)中隔構造を反映しているのかもしれない。

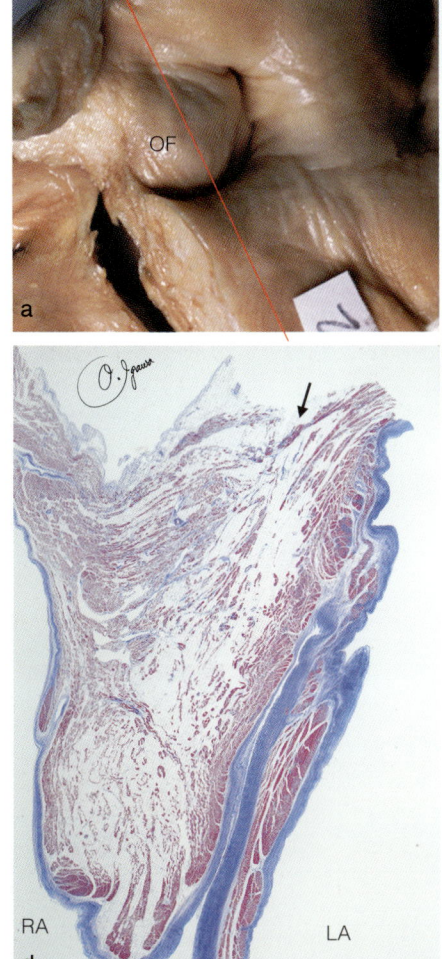

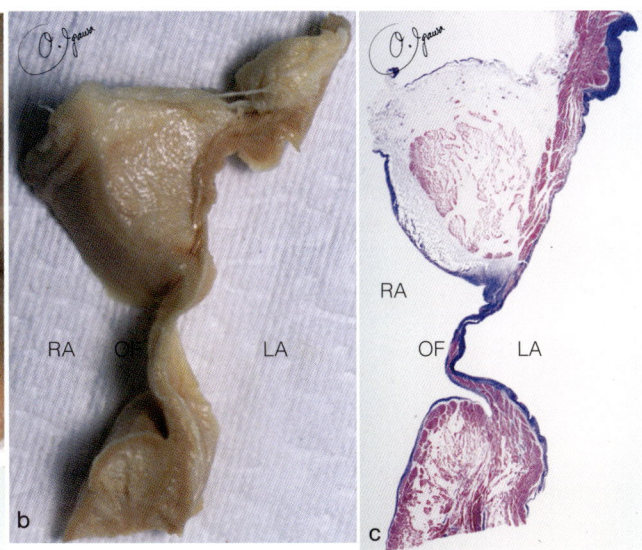

図6 深い陥凹の卵円窩を有する心臓標本
a. 右房側からみた心房（間）中隔。b. aの標本を赤線に沿って切開し作製した心房（間）中隔断面標本。c. 心房（間）中隔断面の組織像。d. 心房（間）中隔上部断面の組織像（Masson trichrome染色）：1次中隔心筋と2次中隔心筋の連続性が認められる。矢印は間に存在する脂肪組織部分である。

E 卵円窩の大きさと緊張度

　前述の通り卵円窩（OF）は馬蹄形をし，下方の境界は不鮮明である。その面積，厚さには個人差がある。そのため，大きさを論じる場合，短径は正確に算出できるが長径は難しい。また，2次心房中隔の折り返しの度合いによってもその形状が異なる。したがって，同じ1次心房中隔であったとしても，2次心房中隔が大きく折り返せば卵円窩縁は下方に落ち込み卵円窩サイズは小さく見えるであろうし，逆に，小さく折り返せば卵円窩縁は上方に上がり卵円窩サイズは大きく見えるであろう。このようにこれまでに

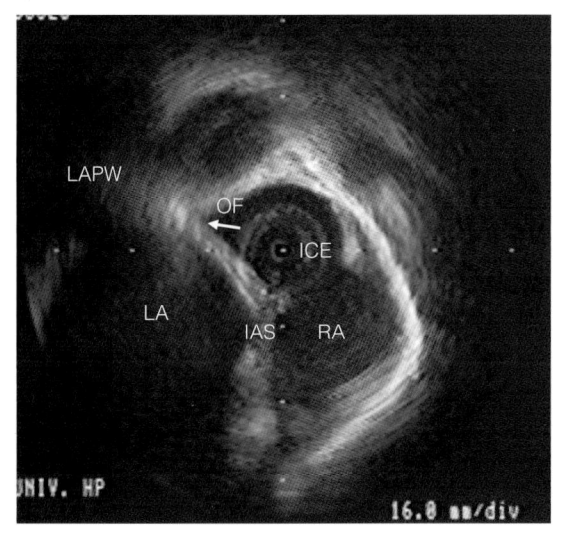

図7a 心腔内エコー(ICE)像
画像の中心にICEプローブが位置している。心房(間)中隔穿刺用穿刺針を入れたシースが卵円窩(OF)と考えられる膜様部に到達し，同部位が左房後壁(LAPW)へ接触するほどの著明なテント状の膨隆(白矢印)を呈している。

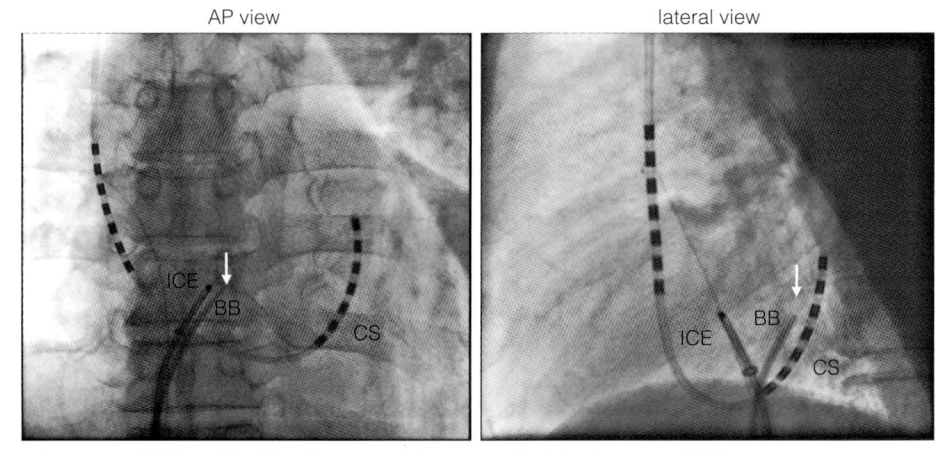

図7b 心房(間)中隔穿刺(ブロッケンブロー法)前のカテーテルポジション
本例では大動脈基部の拡張が認められていた。白矢印：穿刺点。

提示されている卵円窩の大きさに関する数値は参考値と考えたほうがよいのではないかと考えている。

　さらに，その部位の張り(緊張度)はさまざまである。あまりにも緊張がない場合，心房(間)中隔穿刺に難渋する結果となる[3]。図7a，bは卵円窩の緊張度が低く心房(間)中隔穿刺に難渋した例である。この例では大動脈基部の拡大が存在したが，心房(間)中隔の前方にある大動脈の基部の後方への拡大と張り出しがあったため，卵円窩の緊張度が

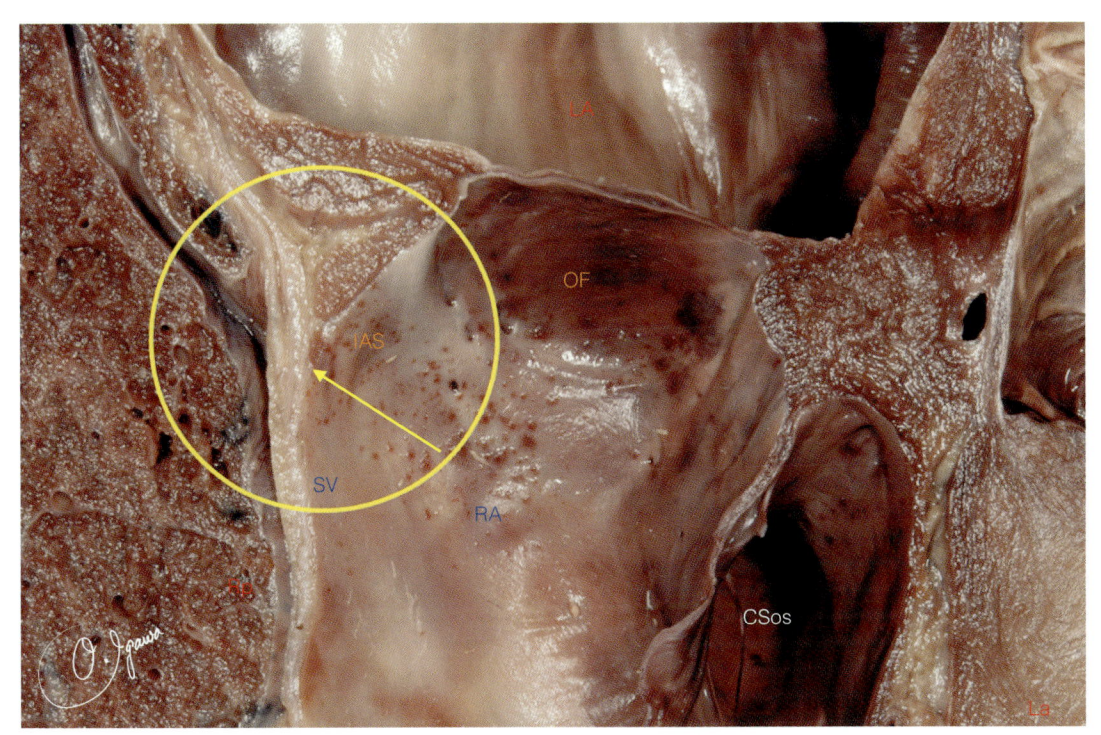

図8　2次心房中隔心筋から右房側および左房側心筋への移行部断面
黄色の矢印(↓)部分で突然の壁厚変化を認める。

低下したものと考えられる。構造的には大動脈基部の拡大は，心房（間）中隔のたるみを増す方向へ作用するものと推測される。

F　2次心房中隔-大静脈洞境界部の様相について

　図8は，2次心房中隔心筋から右房側および左房側心筋への移行部の断面である。右房側では大静脈洞（sinus venarum：SV）への移行部（黄色の矢印）で，突然，壁厚の変化が認められる。この移行部を横切る伝導の impedance mismatch の可能性が推測される構造的所見である[4]。一方の左房側では，左房後壁（left atrial posterior wall：LAPW）・天井への移行にあたり壁厚の不連続性は認められない。

G　心房（間）中隔最下端のレベル

　右房と左房のイメージを描こうとする場合，心陰影の中にどの高さで心房中隔の最下点をイメージすればよいのであろうか？
　いうまでもなく，左房は右房より高い位置にある。これは，心臓標本を左前斜位から

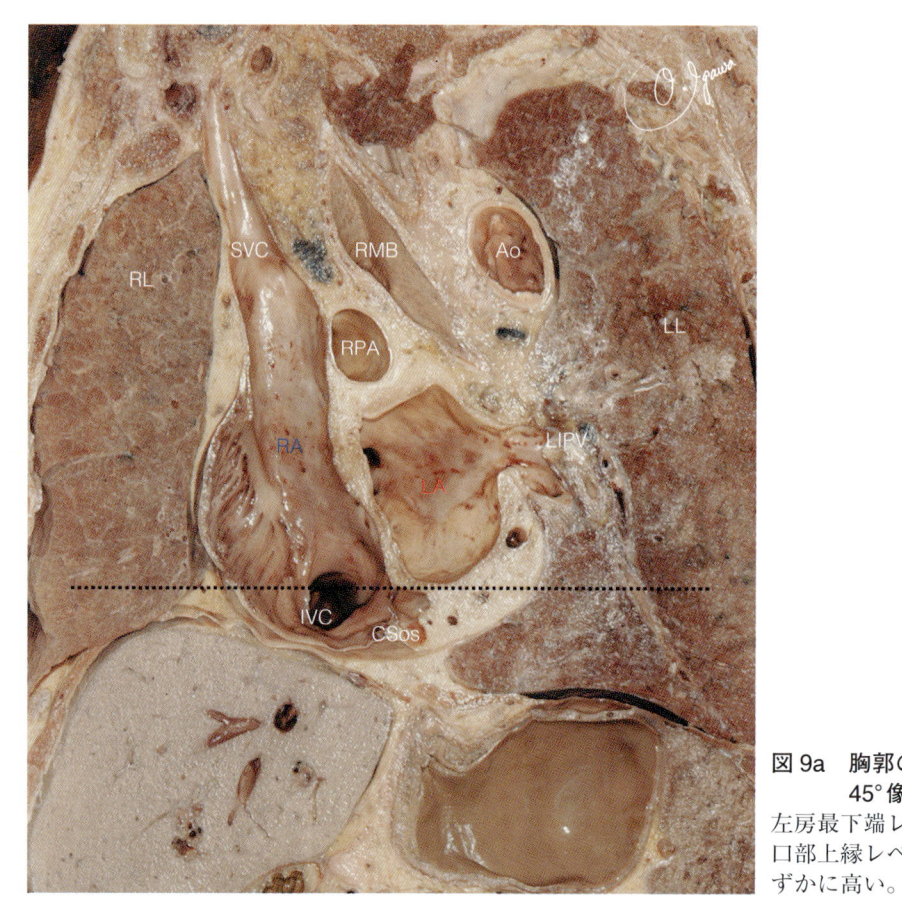

図 9a　胸郭の断面標本（左前斜位 45°像）
左房最下端レベルは冠状静脈洞開口部上縁レベル（黒点線）よりもわずかに高い。

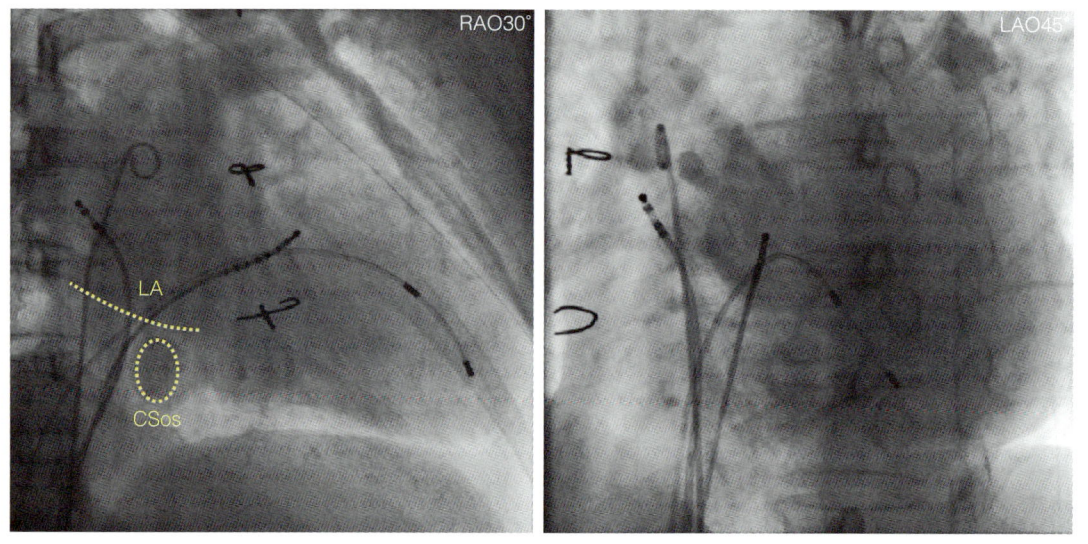

図 9b　左房（LA）最下端レベルと冠状静脈洞開口部（CSos）上縁レベルの位置関係
右房造影（右前斜位 30°像）で描出された CSos 上縁が下に，その後に描出された左房（LA）陰影下端が上に位置し，両者は離れているのがわかる。

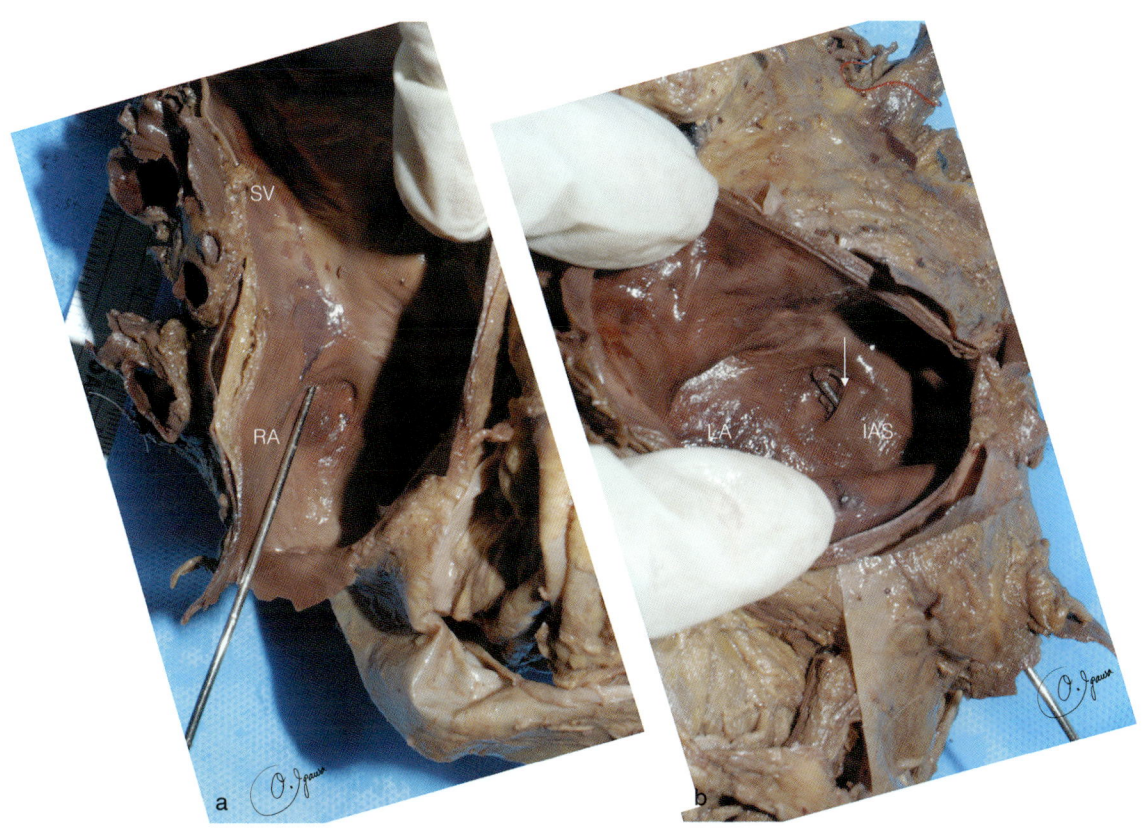

図10 右房側(a)および左房側(b)から観察した卵円孔開存例の剖検標本
右房側では1次中隔(卵円窩)の陥凹を容易に確認できるが，左房側ではどこがその境界か肉眼ではわからない。ただ，斜めに走る線状の凸の構造物(白矢印)は明瞭に確認できる。これが1次中隔の上縁である。写真のような卵円孔開存ではこの部位で左右が交通している(ゾンデが貫通している)。

見るとわかりやすい。図9aは，胸郭の断面標本(左前斜位45°像)である。その最下端レベルは冠状静脈洞開口部(CSos)上縁よりもわずかに高い。この様相は右房造影でも確認できる(図9b)。円く造影されている冠状静脈洞開口部(CSos)に比べ，造影されている左房内腔は明らかに高いレベルに位置している。つまり心房(間)中隔最下端レベルは冠状静脈洞開口部上縁レベルより高いことが確認できる(図9b)。心房(間)中隔穿刺にあたり，卵円窩と冠状静脈洞開口部上縁との位置関係はよく用いられる情報である。

H 左房から見た心房(間)中隔

右房側から心房(間)中隔を見た場合，卵円窩は確認できても心房(間)中隔全体をイメージしその境界を設定することは難しい(図10a)。左房側から心房(間)中隔を見た場合，それは単なる平面であり，右房側の卵円窩に相当する部位の確認も難しい。ましてや心房(間)中隔全体の境界設定は肉眼的に困難である(図10b)。左房側から心房中隔を

見た図10b中，斜めに走る線状の凸の構造物（白矢印）が認められる。これが1次心房中隔の上縁である。ときに，正常人でも卵円孔が開存している場合があるが，この部位で右房と左房が交通している。右心カテーテル操作に伴いカテーテルが抵抗なく左房に抜ける場合がある。このカテーテル走行により卵円孔開存を確認することになるが，注意すべきは左房に抜けたカテーテルは左房前壁に沿って動いていくことである（図10b）。これは卵円孔が左房前壁方向へ向いていることに起因しているためである。

　心房（間）中隔構造は発生過程よりその特徴を考えると理解しやすい。卵円窩およびその周辺構造の特殊性を認識することにより，この部位の電気生理学的な理解もさらに深まるものと考えられる。以上，卵円窩を中心に心房（間）中隔構造の特殊性について述べた。

文献

1) Tzeis S, Andrikopoulos G, et al : Transseptal catheterization : considerations and caveats. Pacing Clin Electrophysiol. 2010 ; 33 : 231-242.
2) Roberts-Thomson KC, Kistler PM, et al : Fractionated atrial electrograms during sinus rhythm : relationship to age, voltage, and conduction velocity. Heart Rhythm. 2009 ; 6 : 587-591.
3) Ho SY, McCarthy KP, et al : Morphological features pertinent to interventional closure of patent oval foramen. J Interv Cardiol. 2003 ; 16 : 33-38.
4) Okumura Y, Watanabe I, et al : Electrophysiologic and anatomical characteristics of the right atrial posterior wall in patients with and without atrial flutter : analysis by intracardiac echocardiography. Circ J. 2007 ; 71 : 636-642.

10 房室中隔（atrioventricular septum）とは？

症例：房室結節リエントリー性頻拍（atrioventricular nodal reentrant tachycardia：AVNRT）

　図1は，通常型房室結節リエントリー性頻拍の根治目的に，遅伝導路に対する高周波カテーテルアブレーションを施行した際のカテーテルポジションである。頻拍機序の診断後，洞調律時，2次元透視下にアブレーションカテーテルは房室中隔下部と判断される部位に置かれ，電位ガイド下に決定された治療部位でアブレーションが施行されている。

　既に確立された治療法ではあるが，我々はいったいどこにどのような障害を与えて，頻拍回路をどのように遮断しているのかについてはなかなかイメージできない。アブレーション部位は房室結節とどのような関係になっているのか，房室結節の一部なのか，房室結節外なのか，房室中隔領域内なのか，また房室中隔から離れた右房下部自由壁なのか，それさえもわからない。

　そもそも房室結節を語る前に，房室結節の位置する房室中隔が正確な構造イメージをもって語られていないように思われる。AVNRTは治療可能な病態であり，臨床的には解決された問題かもしれない。しかしながら，構造的に，AVNRTの機序にせまるのは大変難しく決して解決された問題とはいえない。本項では，房室結節の位置する房室中隔について，その周辺領域と併せて詳述し，上記，カテーテルアブレーションを考えてみたい。

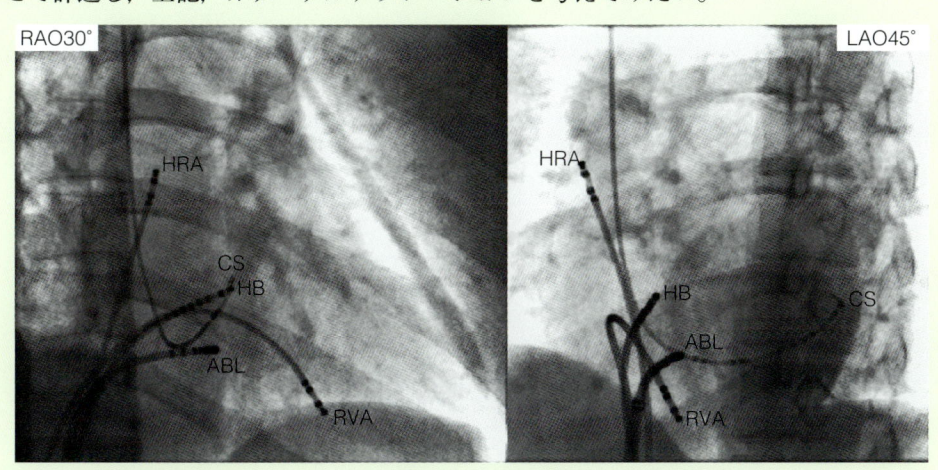

図1　通常型房室結節リエントリー性頻拍に対するカテーテルアブレーション時の2次元透視像
頻拍回路を遮断するため，洞調律下，遅伝導路に対する焼灼が施行されている。アブレーションカテーテル先端は透視下に，電位を指標として決定された治療部位に留置されている。透視像から判断し同部位は，解剖学的に房室中隔下部の三尖弁輪近傍と考えられる。
HRA：高位右房，HB：ヒス束電位記録部位，RVA：右室心尖部（近傍），CS：冠状静脈洞（-大心静脈系），ABL：アブレーション部位。

A 房室中隔

心臓中隔(cardiac septum)

別項でも詳述しているが,心臓中隔は心室(間)中隔(interventricular septum：IVS),房室中隔(atrioventricular septum：AVS),心房(間)中隔(interatrial septum：IAS)に分類される。さらに心室(間)中隔は,構造的に心室(間)中隔筋性部(muscular portion of the interventricular septum)と心室(間)中隔膜様部(membranous portion of the interventricular septum)に分類される(後述)。臨床的には,右室から見て流入路心室中隔と流出路心室中隔とに分類されることもある(⑥右室流出路中隔および周辺構造についての項参照)。

図2は2D心エコー検査における心尖部四腔断面像(apical 4 chamber view)である。この断面には上記,3つの心臓の中隔,つまり心室間,房室および心房(間)中隔がすべて

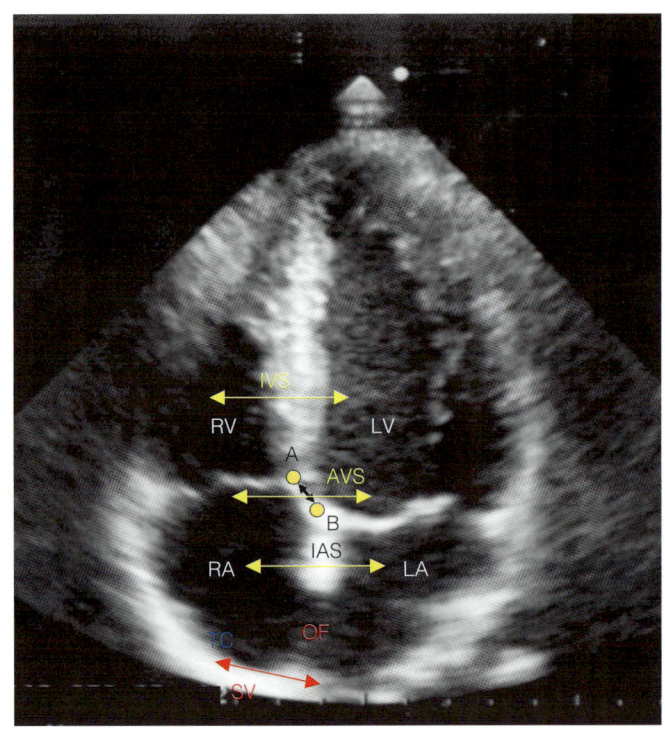

図2 2D心エコー検査における心尖部四腔断面像(apical 4 chamber view)
3つの中隔〔心室(間)中隔：IVS,房室中隔：AVS,心房(間)中隔：IAS〕がすべて,描出されている。心房(間)中隔には薄い壁厚の卵円窩(OF)も確認できる。また,右房内右後側壁に突出する構造物(分界稜：TC)を認める。分界稜と心房(間)中隔の間の領域が,大静脈洞(SV)である。RA：右房,RV：右室,LA：左房,LV：左室,

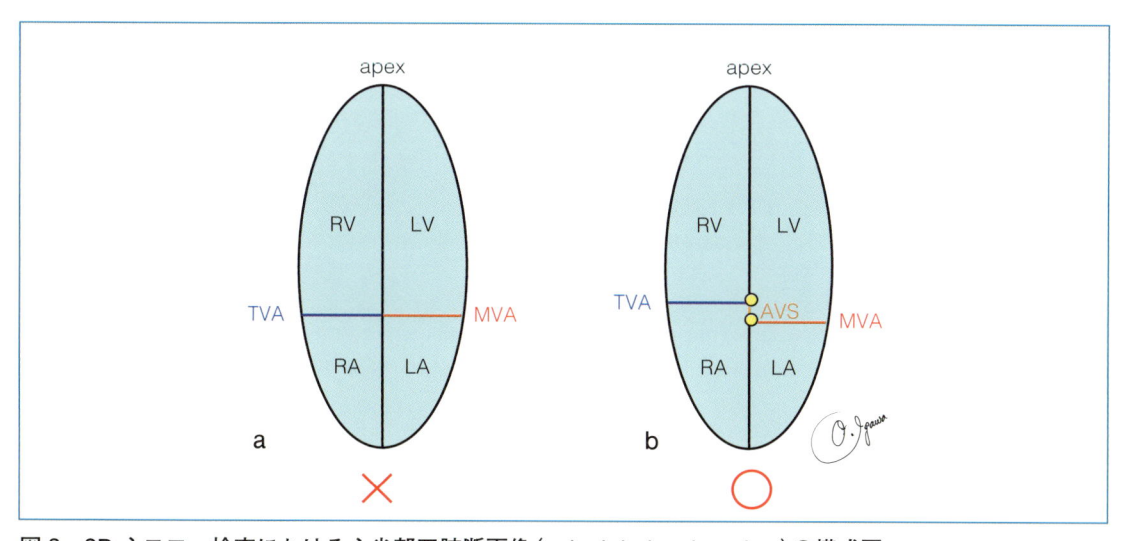

図3　2D心エコー検査における心尖部四腔断面像(apical 4 chamber view)の模式図
a. 誤った認識。b. 正しい認識：心尖部四腔断面像では，両弁輪部は間に房室中隔(AVS)を挟むため，必ず，ずれた位置に描出される。

描出されている．黄色点AとBの間の領域が房室中隔である．房室中隔とは聞きなれない用語かもしれないが，この断面像をみると心室(間)中隔が右室と左室，心房(間)中隔が右房と左房を隔てているのに対し，房室中隔は右房と左室を隔てていることがわかる．

これより，模式的にこの心尖部四腔断面を表現すると，模式図3aでなく，模式図3bのように描かれる．この心尖部四腔断面像を得るためには，房室中隔の描出が不可欠である．心尖部四腔断面像はごく限られたwindowでのみ描出可能であり，エコープローブを少しでも傾けると像は容易に崩れ，房室中隔は消えて大動脈洞(無冠大動脈洞)が描出されてしまう(図4)．つまり，房室中隔とはきわめて限られた領域であることがわかる．

■ 房室中隔構造のイメージ

房室中隔構造をイメージするためには，三尖弁輪(tricuspid valve annulus：TVA)と，僧帽弁輪(mitral valve annulus：MVA)の位置関係を正しく理解することが重要である．三尖弁輪と僧帽弁輪の位置関係を簡略化して描くと，図5cのイメージである．三尖弁輪を載せる平面(T平面)と僧帽弁輪をのせる平面(M平面)は，模式図5aのように決して同一平面上にはなく，模式図5bのようにずれた位置関係にある．両平面の関係は，図5dのようにM平面が上に，T平面が下にくるように位置している．このように平面がずれて傾いていると平面の間には段差ができる．この段差部分が房室中隔である(図5c：オレンジ色部分)．この段差の形状イメージは縦長の三角形であるが，この縦長の

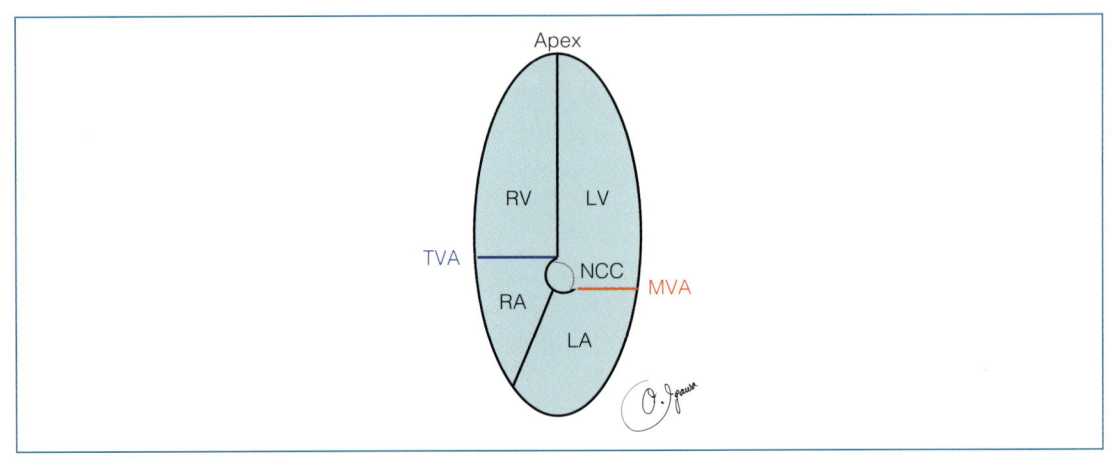

図4 2D心エコー検査における心尖部四腔断面像(apical 4 chamber view)よりやや上方の断面像の模式図

心尖部近傍で描出した心尖部四腔断面像(図3b)は，その心エコープローブの方向をわずかでも上方に向けるとその像は崩れ，無冠大動脈洞および無冠尖が描出される像となる．この際，心房(間)中隔像は，右側にシフトする．無冠大動脈洞は心房(間)中隔の向かいに位置するイメージである．TVA：三尖弁輪，MVA：僧帽弁輪，NCC：無冠尖．

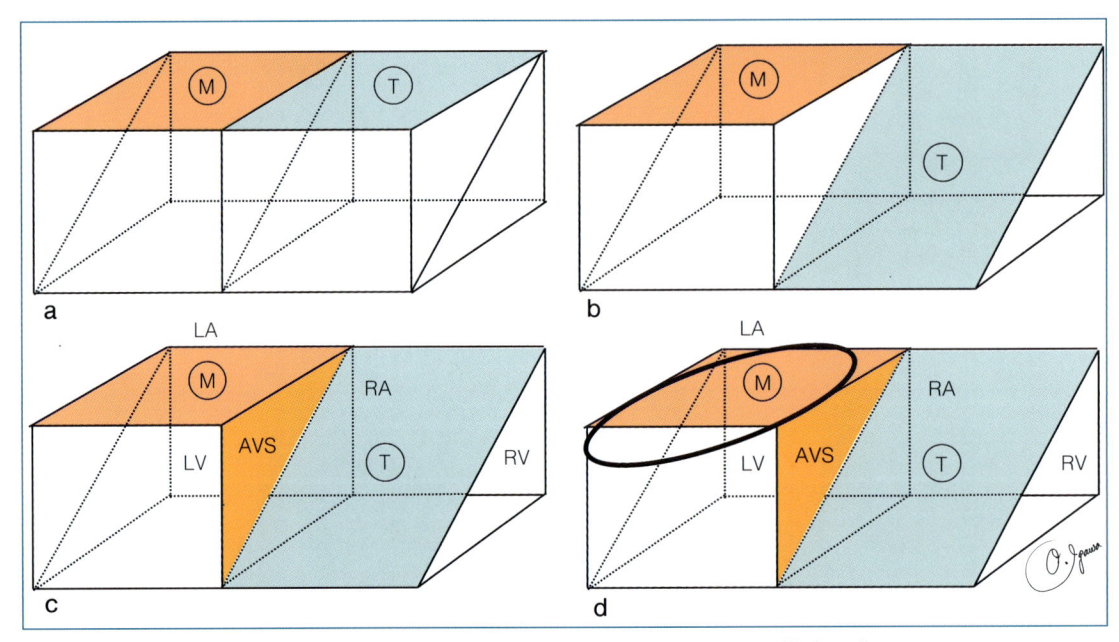

図5a 僧帽弁輪がのる面(M面)と三尖弁輪がのる面(T面)の関係の誤った構造認識
M面とT面は，図のように同一平面にはない．
図5b 僧帽弁輪がのる面(M面)と三尖弁輪がのる面(T面)の関係の正しい構造認識
M面とT面は，図のようにずれた位置関係になっている．
図5c 房室中隔のイメージ
僧帽弁輪がのる面(M面)と三尖弁輪がのる面(T面)との関係を正しい構造認識で描き，房室中隔(オレンジ色)領域を書き加えた模式図である．房室中隔はM面とT面のずれの部分に相当する部位と考えられる．
図5d 僧帽弁輪と三尖弁輪の位置関係と房室中隔のイメージ
房室中隔はイメージであり，このように大きな領域を占めていないことに注意していただきたい．

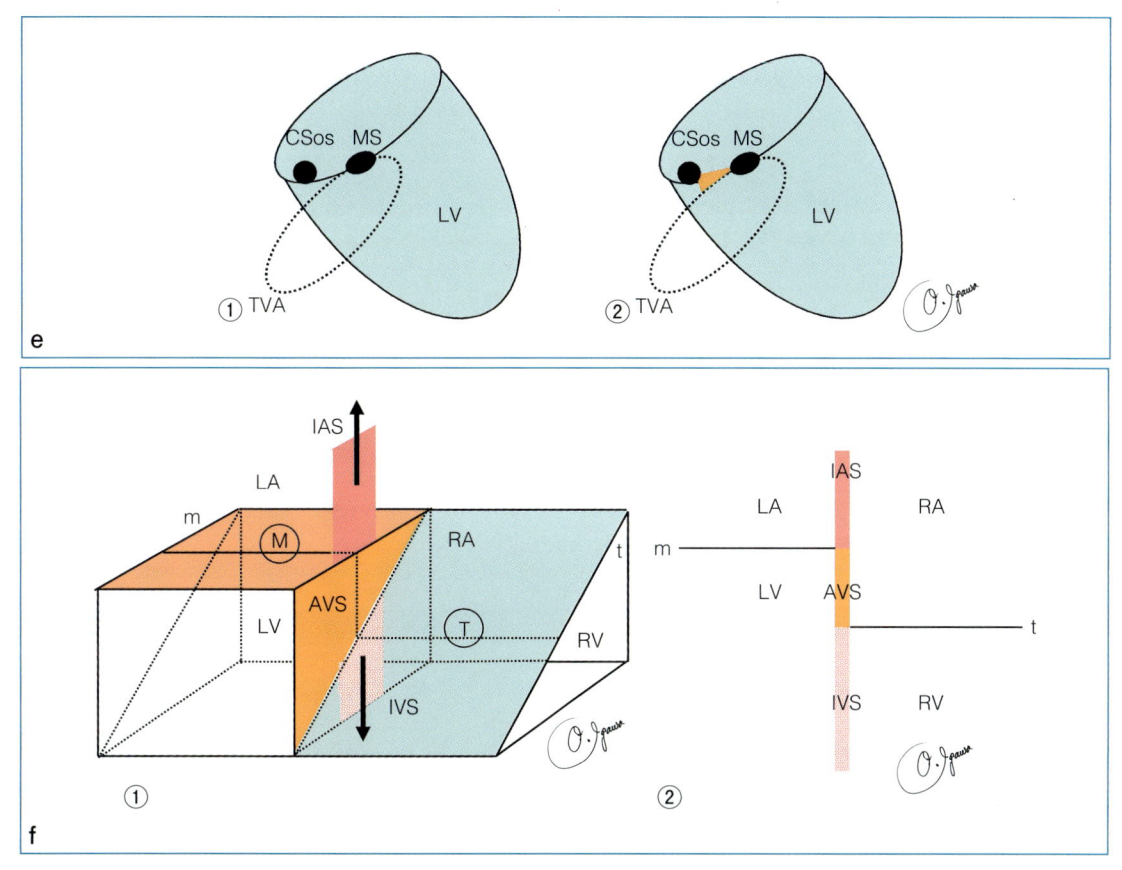

図 5e　左室を便宜的に弾丸様構造ととらえた場合の周辺構造との関係
冠状静脈洞開口部から膜性中隔にかけてのラインはこの弾丸の上縁にあたり，凸のカーブを描いている．これに伴い黄土色に示した房室中隔面はやや凸面を形成している．
図 5f　心房（間）中隔および心室（間）中隔の房室中隔との関係
右心側および左心側にある黒線は，図 5f①の m および t 線であり，それぞれ僧帽弁輪および三尖弁輪のレベルを示している．

　三角形を呈する部分の距離は短い（言い換えれば，その縦長三角形の高さは低い）．この房室中隔の構造はあくまでイメージであり，当然のことながら実際とは異なる．しかしながら，この構造イメージが重要である．
　図 5 の中の房室中隔（AVS）をよく見ると，その両側には右房と左室が位置している．これは上記，心臓超音波検査（心尖部四腔断面像）において，房室中隔の両側に右房と左室が位置する所見に対応する．ヒトではこの構造にねじれと膨らみがつき，房室中隔右房側面はやや凸型の曲面を呈している．
　では，房室中隔右房側面はどのような凸型曲面をなしているのであろうか？　冠状静脈洞，冠状静脈洞開口部から後述する膜性中隔に連続するラインは一筆書きできる構造体としてイメージできる．つまり，左室構造を便宜的に弾丸に例えると，この連続するラインは弾丸の基部，つまり左室基部のラインとイメージすることができる（図 5e①，

②)．このラインに沿った弾丸の面は凸型の曲面をなしている．左室基部の一部としてとらえることができる冠状静脈洞開口部から膜性中隔までの間の房室中隔領域は，上記の例えからもわかる通り構造的にはやや凸型の曲面を呈していることが理解できる．さらに詳しくいうと，これにねじれが加わっているのである．冠状静脈洞開口部から右房に還流する静脈血は，この房室中隔面に沿って流れ，三尖弁輪の上端，すなわち三尖弁中隔尖と前尖の間の近傍を通過し右室流出路に抜けるものと考えられる．

　房室中隔は，上記のようなイメージをもてばその構造を理解できるが，決して広い領域ではない．

B 心房(間)および心室(間)中隔から房室中隔への構造的連続性

　房室中隔の上方(心房側)および下方(心室側)には，それぞれ心房(間)および心室(間)中隔が連続する(図5f①，②)．その心房(間)および心室(間)中隔は，それぞれ心房筋および心室筋により構成されているが，それらと房室中隔の連続様式を以下のように理解すれば，さらに房室中隔構造のイメージが膨らむ．

■ 房室中隔のサンドイッチ構造

　図5f②の通り，房室中隔(AVS)は右房と左室の境界をなしている．この房室中隔右房側には，心房(間)中隔から連続する右房筋成分が，左室側には心室(間)中隔から連続する左室筋成分が入り，両者は合わさって房室中隔を形成している．その間には，両者を分ける線維組織が介在し電気的に右房(心房)と左室(心室)を絶縁する役目を果たして

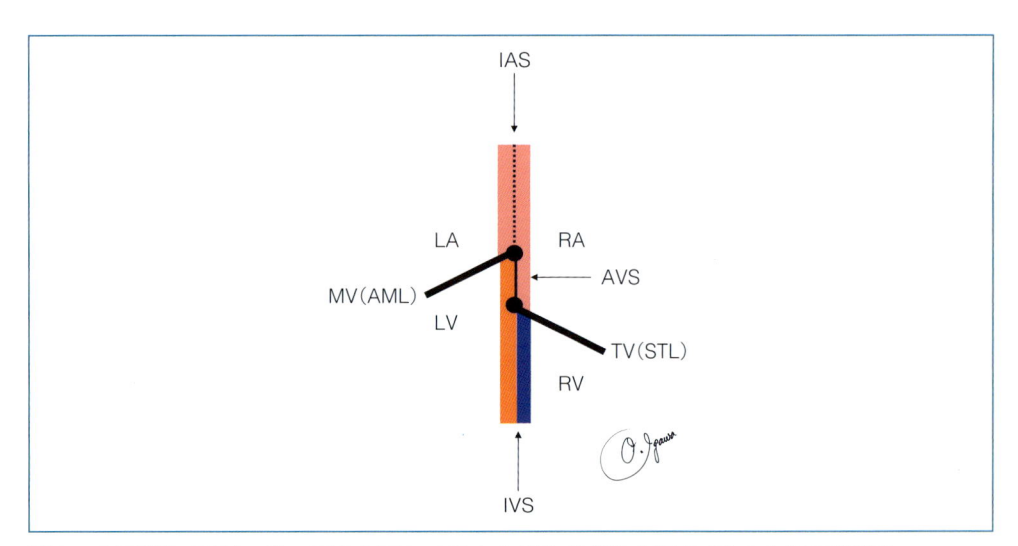

図6　心房(間)中隔(IAS)，房室中隔(AVS)および心室(間)中隔(IVS)の心筋の連続性
房室中隔右房側は右房心筋，左室側は左室心筋で形成されている．その間は線維組織で構造的に分離され電気的に絶縁されている．

いる(図6)。このように房室中隔はサンドイッチ構造を呈しているのである。

ちなみに，心室(間)中隔構造には，発生段階の形成様式で規定される2つのタイプがあることを記した。房室中隔近傍の心室(間)中隔は，この1タイプ，右室筋成分と左室筋成分が貼り合わさった構造を呈している(9頁，発生の項：図2a)。したがって，この左室および右室心筋が貼り合わさった構造の心室間(間)中隔から，左室心筋成分が房室中隔の一部に入りサンドイッチ構造を形作っているのである。

C 房室中隔と膜性中隔

図7aおよび7bは，固定した心臓標本を，右心側および左心側より心室間中隔に沿って切開・展開し，その内腔を観察したものである。標本はneutral cardiac positionに置かれ，房室中隔とその周辺構造ができるだけイメージされやすいように作製されている。

■ 房室中隔膜様部と心室中隔膜様部

標本はいずれもその裏側よりライトで照らされている。光を透過している部位(矢印)が膜性中隔(membranous septum：MS)である。膜性中隔は筋肉組織を含まない薄い線維組織であり，心臓形態を維持する房室弁輪などの線維性骨格(心臓骨格：cardiac skeleton)の一部を構成している。右心側を見ると，膜性中隔は三尖弁中隔尖(septal tricuspid leaflet：STL)により2つの領域に分けられている。これに対し，左心側では分

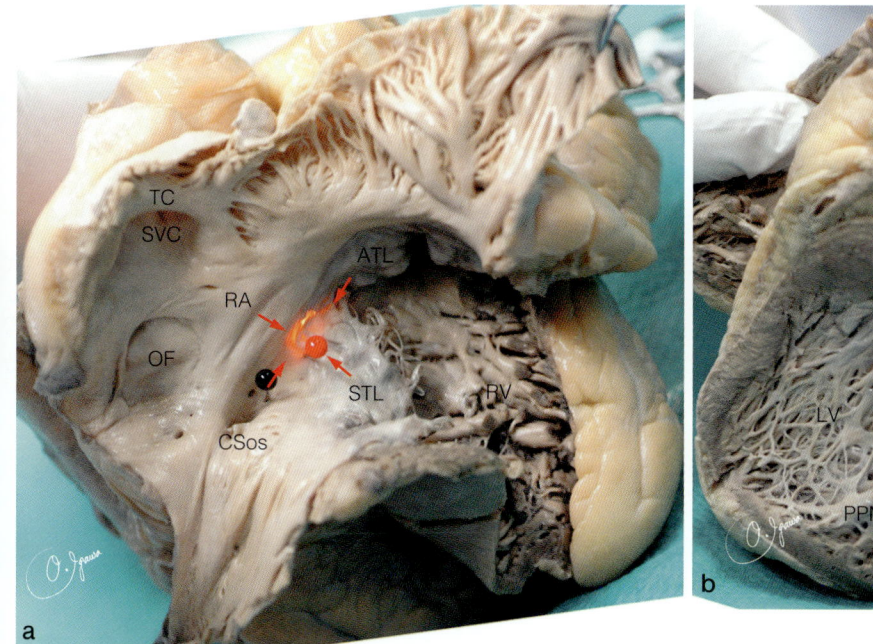

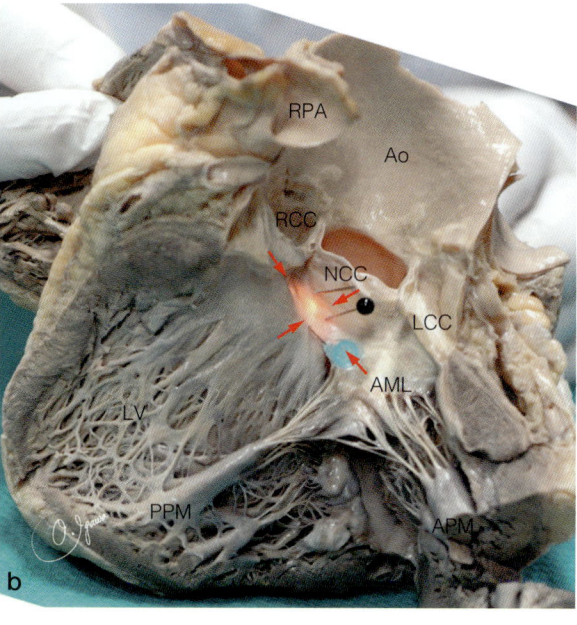

図7 右心系および左心系を心室(間)中隔に沿って切開・展開した像
いずれも標本の裏側から光を照射している。光を透過する部位(赤矢印先端で囲む領域)が膜性中隔である。それらは表・裏の関係となっている。

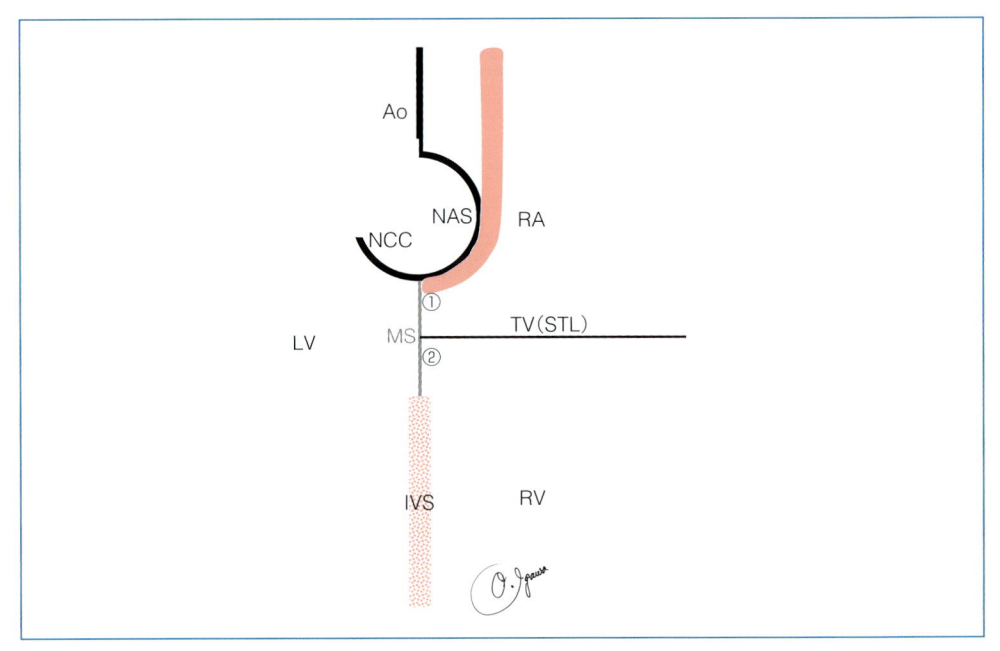

図 8 膜性中隔と周辺構造物との関係
膜性中隔は三尖弁中隔尖により右房と左室を隔てる房室中隔膜様部(①)と右室と左室を隔てる心室中隔膜様部(②)に分けられる。MS：膜性中隔，TV：三尖弁，STL：三尖弁中隔尖。

けられることもなく1つの領域として認識できる。したがって，膜性中隔は図8のように2つの中隔，つまり右房と左室および右室と左室の境界をなす構造物として認識できる。この右房と左室を隔てる前者は房室中隔の1部分として機能していることより，房室中隔膜様部(membranous portion of atrioventricular septum)とよばれ，右室と左室を隔てている後者は，心室中隔の1部分として機能していることより心室中隔膜様部(membranous portion of interventricular septum)とよばれている。

これより房室中隔は，房室中隔膜様部と房室中隔筋性部から構成されていることがわかる。ちなみに房室結節は後者に含まれる組織である。

D 房室中隔と房室結節

房室中隔右房側には，房室結節(atrioventricular node：AVN)が存在する。それは房室中隔右房側面において三尖弁中隔尖，Todaro索(tendon of Todaro：TT)および冠状静脈洞開口部で囲まれる三角形領域，いわゆるKochの三角(triangle of Koch)領域に位置するとされている(図9)。このKochの三角の頂点にあたる部位には膜性中隔(房室中隔膜様部)が位置している。房室結節の大きさは(5〜6)mm×(3〜4)mm×(2〜3)mm程度であり，その組織の中心部付近を房室結節動脈(atrioventricular node artery)が走行している

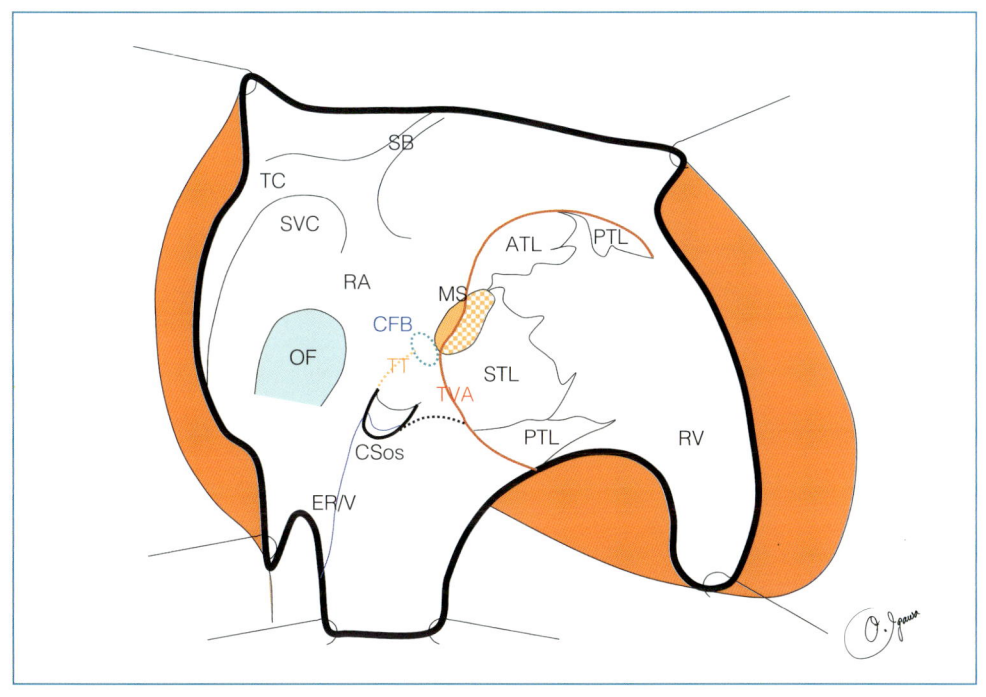

図9　Kochの三角の模式図
右心系を切開・展開したときに得られる内腔の様相の模式図である．右房前方が手前に引かれている．冠状静脈洞開口部(CSos)，三尖弁輪(TVA)およびTodaro索(TT)で囲まれ，膜性中隔(MS)を頂点とする領域がKochの三角である．この領域に房室結節が位置している．この模式図は可能な限り，実際の構造に近い大きさの割合で描いてある．

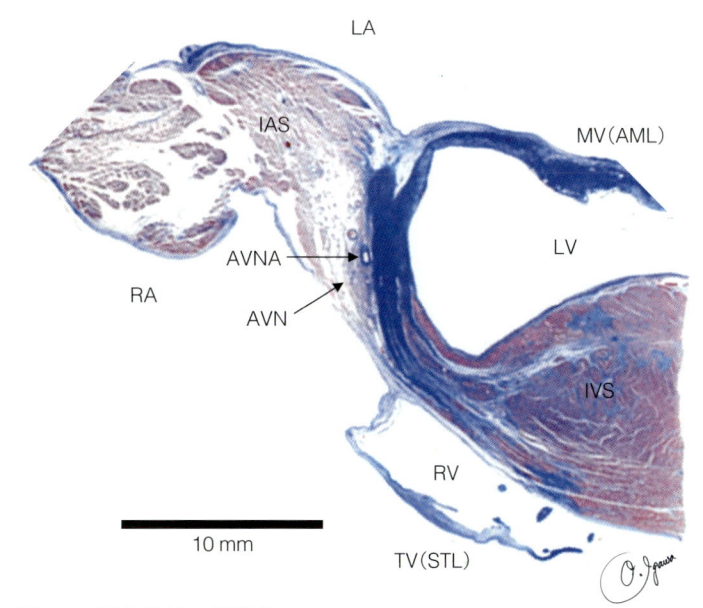

図10　房室結節の組織像
固定した心臓標本を房室結節(AVN)領域を含む房室中隔レベルで水平に切断し，その断面組織を観察したもの(心臓水平断面解析法)(Masson trichrome染色)．

（図10）。その組織学的特徴は，洞房結節と同様，比較的小型の房室結節細胞からなる線維性成分に富む組織であり，Masson trichrome 染色では周囲心房筋に比べ青色調に染まる（図10）。

■ 心臓水平断面解析法

著者らは，neutral cardiac position にある心臓の房室中隔および周辺構造をイメージしやすくするために，新しい組織学的解析法（心臓水平断面解析法）を開発した。カテーテル操作時・電気生理学的検査時に必要とされる，心臓構造イメージを得るための方法である。図10はこの方法により作製した標本である。房室結節の含まれている房室中隔およびその周辺構造を分析しながら，房室結節の位置と広がりを確認することができるようにデザインされている。これにより機能的な分析との対応がつきやすくなっている。

E 房室中隔と房室弁尖

図11a, b は，房室中隔を含む心臓水平断面とその組織像である。左室側にある弁尖は僧帽弁前尖（AML）であり，右房側にある弁尖は三尖弁中隔尖（STL）である。両者は同一平面上にはなく前者が高位に位置している。既に，このテーマについては本項の A．房室中隔の項で詳述してあるが，僧帽弁弁輪と三尖弁弁輪を結ぶ面は強靭な線維組織で線維輪（fibrous annulus）を形作っている。これは心臓形態を維持する役割を担っている心臓骨格（cardiac skeleton）の一部である。

F 房室中隔と大動脈洞（無冠大動脈洞）および膜性中隔

無冠大動脈洞（NAS）は，房室中隔（房室中隔膜様部と房室中隔筋性部）の直上に位置する。上方より房室中隔水平断面を作製していくと，左室側にドーム状構造物が確認できる。この無冠大動脈洞，僧帽弁輪および三尖弁輪の三者で形成される空間は中心線維体（central fibrous body：CFB），別名で右線維三角（right fibrous trigone：RFT）とよばれる強靭な線維組織で埋められている。中心線維体に隣接するのが房室中隔である。注意すべきは，房室中隔にある房室結節は，中心線維体に入りヒス束となってこの中を貫通する（この部位を penetrating portion of His bundle という）（図12）。中心線維体を出たヒス束は，膜様部下縁（房室中隔膜様部下縁から心室中隔膜様部下縁）を走行し，右室側の右脚に移行していくが，心室中隔膜様部下縁では左室側に複数の左脚を分枝しながら走行している（この部位を branching portion of His bundle という）。

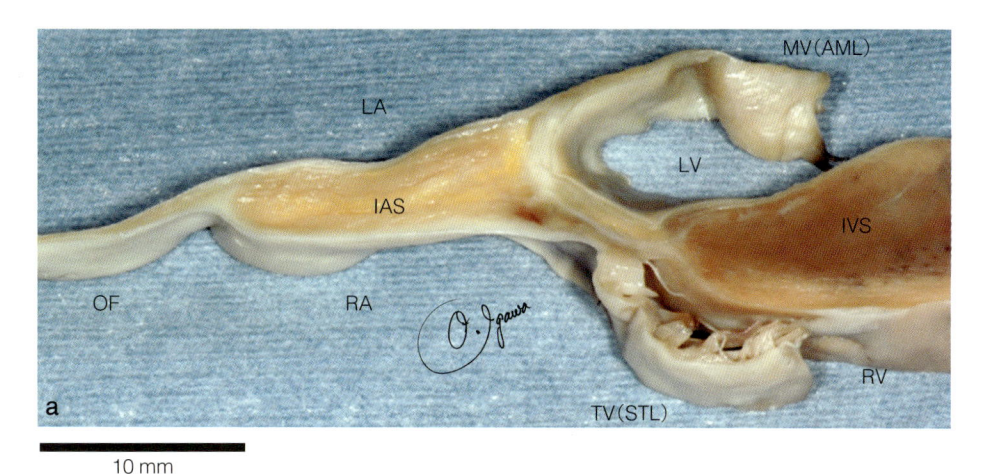

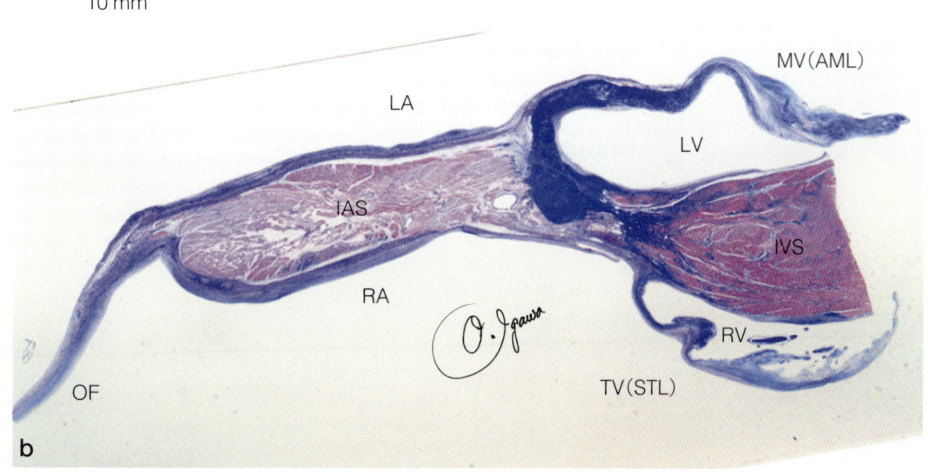

図 11　房室中隔およびその周辺の水平断面像(a)とその組織像(b)

固定した心臓標本を，図 10 よりやや下方の房室中隔レベル〔僧帽弁前尖(AML)と三尖弁中隔尖(STL)を結ぶレベル〕で水平に切断し，その断面を肉眼的に観察したもの(a)とその組織像(b)(Masson trichrome 染色)である(心臓水平断面解析法)。OF：卵円窩。

G　房室中隔と Pyramidal space

　房室中隔は，右房側上方からの降りてきた右房心筋と，左室側下方からの上がってきた心室中隔左室心筋およびその間に線維組織が介在するサンドイッチ構造を呈していると述べた。図 13 の通りこの部位には大量の脂肪組織が存在し 1 つの空間を形成している。この空間は pyramidal space (PS) とよばれ，ここに房室結節動脈 (AVNA) が走行している。

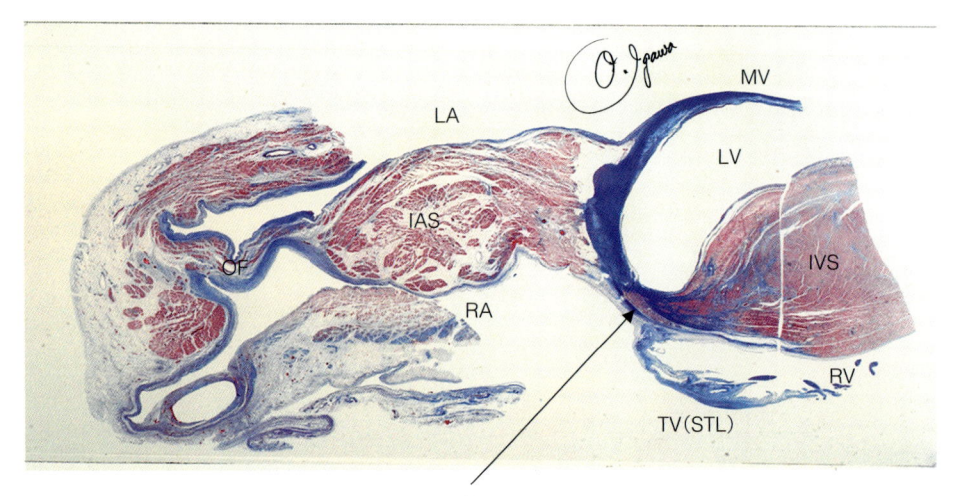

図12　中心線維体を貫通するヒス束（penetrating portion of His bundle）の組織像（心臓水平断面解析法）
中心線維体を貫通したヒス束は，この後，心室中隔筋性部左室側に分枝を出しながら房室中隔膜様部下縁から心室中隔膜様部下縁を走行し心室中隔筋性部の右室側を下行する．

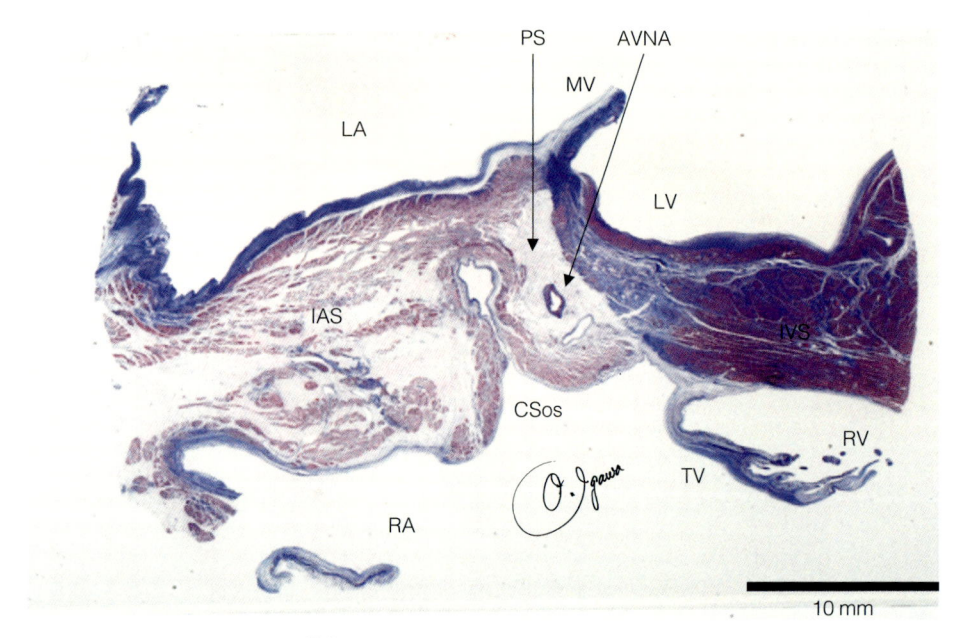

図13　pyramidal space の様相
固定した心臓標本を房室中隔領域を含む房室中隔レベルで水平に切断し，その断面の組織を観察したもの（心臓水平断面解析法）．房室中隔の脂肪組織部位が pyramidal space（PS）である（Masson trichrome 染色）．

H 房室中隔を走行する房室結節動脈

　右冠動脈は後室間枝に至る前に，心臓十字(crux)の部位で，房室結節動脈(atrioventricular node artery：AVNA)を分枝する．房室結節動脈は房室中隔を房室結節に向けて上行しそれを貫通する．同動脈は三尖弁輪から房室中隔に進入し，pyramidal space の中を房室結節まで上行する．ときに左優位の冠動脈の場合，左冠動脈回旋枝も後室間枝に至る前に，心臓十字の部位で房室結節動脈を分枝する．この場合，房室結節動脈は僧帽弁輪から房室中隔へ進入し，pyramidal space の中を房室結節に向けて上行することになる．

　房室結節への栄養動脈は，房室結節動脈を含む多重支配とされている．構造から考えて，房室中隔に位置する房室結節へ到達可能なルートは，房室中隔を走行する房室結節動脈のほか，心室中隔を走行する左冠動脈第 1 中隔枝が考えられる．いずれも細い分枝であるため冠動脈造影などでは房室結節までの血管走行を描出することが困難である．

I 房室中隔の電気生理学

　房室中隔右房側は右房心筋として，左室側は左室心筋として機能している．前記した通り，その間には線維組織(線維輪の一部)が介在し電気的に両者を絶縁している．したがって，その構造から見てごく近接した部位に体表面心電図の P 波形成に関与する右房心筋と，QRS 群形成に関与する左室心筋とが共存しているわけである．

　構造の立場から房室中隔で電位を記録した場合を考えてみると，房室中隔右房側，左室側では，その程度の差こそあれ三尖弁輪部右房心筋と右室基部心筋の興奮，および房室中隔左室基部心筋の興奮を反映する電位が記録されるものと考えられる．

■ C 型 WPW 症候群

　もしも，絶縁体である房室中隔線維輪のどこかに右房筋と左室筋をつなぐ心筋束が存在すれば，その間の絶縁不良から電気的な漏れ，つまり房室(あるいは室房)伝導に電気的なシャントが生じることになる．この絶縁不良部位がまさに Kent 束(副伝導路)であり，電気生理学的には WPW 症候群(心電図診断としては，房室中隔に副伝導路が存在する C 型 WPW 症候群)の様相を呈することとなる(図 14)．

■ ヒス束電位記録法

　通常の心臓電気生理検査におけるヒス束電位記録法では，心房電位，ヒス束電位，心室電位が得られるが(図 15)，上記，構造的考察よりその意味を考えてみる．電極カテーテル先端が，房室中隔上部から三尖弁中隔尖と前尖の間を通過し，右室内に挿入さ

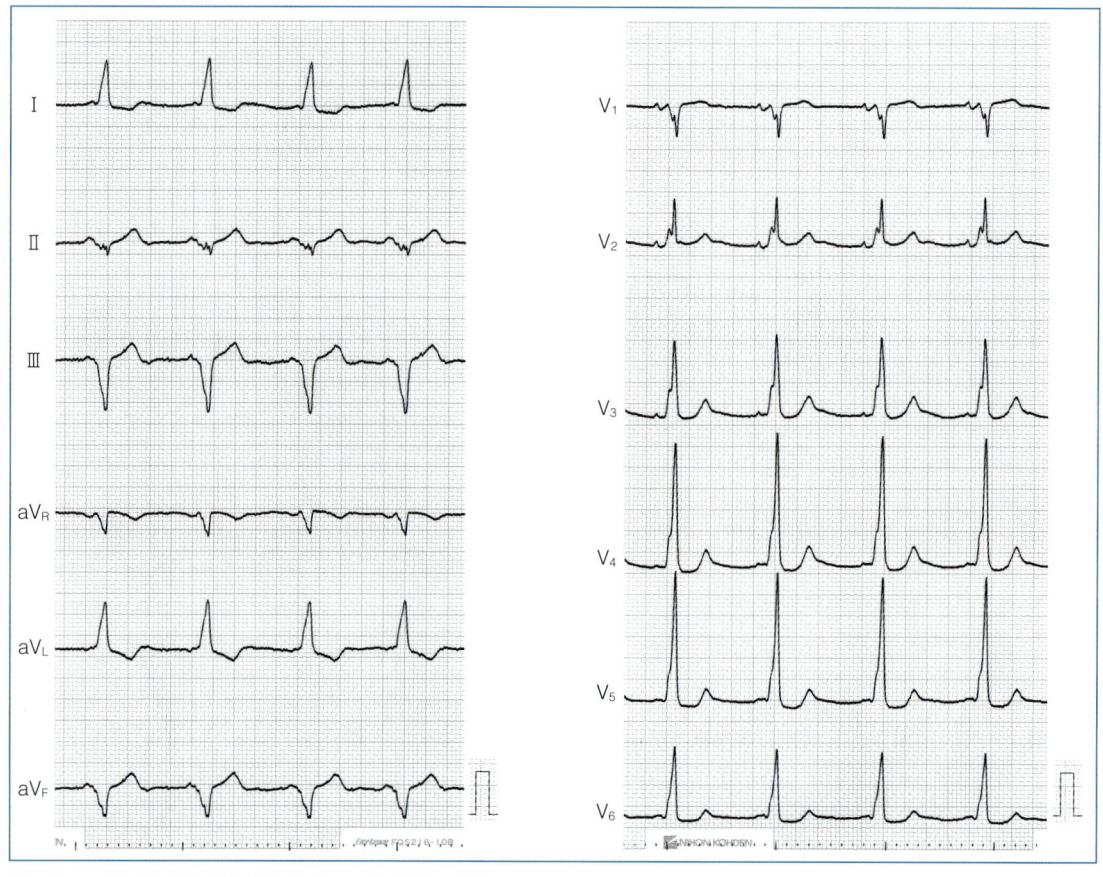

図14　C型WPW症候群症例の12誘導心電図

れている設定である。右室挿入直後の組織は心室中隔膜様部であり，また，房室中隔上部のそれは，房室中隔膜様部である。それらの下縁をヒス束が走行している。ヒス束電位記録用多極電極は心室中隔膜様部から房室中隔膜様部，房室中隔筋性部にかけて置かれている。したがって，理論的には，それらの電極の近傍にある4種類の心筋電位，すなわち右房心筋電位，ヒス束電位，左室心筋電位および右室心筋電位が記録されることになる。

J　房室中隔におけるカテーテルアブレーション

　房室結節リエントリー性頻拍の根治目的に施行される，遅伝導路に対するカテーテルアブレーションでは，右房側において房室中隔-右房自由壁境界部辺りの三尖弁輪近傍で焼灼がなされる。

　電位バランスとして，「心室電位≫心房電位」であることが多く，心室寄りでの焼

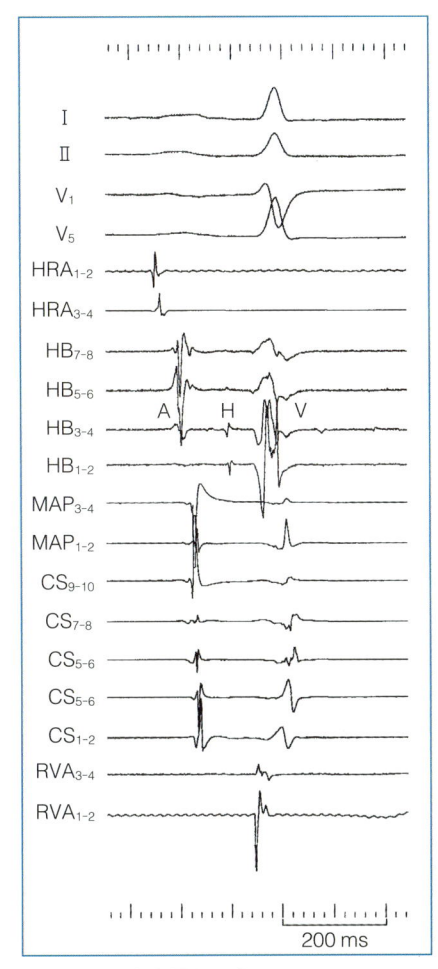

図15 心腔内電位記録
ヒス束電位記録部位(HB)に注意。

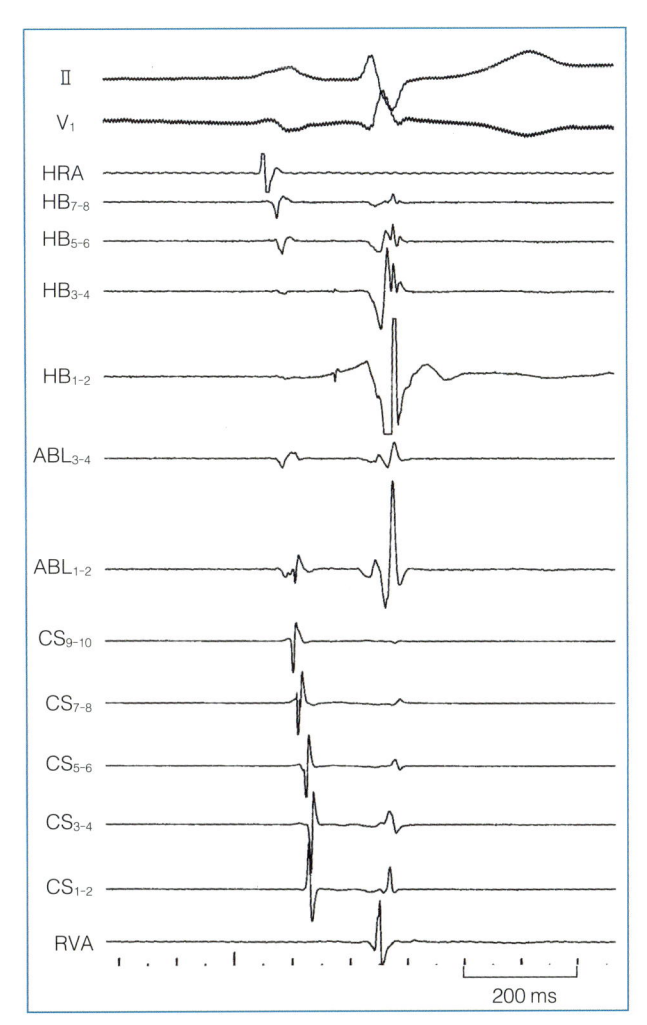

図16 図1症例のアブレーション時，電位記録
アブレーション部位(ABL)。

灼となっているものと考えられる（図16）。我々が解析した遅伝導路アブレーションによって合併症なく頻拍根治に成功した症例の剖検心でも，三尖弁中隔尖付着部およびその弁尖直下心室筋が焼灼されている所見が認められている。当然のことながら，房室結節動脈の走行様式から房室結節遅伝導路アブレーションでは，その焼灼に伴い同動脈への影響も懸念されるところである。

142　Ⅱ　部位別に見た心臓構造の特殊性と不整脈の関連

11　右室流出路中隔および周辺構造について

症例：右室流出路構造を右室造影および右室 3DCT 像よりどのように構築するか？

　右室（right ventricle：RV）は臨床的に流入路と流出路に分けられる。では，その境界はどこにあるのだろうか？　右室造影（図 1a），3DCT（図 1b）でも，右室流出路は明確な解剖学的根拠に基づき定義されていない。ただ，肺動脈弁直下右室領域を右室流出路として漠然と表現しているにすぎない。しかしながら，解剖学的にはどこからが右室流出路なのか，厳密に境界を設定することが可能である。胸部 X 線写真あるいは透視像で右室をみるとき，解剖学的境界をイメージしながらみることは重要と考えられる。

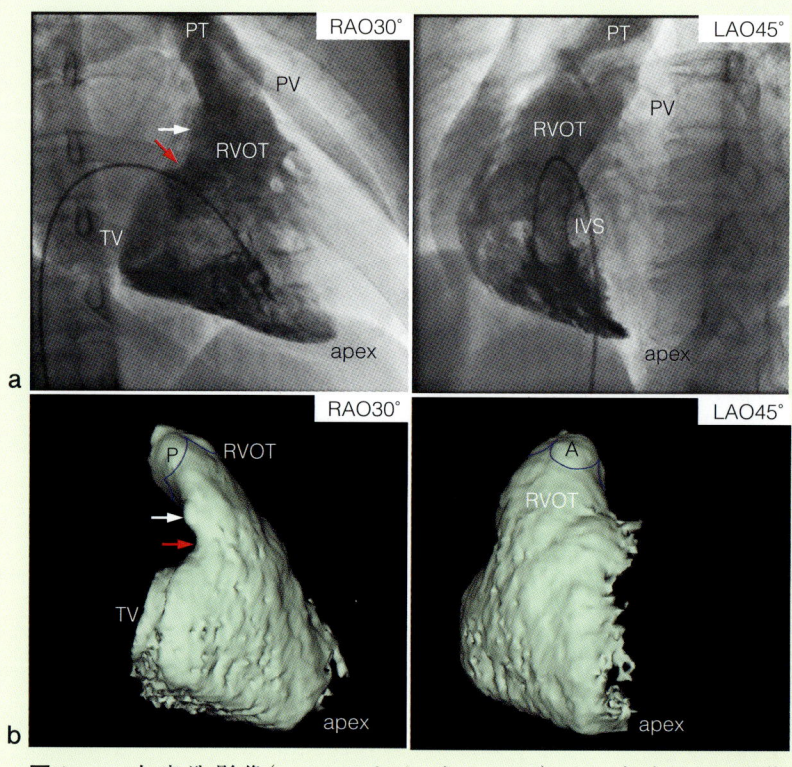

図1　a．右室造影像（RAO30°および LAO45°）。b．右室の 3DCT 像（RAO30°および LAO45°）。PT：肺動脈幹，PV：肺動脈弁，TV：三尖弁，RVOT：右室流出路，IVS：心室間中隔，P：肺動脈弁後尖，A：肺動脈弁前尖。

A 右室流入路・流出路について

「右室流出路（right ventricular outflow tract：RVOT）」はよく用いられる臨床用語ではあるものの，決して解剖学用語ではない。この臨床用語が表現していると考えられる領域の解剖学用語は，「漏斗部（infundibulum）」または「動脈円錐（conus arteriosus）」である。ここでは肺動脈弁直下へ続く右室領域を表現するのにこの臨床用語を用いることとするが，解剖学的定義に基づきそれを正確に説明したい。

■ 中隔縁柱（septomarginal trabecula）

肺動脈幹を肺動脈弁直上で，肺動脈弁前尖（anterior pulmonary cusp／別名：前半月弁 anterior semilunar cusp）・後尖（posterior pulmonary cusp／別名：右半月弁 right semilunar cusp）の交連部を切開し，その切開を右室前壁へ伸ばす。さらに右室前壁を展開，右室流出路内腔を観察しながら，右室前壁の切開線を右室心尖部方向へ徐々に延長していく（図2a）。右室流出路基部と右室心尖部の間，約2/3のレベルで切開された右室前壁を左右に展開すると，右室流出路内腔の全体像が観察できる（図2b）。図2bは，心臓を左前斜位45°やや上方より見たものである。

右室内腔は，表面平滑な中隔部分と粗い肉柱の存在する自由壁部分が認められる。意外に中隔部分の面積が小さいことに気づく。内腔でまず目につくのは，中隔壁より突出し弧を描くように走行し，右室前壁に付着する太い筋肉束〔中隔縁柱（septomarginal trabecula）〕である。この中隔縁柱は，調節帯（moderator band）となって右室前壁に続く

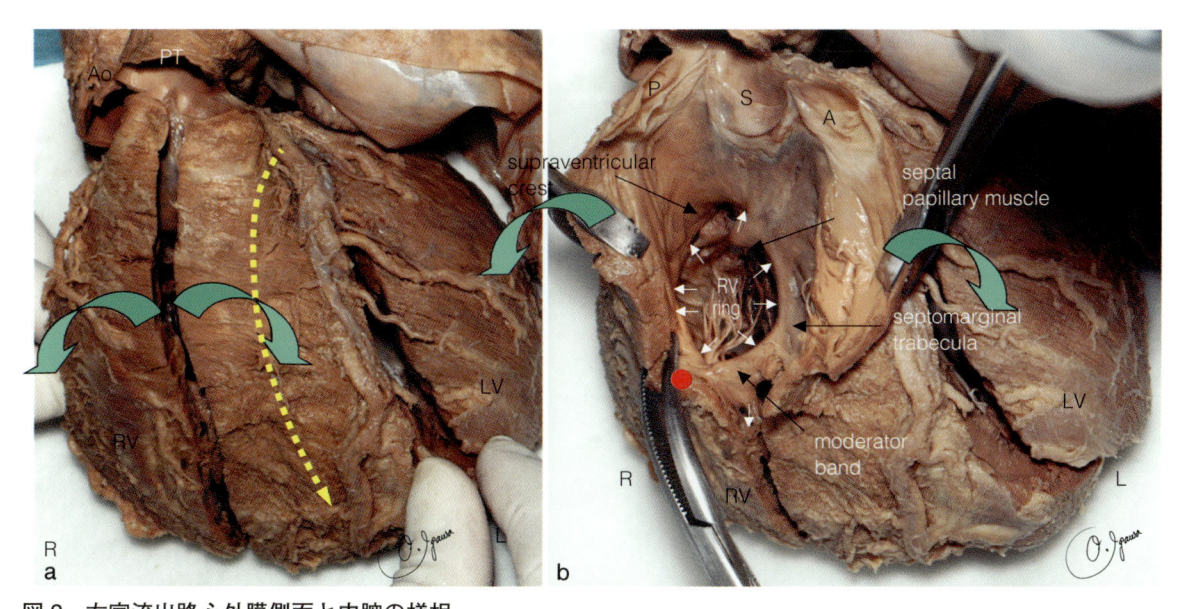

図2 右室流出路心外膜側面と内腔の様相
a. 心外膜面の様相。肺動脈幹（PT）より肺動脈弁前尖と後尖の間を切開し（黄色点線），右室流出路を左右に展開しながら切開線を心尖部方向へ伸ばしていく。b. 右室流出路の内腔の様相。●：調節帯の自由壁付着部。

が，この調節帯の中を右脚が走行している。洞房結節に起こり心房，房室結節からヒス束，右脚を下行してきた電気的興奮は，調節帯の前壁付着点で心室筋に breakthrough するといわれている(breakthrough point)。つまり，この breakthrough point より右室心筋全体へ興奮が伝播していくわけである。また，調節帯の右室前壁付着部位直下には前乳頭筋(anterior papillary muscle)が存在し，三尖弁前尖および後尖(anterior/posterior tricuspid leaflet)の腱索を支持している。この中隔縁柱の基部には小さな中隔乳頭筋(septal papillary muscle)が複数存在し，主に三尖弁中隔尖(septal tricuspid leaflet)，一部前尖へ腱索を数本，伸ばしている[1]。この中隔乳頭筋は決して大きいものではなく，その形状にも個人差があり，明瞭に確認できる棒状のものから痕跡的なものまでその大きさはさまざまである(4三尖弁中隔尖の弁下構造の特殊性の項を参照)。

■ 右室内壁にあるリング状に突出した構造物：右室リング(RV ring)

この中隔縁柱基部より自由壁側を見ると，それに続く筋肉束が認められる。これは室上稜(supraventricular crest)とよばれ，その分枝(parietal limb)が右室自由壁前壁を突出した形態を保ちながら，前述した調節帯の前壁付着点に向かって走行している。これより，右室内腔では中隔縁柱，調節帯および室上稜よりなる1つの突出したリング状筋肉束(筆者はこの構造物を「**右室リング：RV ring**」とよぶことを提唱している)をイメージすることができる(図2b)[2]。

■ 右室構造の模式図

この右室リングにより右室を，構造的に右室流入路(RV inflow tract：RVIT)と流出路(RV outflow tract：RVOT)の2つの領域にわけることができる。さらにこの2つの領域，RVIT と OT には，それぞれ中隔(septum)と自由壁(free wall)があることより，右室は右室流入路中隔と自由壁，右室流出路中隔と自由壁の4つの領域に分類される(図3)。ちなみに右室心尖部領域は右室流入路に分類されるが，この領域にも右室心尖部中隔と自由壁がある。

中隔縁柱は，上記した太い筋肉束部分だけではなく，右室流出路方向の肺動脈弁中隔尖(septal pulmonary cusp 別名：左半月弁 left semilunar cusp)直下まで伸展している。その表面は明らかに平滑である。発生学的に肺動脈弁中隔尖直下の心筋は，前述した中隔縁柱の心筋とは別な起源といわれている。しかしながら，この内容については少々あやふやな側面もあり，その境についても明確な記載がない(形態学的には明確な境界線がないことより)。そのため，ここでは混乱を避ける意味でここでは同一，つまり，肺動脈弁中隔尖直下までも中隔縁柱と同一心筋組織として取り扱い全体構造を理解する。

さらに，右室流出路自由壁外側，すなわち肺動脈弁前尖の下方の心内膜面には多くの肉柱が存在しているが，この部位にある肉柱は症例を問わずすべて一定の方向(上方よ

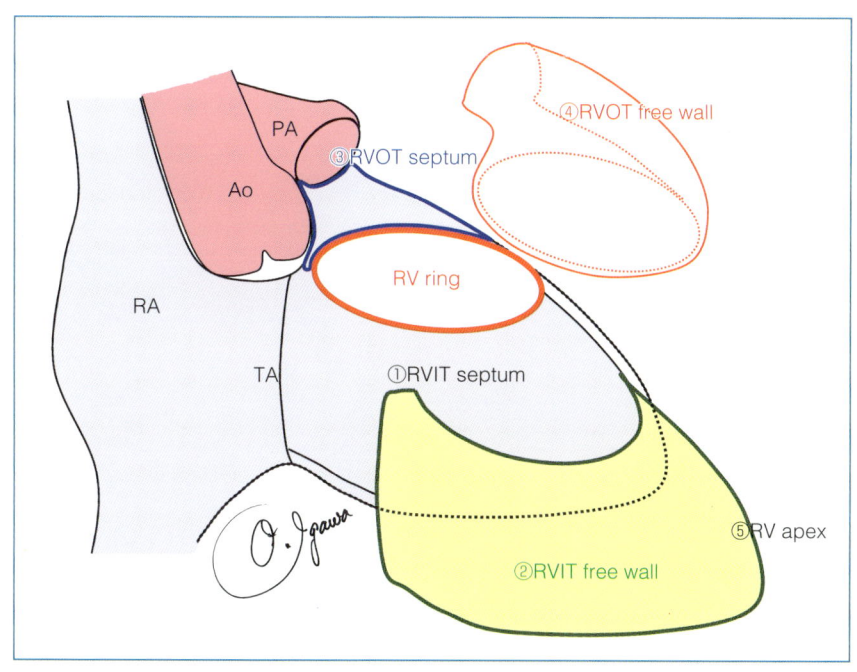

11. 右室流出路中隔および周辺構造について　145

図3　右室構造（概観）の模式図

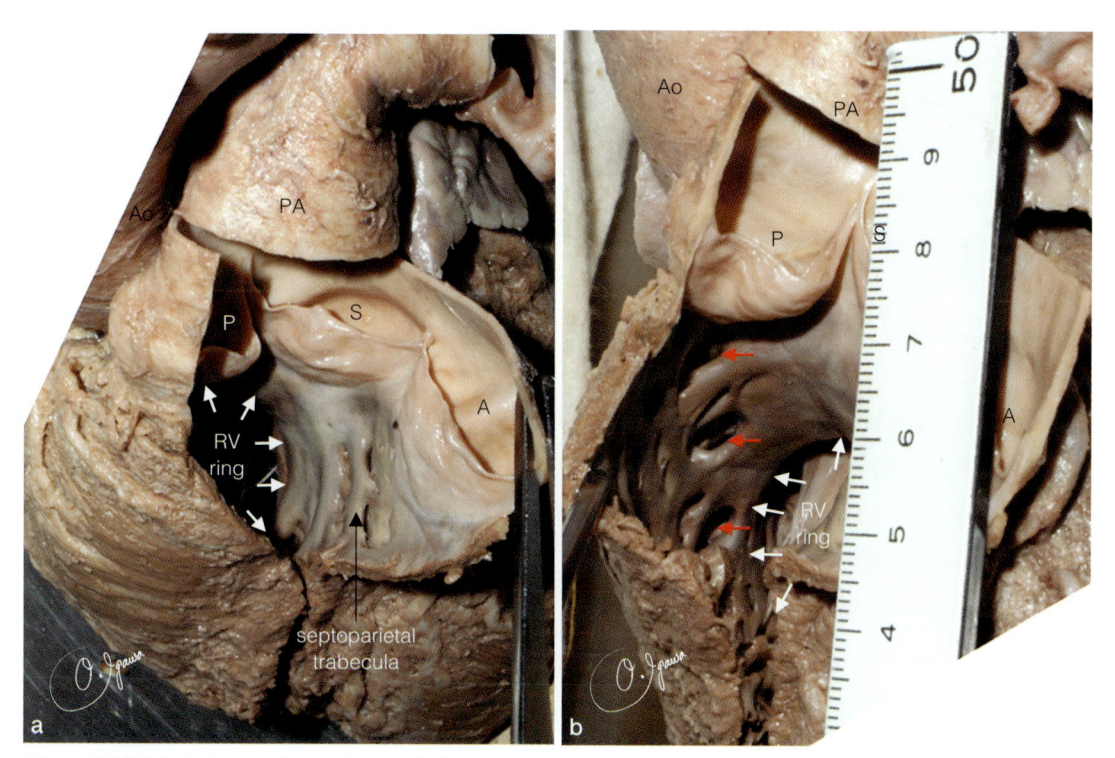

図4　肺動脈弁方向より見た右室流出路内腔
a. 右室自由壁左側の様相。b. 右室自由壁右側の様相。右室リングが観察することができ，aでは同一方向へ走行する肉柱群のseptoparietal trabeculaが確認できる。bでは複数の陥凹が確認できる。

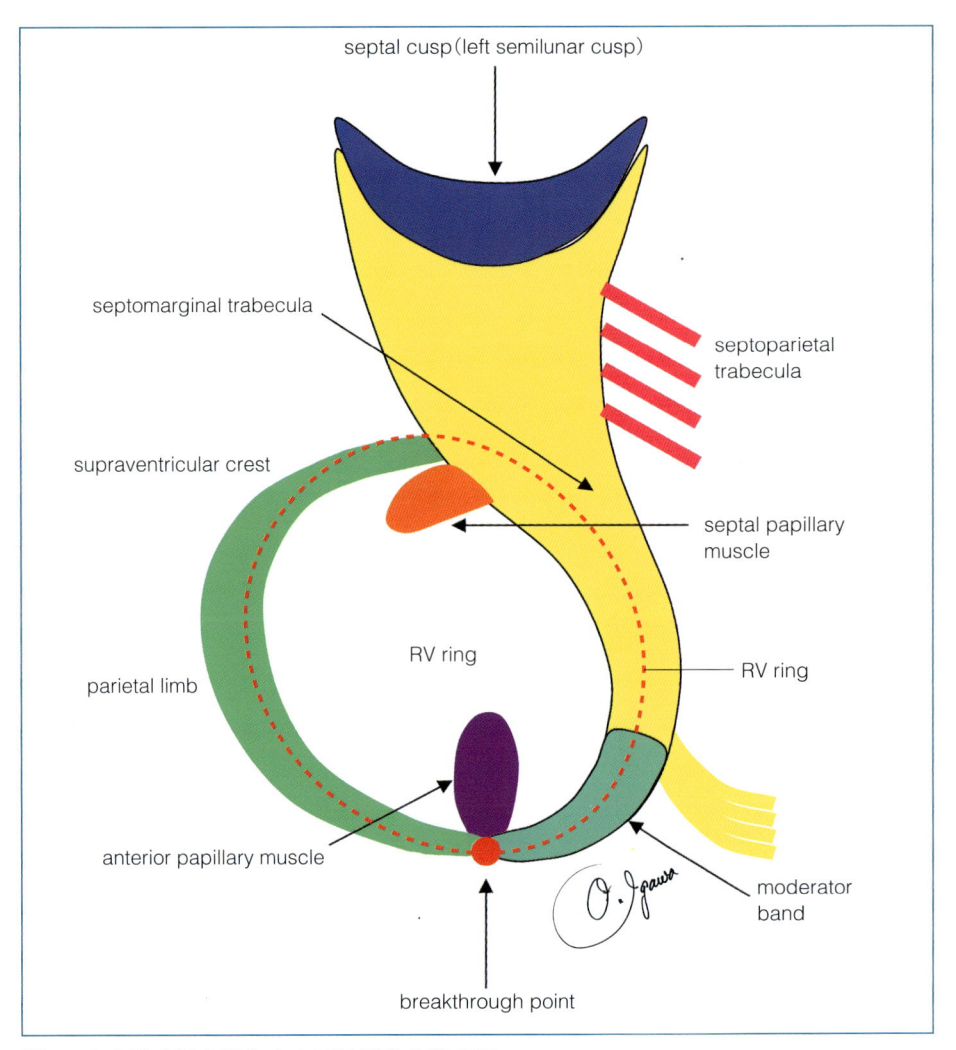

図5 右室流出路中隔とその周辺構造の模式図

り斜め下方)に走行している。この肉柱群を septoparietal trabecula という(図4a)。以上の右室構造は図5のような模式図として描くことができる[3]。

■ **右室流出路右側前壁の特殊性**

　右室流出路自由壁左側は，上記のとおり septoparietal trabecula という特殊構造があるが，自由壁右側(前壁)には図4b赤矢印のような複数の深い陥凹が存在する。これは肉柱の一部と考えられる構造であるが，憩室様にとらえるべきものであり，その内腔壁厚はきわめてうすいことに注意を要する。カテーテルマッピングを行っているとき，予期せずカテーテル先端が右前方に入ることがまれに経験されるが，この陥凹へ挿入された可能性が大きい。この場合，右室壁穿孔が懸念されるわけであるが，この部位の心外膜

面には大量の脂肪組織があるため，壁穿孔が起こったとしても，出血が心外膜下脂肪組織内に留まり一見，何もなかったがごとく取り扱われている可能性もある[4]。

■ 右室中隔

既に発生の項で，右室流入路中隔の形成様式と右室流出路中隔のそれとは異なることを述べた。当然，その構造にも違いが生じることは容易に想像がつく。中隔縁柱の上方領域の右室流出路中隔領域の心内膜面は平面ではなく凸面である。さらにはその面も一定の方向を向いているわけではなく，高さが増すにつれ，その面は徐々に右前方から右側方へ向いていく様相，つまり面が捻れていく様相を呈している。これは発生過程において，総動脈幹が大動脈と肺動脈幹に分割される際，ラセン状に分割されたことを示している。これは生理的循環を形成するうえで重要な過程である。捻れずに分割された場合，大血管転位となる。

また，右室流入路中隔は肉柱が発達している。自由壁も同様である[1,3]。

B 右室内腔鋳型のイメージ

前項Aでは右室内腔から右室自由壁および心室中隔を観察した。ここでは3DCTを用いて右室内腔の鋳型を作り，その3次元構造を観察しながら周辺構造物（とりわけ大動脈）との位置関係をみる。

図6上段（a～e）は右室と肺動脈基部の3DCT像である。右室は前後方向に扁平な三角形を呈している。右室流出路は左室流出路の前上方にあり，肺動脈弁は大動脈弁の左前上方に位置している。また，三尖弁上縁右室流入路と流出路を境する隆起部（赤矢印）が認められるがこれが前述の室上稜（supraventricular crest）である。前述のように，室上稜上部にはしばしば白矢印で示すような上記の右室流出路右前壁の陥凹部が存在する。この陥凹部に解剖学的名称はない。

図6下段（f～i）は右室と上行大動脈の3DCT像である。大動脈基部が三尖弁と肺動脈弁の間で，右室上部後面の陥凹部にはまりこむ様相が確認できる。これより，大動脈基部の右大動脈洞と左大動脈洞が直接，右室流出路後面に接しているのがわかる。

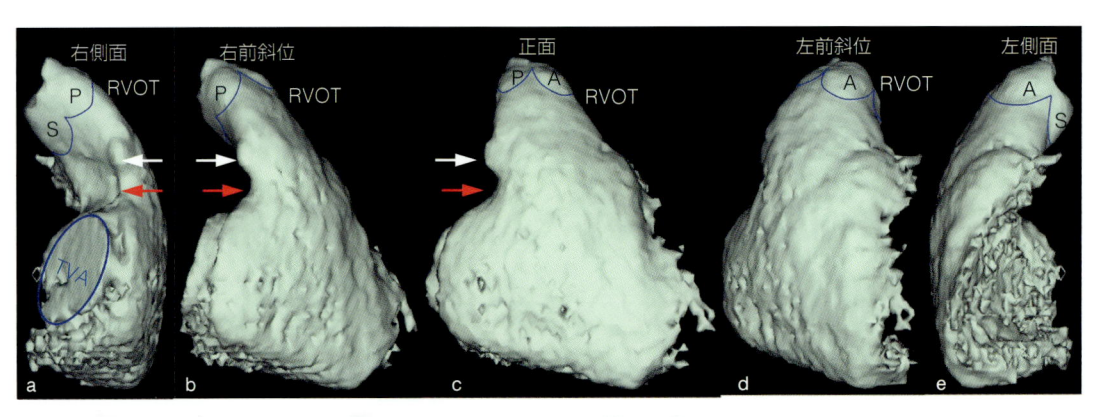

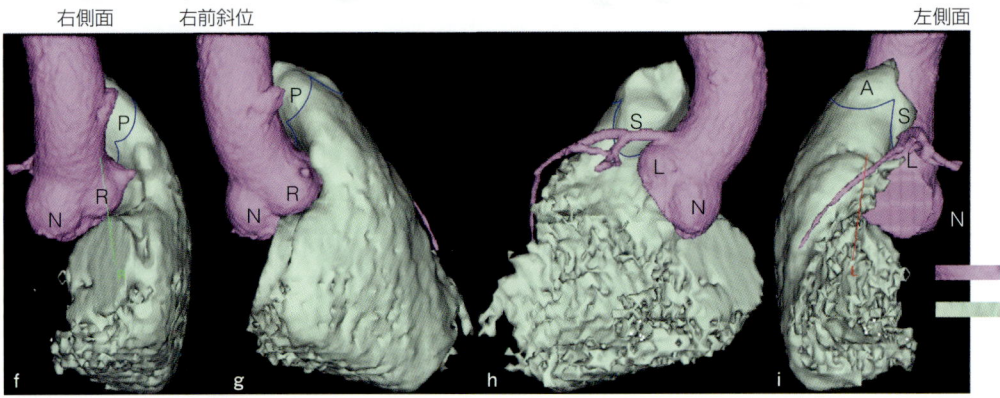

図6 右室および大動脈の3DCT像
a. 赤矢印が室上稜の突出。白矢印が右室流出路の陥凹。b. 大動脈は右大動脈洞がaの赤矢印に相当する部位へはまり込むように位置している。N：無冠大動脈洞の膨み，R：右大動脈洞の膨み，L：左大動脈洞の膨み，A：前肺動脈洞の膨み，S：左肺動脈洞の膨み，P：右肺動脈洞の膨み。

文献

1) 井川　修．右室流出路ならびに心室中隔の解剖．心室中隔ペーシングの実際（安部治彦編），p15-20．メディカルレビュー社，2007．
2) 井川　修，足立正光，他：解剖学的にみた右室流出路ペーシングの問題点．Journal of Arrhythmia. 2007 ; 23 : 133.
3) 井川　修．心室流出路の解剖：心室頻拍の発生基盤としての意義．MedicalTopicsSeries，不整脈2009（井上　博編），p25-29．メディカルレビュー社，2009．
4) Yavari A, Khawaja ZO, et al : Perforation of right ventricular free wall by pacemaker lead detected by multidetector computed tomography. Europace. 2009 ; 11 : 252-254.

12　心臓静脈系の解剖〜心室再同期療法

症例：心室再同期療法を施行した重症心不全症例

　図1は，重症心不全のため心室再同期療法を施行した88歳，男性の治療前(a)，後(b)の胸部X線写真である．左室リード(黒い丸で囲んだ部分)挿入にあたっては，どのように心臓静脈系構造をイメージすればよいのであろうか？

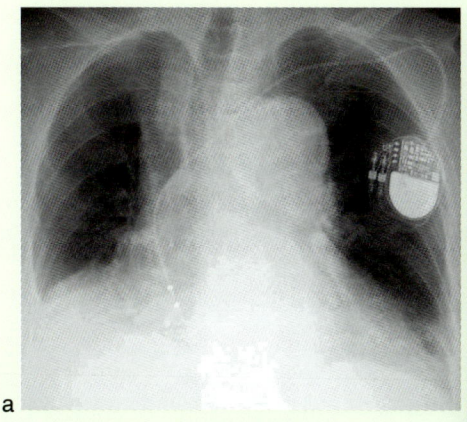

図1　重症心不全のため心室再同期療法を施行した88歳，男性の治療前(a)，後(b)の胸部X線写真
左室リードを挿入し(黒い丸で囲んだ部分)心室再同期療法を施行することにより胸水は消失し，心機能の改善も認められた．CTR：心胸郭比，BNP：血中脳性ナトリウム利尿ペプチド．

a: CTR：69%　BNP：4430 pg/ml　NYHA：クラスIV
b: CTR：53.8%　BNP：183 pg/ml　NYHA：クラスII

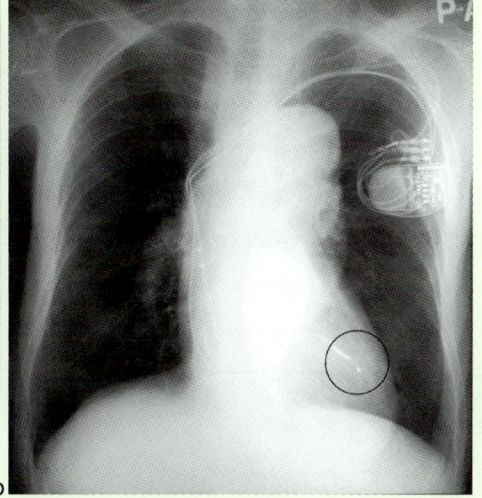

　重症心不全では，心臓の非同期性が病態の悪化をきたしている例が少なからず存在する．このような場合，容易に想像できることではあるが，同期性を回復することによりある程度の心機能改善が見込まれる．
　1990年代，それを目的として始まった心臓再同期療法(cardiac resynchronization therapy：CRT)は，心室，とりわけ左室壁運動の同期性を回復させるべく，左室側と右室側から同時にペーシングがなされる．左室側ペーシングは左室を心外膜側よりペーシングする方法をとるため，心臓(左室)静脈系にペーシングリードを挿入・留置する[1]．
　症例(図1)は同治療を施行した，88歳／男性の治療前(a)，後(b)での胸部X線写真である．虚血性心疾患を背景とした重症心不全のため入退院を繰り返していたが，厳密な

術前評価の結果，CRT の適応と判断されたため同治療を施行した。術後早期より症状の著明な改善が得られ，その後の入院治療を回避できている。

この処置を安全かつ確実に行うために，正確な心臓静脈系解剖の情報が必要であることはいうまでもない[2]。しかしながら，その構造にはきわめて多くの variation が存在し治療に難渋することも少なくない。ここでは基本的な静脈系構造を説明した後，いくつかの亜型を提示し処置にあたっての注意事項を考える。

A 構造から見た心臓循環と他臓器循環の相違

臓器の循環系といえば，図 2a に示す通り

…→心臓（左心系）→…→臓器の動脈→…→毛細血管（臓器）→…→臓器の静脈→…→心臓（右心系）→…

であり，動脈系より臓器内へ流入した血液は臓器を通過後，再びすべて静脈系へ戻る。この間，毛細血管レベルでガス交換が行われる。つまり，原則として左心系から臓器へ 10 の血液供給があれば，臓器から右心系へ 10 の血液が戻ってくる。

しかしながら，図 2b で示す通り心臓の循環系は，他臓器のそれと明らかに異なる。

…→心臓→冠動脈（左心系）→…→毛細血管（臓器）→…→心臓静脈系→冠状静脈洞→心臓（右心系）→…

の経路ばかりではなく，血液は左心系からさまざまなルートで右心系に戻る。

図 3a は，右房（①）および左房（②）内腔，図 3b は右房内腔の様相である。その心房壁をよく見ると多数の穴が認められる（↓）。心臓組織から右房に直接，開口する細小心静脈（Thebesius 静脈）の開口部である。

ここに戻る血液の循環経路は

…→心臓→冠動脈（左心系）→…→毛細血管（臓器）→…→心臓（右心系）→…

とでも表現できるかもしれない。左心系より左室内腔（左心系）へ逆行する血流も存在

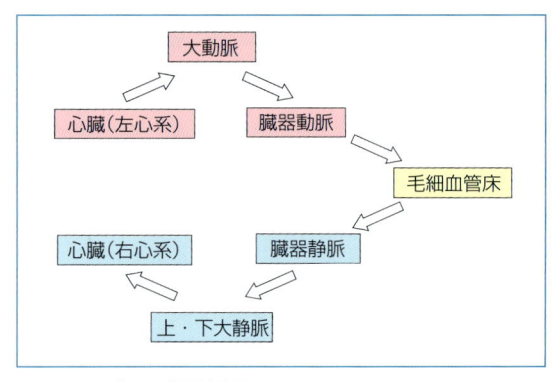

図 2a　一般の臓器循環

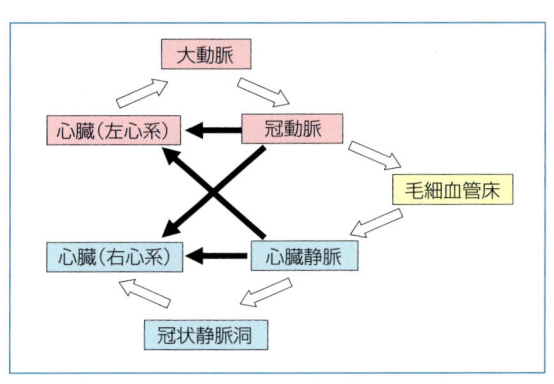

図 2b　心臓循環

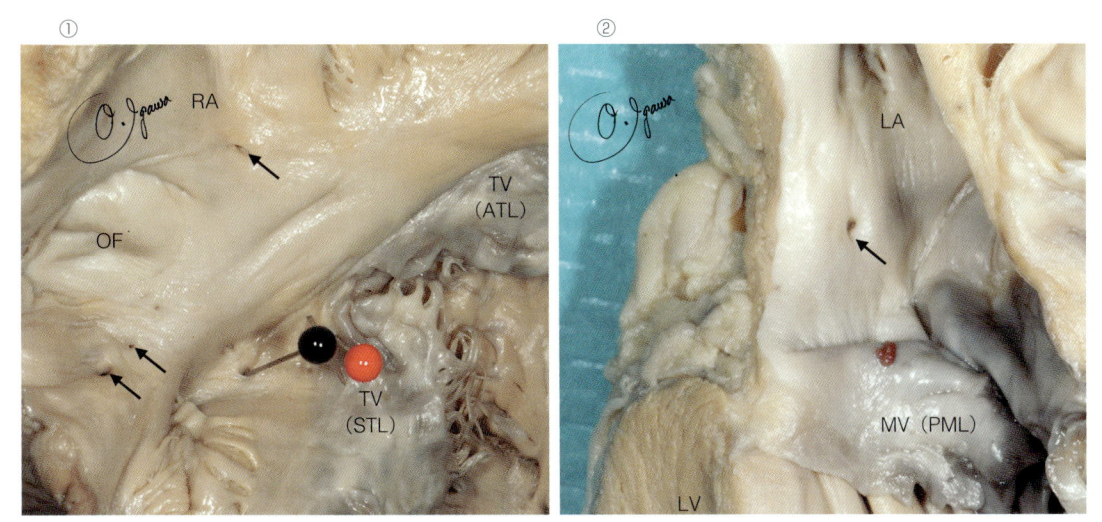

図3a ①右房(RA)および②左房(LA)に直接,開口する静脈の開口部(矢印)の様相
三尖弁(TV),三尖弁中隔尖(STL),三尖弁前尖(ATL),僧帽弁(MV),左室(LV),卵円窩(OF)。

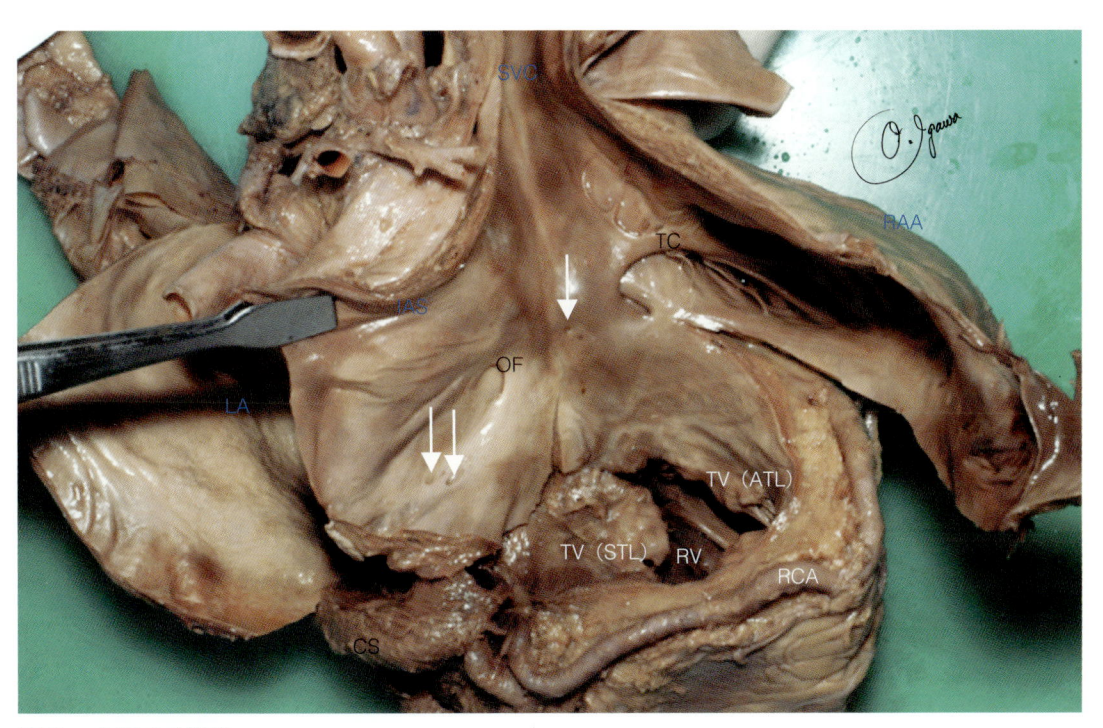

図3b 右房の内腔像
上大静脈(SVC)および下大静脈間で右房自由壁を上下に切開し左右に展開後,右房内腔を右斜め上方より観察した像である。心内膜面に多数の小穴を認める(↓)。心臓組織から直接,右房内腔へ注ぐ血流を導く細小静脈(Thebesius静脈)の開口部である。

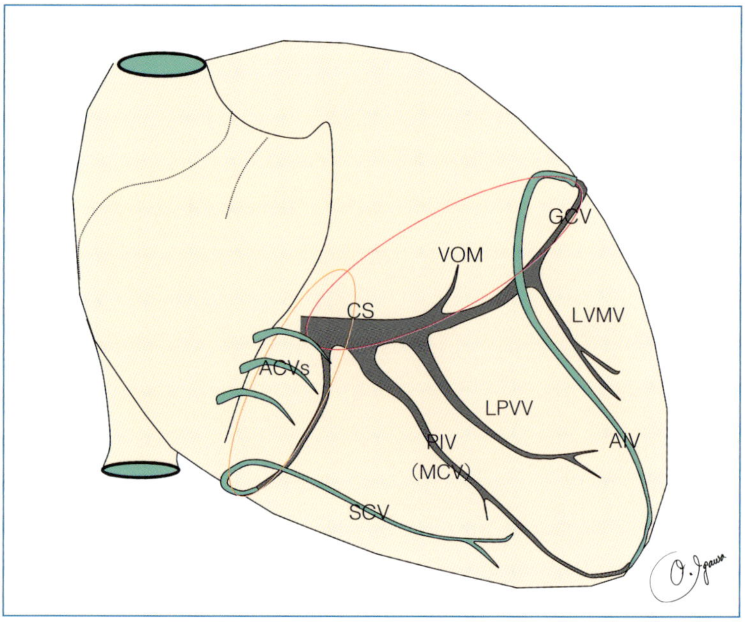

図4 心臓静脈系の基本構造
AIV：前室間静脈，GCV：大心(臓)静脈，CS：冠状静脈洞，SCV：小心(臓)静脈，PIV：後室間静脈〔別名　中心(臓)静脈：MCV〕，VOM：Marshall静脈(別名　左心房斜静脈：oblique vein of left atrium)，LVMV：左室辺縁静脈，LPVV：左室後静脈，ACVs：前心(臓)静脈。

する。これは冠動脈造影検査時に確認できる所見であるが，動脈相(左心系)に引き続く静脈相で，造影剤が静脈(右心系)ばかりでなく，左室内腔へ抜け，再び大動脈へ流れ出ている。左・右冠動脈(左心系)の血液は左心系からガス交換後に右心系へ戻る血液もあれば，左心系からガス交換なしに左心系へ戻る血液あるいは左心系からガス交換後に左心系へ戻る血液もある。

　心臓静脈系は「主たる循環」はあるが，図2bのように多くの複雑な流れがあることをイメージすべきである。構造を調べていると，小穴がいろいろな部位にあり，調べてみると静脈であることをよく経験する。どこにでも静脈口がありそうに思えるほどである。

B 心臓の静脈系構造の考え方

　図4は，心臓の静脈系の模式図である。基本的に心臓の静脈系にはきわめて多くのvariationがあり，決してこの模式図がすべてではない。とりわけ，その分枝にはvariationが多い。心臓の静脈系でおさえておくべき基本構造は，前室間静脈(anterior interventricular vein：AIV)，大心(臓)静脈(great cardiac vein：GCV)，冠状静脈洞(coronary sinus：CS)，後室間静脈(posterior interventricular vein：PIV〔別名，中心(臓)

静脈(middle cardiac vein：MCV)]，小心(臓)静脈(small cardiac vein：SCV)および左心房斜静脈〔別名，Marshall 静脈(vein of Marshall：VOM)〕である。

　前室間静脈より大心静脈へ流入した静脈血流は，後室間静脈をはじめとする左室後壁の静脈，および左心房斜静脈からの血流と合流しながら冠状静脈洞へ流入する。冠状静脈洞右房開口部近傍では，心室下面より流入する後室間静脈の血流および右心より流入する小心静脈の血流が合流する。僧帽弁輪を取り巻く静脈は大心静脈と冠状静脈洞であるが，左心房斜静脈合流部が両者の境界である。この部位には Vieussens 弁(valve of Vieussens)とよばれる弁が存在するとされている[3,4]が，すべての例で認められるわけではなく，認めない例も多い。

　また，これら静脈間にはさまざまな吻合が認められることもよく知られている。その様相は，冠状静脈洞中枢側をバルーンで閉塞し末梢側を造影することで確認が可能である(図 5)。冠状静脈洞から左室後壁の静脈へ挿入したガイドワイヤーが心室側の静脈分枝を介し，再び冠状静脈洞に戻ってくる場合も少なからず認められる。

　この基本骨格に加えて，心臓再同期療法に必要な左室の静脈系には左室後静脈(left posterior ventricular veins：LPVVs)，左室辺縁静脈(marginal vein of left ventricle：LVMV)などがあり，前者は左室後壁および後側壁を，後者は側壁を走行している。後者の血流は大心静脈へ流入するが，前者のそれは冠状静脈洞に注ぐ場合もあれば，大心静脈に注ぐ場合もある。先に述べた通り，この左室の静脈系にも構造的にきわめて多くの variation が存在し，術中に静脈造影などを施行してみないとその様相は全くわからない。

　また，右側房室弁輪で右室自由壁前面から右房へ直接，注ぐ静脈群があり前心臓静脈(anterior cardiac veins：ACVs)とよばれる。これは静脈造影でもわからない。

C　冠状静脈洞(coronary sinus：CS)

　冠状静脈洞周囲には，右房筋より連続する鞘状の筋肉(coronary sinus musculature：CSM)が取り巻いている(図 6a)。原則的にこの筋肉は Vieussens 弁，つまり左心房斜静脈合流部まで存在し，それより末梢側には存在しないものとされていたが，実際は大心静脈周囲にも心筋鞘は存在し，左心房斜静脈周囲までも伸展しているのをよく見かける[2](図 6b)。さらには，この心筋鞘は何か所かで左房筋との連続性が認められるが，この心筋を介しての右房から左房あるいは左房から右房への興奮伝播がイメージされる[5](図 6c)。

　心臓電気生理検査では，多極電極カテーテルを冠状静脈洞開口部より挿入し，冠状静脈洞を経由して冠状静脈洞-大心静脈系内深くに進め，留置，静脈内より左房，左室あるいは静脈を取り巻く心筋鞘の電位を記録していく。この際，カテーテルは冠状静脈洞

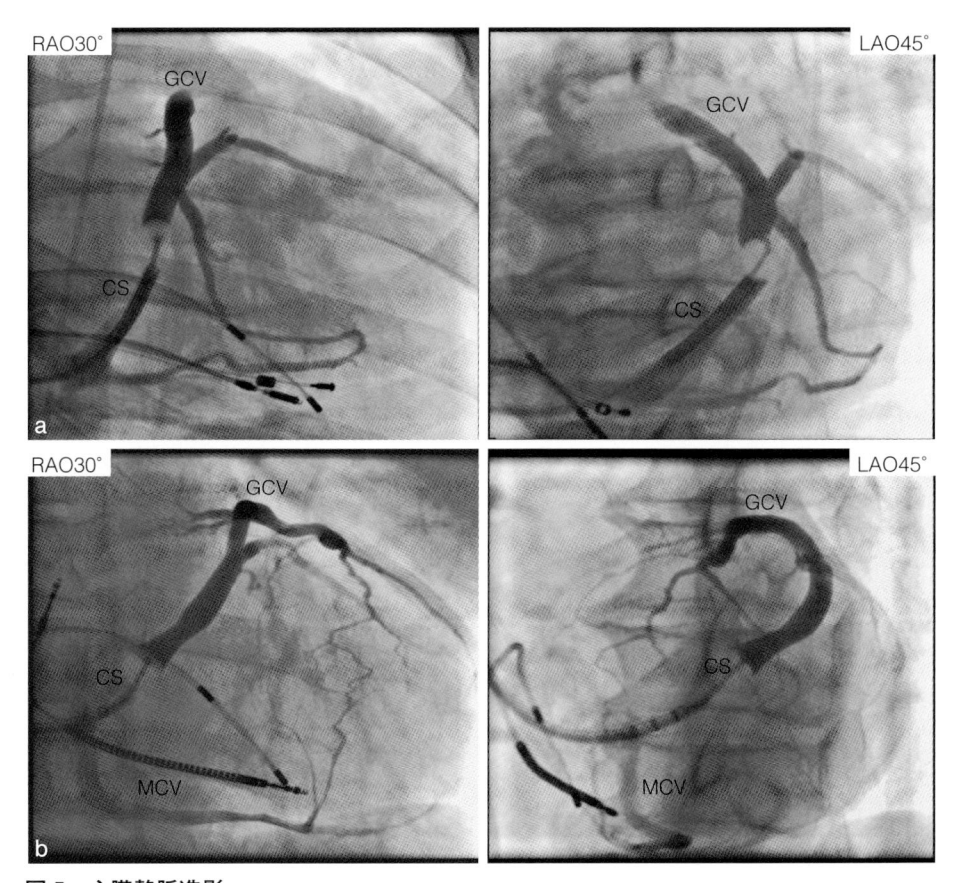

図5 心臓静脈造影
冠状静脈-大心静脈系にバルーン付き造影カテーテルを挿入し，血管内でバルーンを拡張させ（a．上段例：冠状静脈洞（CS）と大心静脈（GCV）境界部近傍，b．下段例：大心静脈内），静脈閉塞後，逆行性静脈造影を施行したものである。a, b 両例で末梢における静脈間吻合を明瞭に確認することができる。MCV：中心静脈。

から Vieussens 弁を越えて大心静脈へ挿入されているにもかかわらず，電位記録部位の表記をすべて「冠状静脈洞遠位あるいは近位」という表現をする。これは解剖学的には明らかに間違いである。弁の位置がわかれば正確に CSp，CSd，GCVp，GCVm，GCVd などと表現できるかもしれない。しかしながら，電気生理学的所見を議論するにあたり，表現方法を厳密にしたとしても，本質的なことではなく，そのようによぶことはかえって議論が煩雑になるので，僧帽弁輪に沿って走行している静脈全体を，（本当は誤りではあるが）便宜的に冠状静脈洞 CS と表記していることをおさえておくべきである。

冠状静脈洞は僧帽弁輪周囲房室間溝やや左房側を走行することが多いが（図7-1a, 2a），極端に房室間溝から離れ，左房側を走行する場合もある（図7-1b, 2b）。これに対しまれに，僧帽弁輪房室間溝より左室側を走行する場合もある。上記の通り，通常，冠

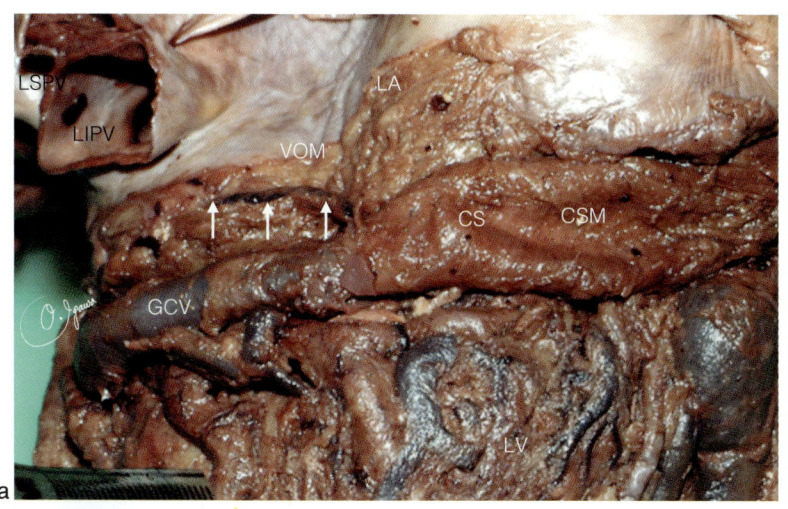

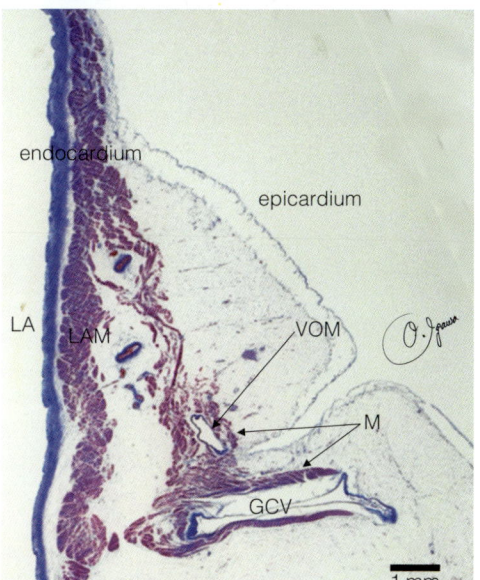

図6a 冠状静脈洞を取り巻く心筋（CSM）の様相
図6b 僧帽弁輪やや上方で作成した大心静脈および Marshall 静脈を含む断面組織像
大心静脈（GCV）および Marshall 静脈（VOM）周囲を取り巻く心筋鞘（M）とその連続性が確認できる。さらに，この断面では左房筋（LAM）との連続性も同時に確認できる。LA：左房。
図6c 左房筋との連続性を有する冠状静脈洞（CS）心筋の様相
LVM：左室筋，MV：僧帽弁，LCX：左冠動脈回旋枝。

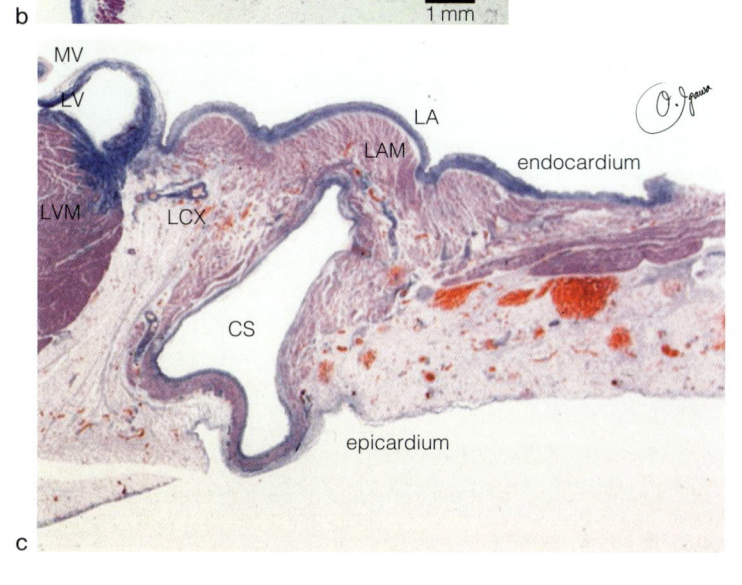

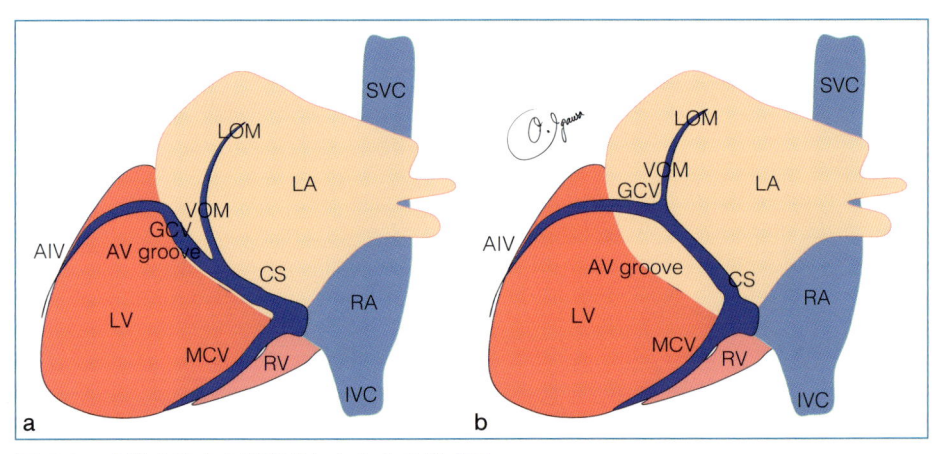

図 7-1 心臓を後方より観察したときの模式図
冠状静脈洞(CS)が房室間溝に沿って走行している場合(a)と房室間溝から極端に離れて心房側を走行している場合(b)の模式図。房室間溝(AV groove)と冠状静脈洞-大心静脈系(CS/GCV)間距離が狭い場合(a)と広い場合(b)の模式図とも表現できる。通常はaのタイプをとる。IVC：下大静脈，SVC：上大静脈，RA：右房，RV：右室，LA：左房，LV：左室，LOM：Marshall 靭帯，VOM：Marshall 静脈，AIV：前室間静脈，GCV：大心静脈。

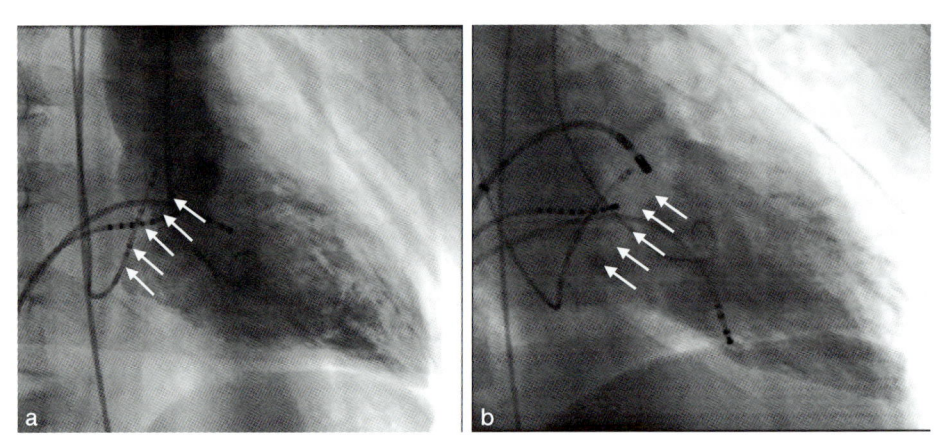

図 7-2 冠状静脈洞-大心静脈系と僧帽弁弁輪との関係
冠状静脈洞-大心静脈系に挿入・留置された多極電極カテーテル存在下に，左室造影を施行することにより，僧帽弁弁輪を描出(白矢印)し，両者を比較している。a．図 7-1a に相当する例，b．図 7-1b に相当する例。

状静脈洞-大心静脈系に挿入・留置された多極電極カテーテルより記録される電位は，左房電位および左室電位がある程度のバランスをもって認められる。しかしながら，極端に大きい心房電位，あるいは心室電位が静脈に沿った広い領域で認められた場合，このような variation を考慮することも必要であろう。

後述する duplication of coronary sinus で，心室側分枝へ電極カテーテルが挿入された場合も，鑑別にあげられる。むろん，非典型的な電位が得られた場合，その他の心室側静脈分枝への電極カテーテルの挿入，あるいは静脈穿孔などの重大合併症を考慮するこ

とはいうまでもない。いずれにしてもカテーテル挿入前，心臓静脈系造影検査により静脈構造が確認できていればきわめて有用である。著者は左冠動脈造影の静脈相を観察することにより，順行性に造影される心臓静脈系のおおまかな構造確認を行っている。

D 静脈系と右房胎生期静脈洞

胎生期，心臓へ戻る血流は胎生期静脈洞（sinus venosus）へ集まる。胎生期静脈洞は右角（right horn）と左角（left horn）からなり，胎生期静脈洞右角には右側の3本の静脈〔総主静脈（common cardinal vein），卵黄静脈（vitelline vein）および臍静脈（umbilical vein）〕が接続し，左角には左側の3本の同様な静脈が接続する。胎生期静脈洞へ流入した血液は原始心房へ流れ込む。通常の発生・分化が進むにつれ，原始心房の一部と胎生期静脈洞右角より右房が形成される。ちなみに，残りの原始心房と総肺静脈で左房が形成される。ここで胎生期静脈洞左角は冠状静脈洞（CS）となる。その他の心臓静脈は間葉性の前心外膜細胞に由来するが，冠状静脈洞に接続し静脈系が完成する。

この静脈系の構造と形成過程を考えれば，右房へ静脈血を送る上大静脈，下大静脈および冠状静脈洞が接続する領域はすべて右房の胎生期静脈洞由来組織ということになる（Ⅰ．心臓構造の理解に必要な発生学を参照）。

E 静脈洞という用語の混乱

現在，用いられている静脈洞という用語には，少々混乱があることを認識しておくべきである。日本語で静脈洞は，①「胎生期の静脈洞」，②「出生後の上・下大静脈間の右房領域」，さらには③「末梢臓器の静脈洞（例えば，頭蓋内静脈洞）」などに用いられている。しかしながら，それぞれの部位にはそれぞれの解剖学的名称がある。①「胎生期の静脈洞」は静脈洞 sinus venosus，②「上・下大静脈間の右房領域」は大静脈洞 sinus venarum（または sinus of venae cavae），③「末梢臓器の静脈洞」は静脈洞 venous sinus と表現される。

したがって，上・下大静脈間の右房領域を静脈洞 sinus venosus として表現されるのをよく見かけるが，これは本来の定義からいうと誤りであり，大動脈洞 sinus venarum と表すべきである。

F Chiari網（Chiari network）

冠状静脈洞と右房は構造的には明瞭に境界される。そこには冠状静脈洞弁〔valve of coronary sinus：CSV，別名：テベシウス弁（Thebesian valve：ThV）〕が存在しているが，

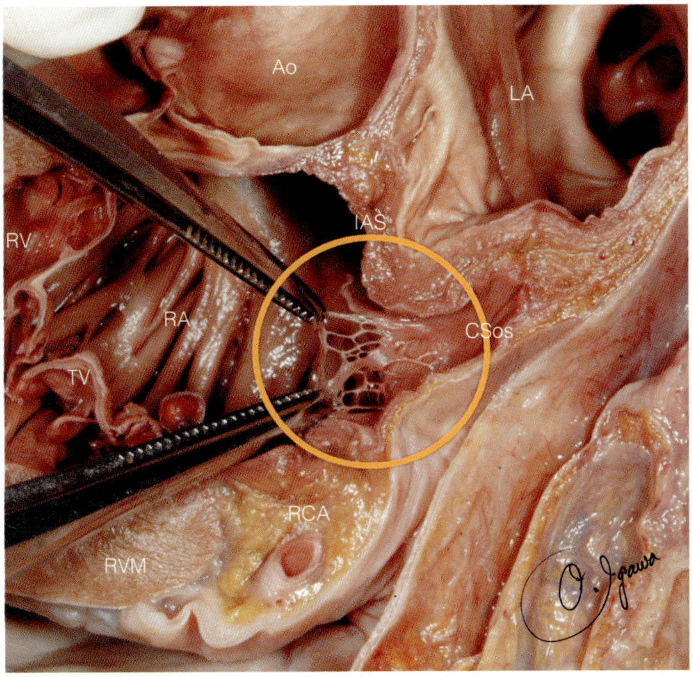

図8 Chiari 網（Chiari network）
胸部矢状断面を左から右に観察している．冠状静脈洞開口部に冠状静脈洞弁（Thebesius 弁）が存在し冠状静脈洞と右房の境界となっているが，同弁が網目様を呈しており，いわゆる Chiari network（黄色丸）を形成している．

　これは胎生期，原始心房と静脈洞の境界をなしていた洞房口（弁）の遺残である．
　ちなみに洞房口（弁）を起源とする構造物は下大静脈弁（Eustachian ridge/valve）および上記の冠状静脈洞弁であるが，いずれもがときに網目様構造になることが知られている（図8）．これら構造物が網目様構造を呈した場合，Chiari 網（Chiari network）とよばれている[6]．ペースメーカリードを冠状静脈洞入口部近傍で操作している際，リードがなんらかの右房内組織に捕捉され，取れにくくなることあるが，この Chiari 網の網目にリードが入り捕捉されたものと考えられる．

G Duplication of the coronary sinus

　ときに問題となる静脈構造の1つに，左室末梢側より房室間溝に沿って大心静脈-冠状静脈洞系（CS-GCV 系）とほぼ平行に走行した後，冠状静脈洞にその入口部でつながる比較的大きな静脈がある[7]（図9）．むろん，分枝である．この特殊な静脈の走行が本来の CS-GCV 系のそれときわめて似ているため，冠状静脈洞入口部を介しその静脈にカテーテルが挿入されたとすると，その分枝を本来の CS-GCV 系と誤認する可能性が

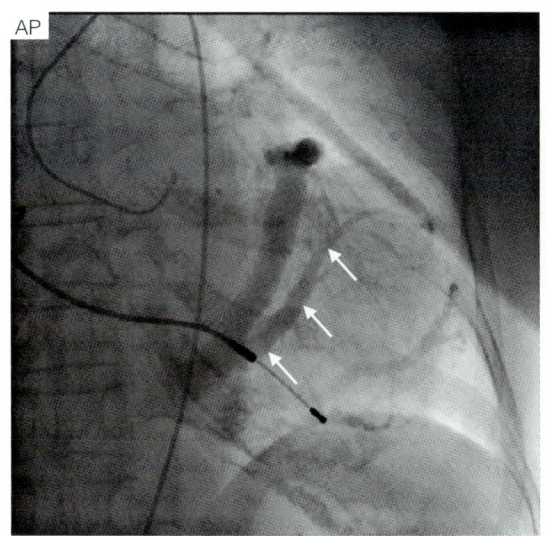

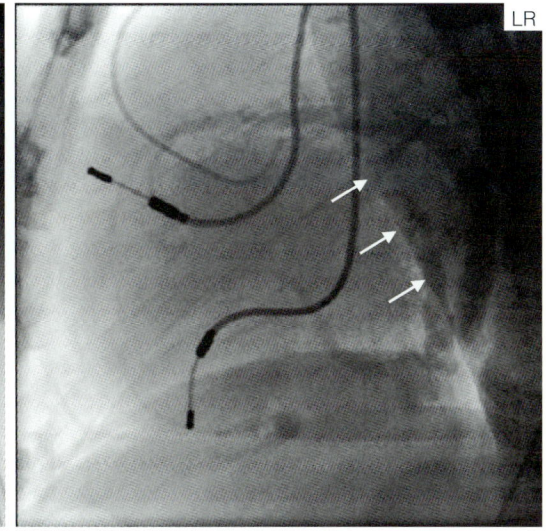

図9 duplication of the coronary sinus
左冠動脈造影の静脈相であるが心室側に冠状静脈洞と同一方向に走行する静脈(白矢印)を認める。

ある．当然のことながら，この分枝に多極電極カテーテルが挿入・留置された場合，心室電位が優位になるはずである．

H 冠状静脈洞閉鎖(coronary sinus atresia)

ときに冠状静脈洞開口部が閉鎖している場合がある[8](coronary sinus atresia)(図10a)．この場合，静脈は左房へ開口することが多い(図10b)．血行動態的にはシャントが形成されていることになる．しかしながら，そのシャント血流量は少量であるため，その他の合併症がないかぎり容量負荷が問題となることはない．

I 静脈洞瘤・憩室

まれに心臓静脈系では瘤(aneurysm：AN)・憩室(diverticula)が認められる場合がある．その瘤・憩室の大きさはさまざまであり，その形成の原因は不明である．瘤・憩室の形成部位はどちらかといえば，冠状静脈洞開口部近傍，言い換えればCrux近傍が多いようである．図11は偶然に発見された症状を伴わない冠状静脈洞瘤である(図11a～c)[9]．

図12は，房室リエントリー性頻拍を合併したWPW症候群症例である．副伝導路は冠状静脈洞憩室基部に存在しており，同部位に対するカテーテルアブレーションにより頻拍の根治を得た．

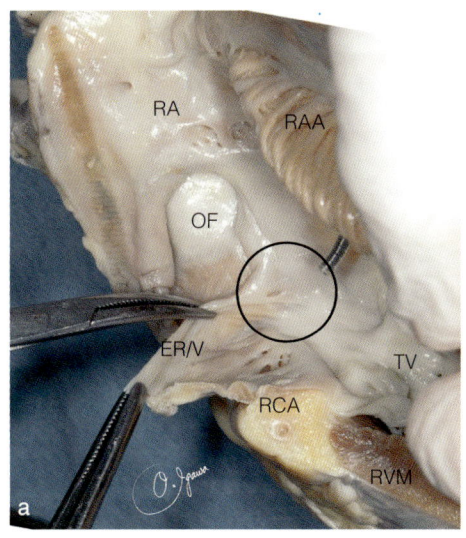

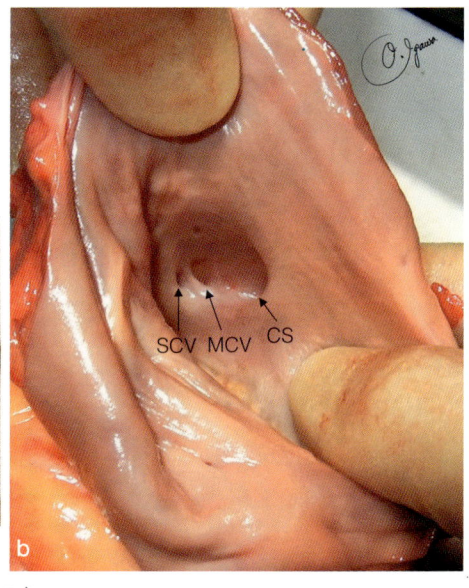

160　II　部位別に見た心臓構造の特殊性と不整脈の関連

図10　冠状静脈洞閉鎖（coronary sinus atresia）
a．右房内腔を展開し下大静脈弁（ER/V）を引っ張っている像である．本来，黒い丸の領域内のどこかに存在する冠状静脈洞開口部が認められない．RAA：右心耳，RCA：右冠動脈，RVM：右室心筋，TV：三尖弁，OF：卵円窩．b．図10aと同一例で左房を切開・展開し，左房の後壁より僧帽弁前提部直上領域を見たものであるが，冠状静脈洞の左房開口が観察される．開口部には，中心静脈（MCV）および小心静脈（SCV）も開口している．

J　小心（臓）静脈（small cardiac vein：SCV）

　右心系，とりわけ右室筋を灌流した血液は，①前心臓静脈（複数あり）を介し直接，心房へ戻るか，②小心（臓）静脈（small cardiac vein：SCV）を介して冠状静脈洞へ流入後，右房へ戻る．左心系の血流と同様な様式である．ただし，この小心（臓）静脈は三尖弁輪周囲房室間溝に沿って走行しながら下大静脈-三尖弁輪間峡部へ入り冠状静脈洞に向かう（図13）．

　この下大静脈-三尖弁輪間峡部を通過する部分は誰にもあるわけではなく，約1/3に存在するにすぎない．さらに，この部位における小心（臓）静脈の特徴は右房筋の中を走行していることである．通常型心房粗動など下大静脈-三尖弁輪間峡部依存性リエントリー性頻拍では，頻拍を根治すべく同峡部での線状アブレーションが施行される．当然のことながら，この静脈による冷却効果のためにアブレーションの効果が減弱し，同部位における両方向性伝導途絶が得られ難い場合も想定される．

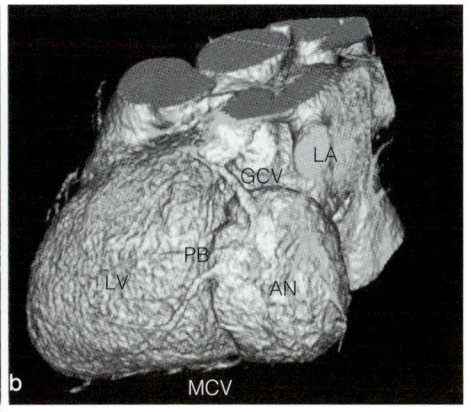

図11 冠状静脈洞瘤(AN)
a. 2D心エコー検査(左室長軸断面像):左房背部に瘤状構造物を認める。b. 3DCT像:冠状静脈洞の著明な拡大を認める。c. 左冠動脈造影の静脈相。順行性に冠状静脈洞が造影されているが,冠状静脈洞から大心静脈にかけて瘤状の膨隆が認められる。

K 左心房斜静脈〔別名,Marshall 静脈(vein of Marshall:VOM)〕

　図14は,バルーン付き造影用カテーテルを冠状静脈洞内へ挿入し,その入口部より約4cmの部位でバルーンを膨らませて静脈を一時的に閉塞後,逆行性静脈造影を施行したものである。左室側より冠状静脈洞へ還流する血流のある大心静脈,左室後静脈,中心静脈〔MCV,別名:後室間静脈(PIV)〕が認められる。よく見るとバルーン留置部近傍に左房側方向へ逆行性に造影される小さな静脈が認められる。これが,左心房斜静脈〔Marshall静脈(vein of Marshall:VOM)〕である。同静脈を合流部より逆行性に辿ると,左房左側の心外膜側脂肪組織内を左心耳基部後方と左下肺静脈の間に至る。このMarshall静脈は多くの例で,下肺静脈レベルで靭帯化し〔Marshall靭帯:ligament of Marshall(LOM)〕,肺動脈幹に付着している。つまり,Marshall静脈は盲端に終わっているのである。

　このMarshall静脈が靭帯化することなく開存し,末梢からの血流を冠状静脈洞へ送るルートとして機能している場合,左上大静脈遺残(persistent left superior vena cava:PLSVC)とよばれている。これはこの静脈が本来,右側にある上大静脈と発生学的に同

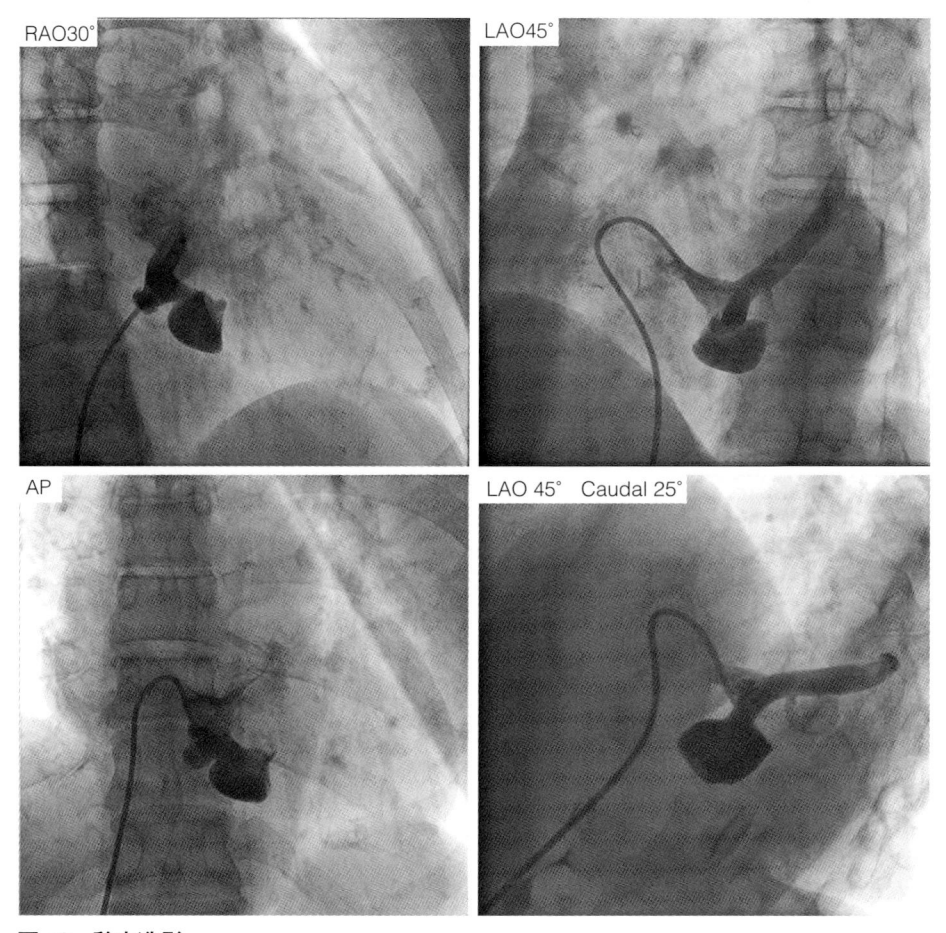

図12 憩室造影
逆行性冠状静脈洞造影により近位部に存在する有茎性憩室が明瞭に造影されている。茎の部分に副伝導路が存在するWPW症候群症例である。

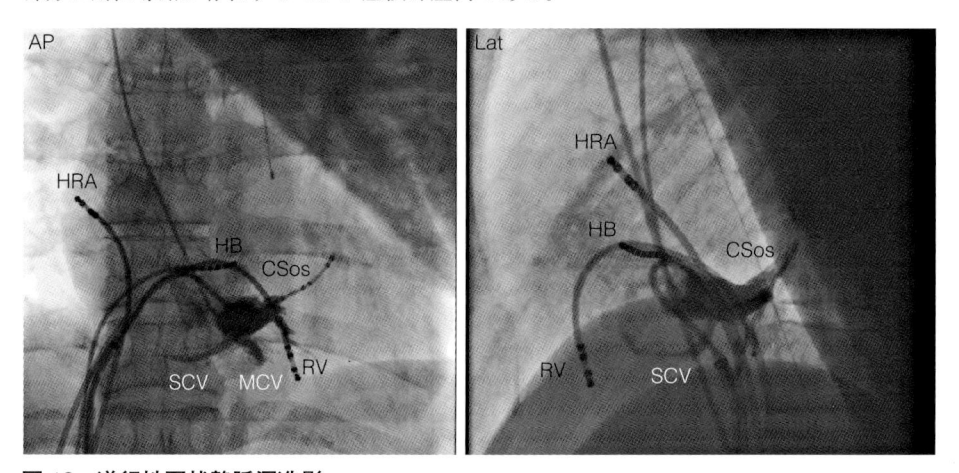

図13 逆行性冠状静脈洞造影
冠状静脈洞開口部(CSos)近位部，中心静脈(MCV)近位部および小心静脈(SCV)が逆行性に造影されている。電極カテーテル(黒字)が冠状静脈洞-大心静脈系(CS)，右室(RV)，ヒス束電位記録部位(HB)，高位右房(HRA)に挿入・留置されている。

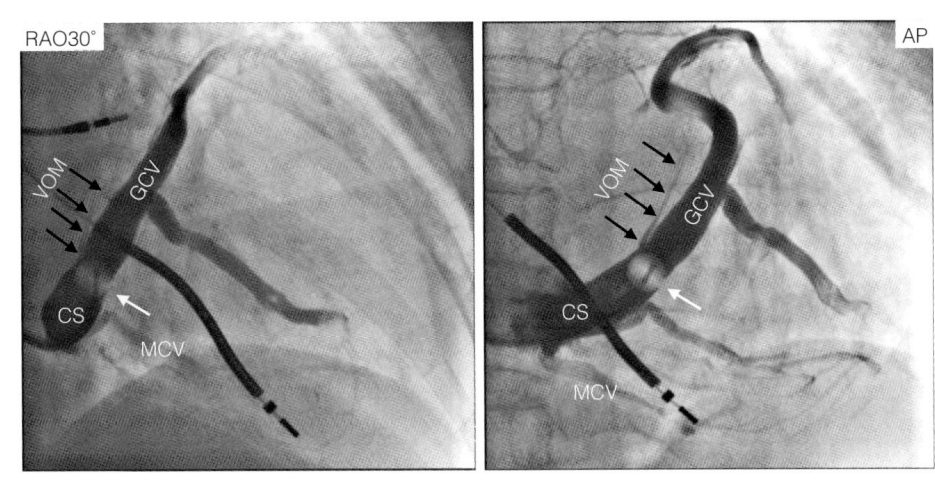

図14 心臓静脈造影
冠状静脈洞(CS)-大心静脈(GCV)系にバルーン付き造影カテーテルを挿入し,冠状静脈洞内でバルーンを拡張させ(白矢印),静脈閉塞後に逆行性静脈造影を施行したものである。左房側より合流するMarshall静脈(VOM:黒矢印)を確認することができる。側副血行路を介してバルーン中枢側も造影されていることに注意。

一の起源であることによる。同静脈は肺動脈幹左側を上行し左腕頭静脈と連絡する。

前記した通り,冠状静脈洞周囲の心筋鞘(CSM)はMarshall静脈およびMarshall靭帯にまで進展しその周囲を取り巻いていることが多い(図6)。この心筋鞘は冠状静脈洞のそれと同様,左房心筋と連絡していることもあり,左房とMarshall静脈およびMarshall靭帯心筋鞘間の伝導の可能性を示唆するものと考えられる[10]。

文献

1) Khan FZ, Virdee MS, et al : Left ventricular lead placement in cardiac resynchronization therapy : where and how? Europace. 2009 ; 11 : 554-561.
2) von Lüdinghausen M. The venous drainage of the human myocardium. Adv Anat Embryol Cell Biol. 2003 ; 168 : I-VIII, 1-104.
3) Strohmer B. Valve of Vieussens : an obstacle for left ventricular lead placement. Can J Cardiol. 2008 ; 24 : e63.
4) Corcoran SJ, Lawrence C, et al : The valve of Vieussens : an important cause of difficulty in advancing catheters into the cardiac veins. J Cardiovasc Electrophysiol. 1999 ; 10 : 804-808.
5) de Oliveira IM, Scanavacca MI, et al : Anatomic relations of the Marshall vein : importance for catheterization of the coronary sinus in ablation procedures. Europace. 2007 ; 9 : 915-919.
6) Schneider B, Hofmann T, et al : Chiari's network : normal anatomic variant or risk factor for arterial embolic events? J Am Coll Cardiol. 1995 ; 26 : 203-210.
7) Marhefka GD, Pavri BP. Double-barrel coronary sinus. J Cardiovasc Electrophysiol. 2008 ; 19 : 102.
8) Nakamura T, Otomo K, Kawai S, Igawa O. Coronary sinus atresia complicating cardiac resynchronization therapy. J Cardiovasc Electrophysiol. 2010 ; 21(10)1178.
9) Igawa O, Adachi M, et al : Giant aneurysm of the coronary sinus. J Cardiovasc Electrophysiol. 2006 ; 17(6) : 690.
10) Makino M, Inoue S, et al : Diverse myocardial extension and autonomic innervation on ligament of Marshall in humans. J Cardiovasc Electrophysiol. 2006 ; 17 : 594-599.

和文索引

あ行

アポトーシス 17

1次心房中隔 16, 117

右冠尖 23, 102
右脚 49
右室中隔 147
右室流出路 21, 62, 142, 143, 144
右室流出路自由壁 144
右室流出路-肺動脈幹基部接合部 60
右室流入路 144
右室リング 144
右心耳 39, 76
右心耳鞍部 42
右心耳基部 39, 42
右心耳ポケット 43
右側分界稜 83
右房自由壁領域 29
右房壁穿孔 47

円錐部 7

扇状腱索 55

か行

下大静脈 28
下大静脈近位部 20
下大静脈-三尖弁輪間峡部 20, 28
下大静脈-三尖弁輪間峡部依存性リエントリー性頻拍 160
下大静脈弁 20
下肺静脈 71
拡張部心筋 8
完全房室ブロック 106
冠状静脈洞 13, 152
冠状静脈洞憩室 159
冠状静脈洞心筋 14
冠状静脈洞閉鎖 159
冠状静脈洞弁 157
冠状静脈洞瘤 159

気管 71
気管支 71
逆C字ループ構造 12
共通肺静脈幹 19
筋索 24
筋性心室中隔 20

経皮的僧帽弁交連切開術 116
腱索 24, 94, 99
原始心筒 7, 10, 14
原始心房 7, 9, 76, 157

交通孔 20
後室間静脈 152, 161
後尖 94, 143
後大動脈洞 49
後内側交連 98
後乳頭筋群 101
後半月弁 23

さ行

左冠尖 23
左室後静脈 153
左室心尖部 103
左室辺縁静脈 153
左室流出路 57
左室流出路面 95
左室流入路面 94
左心耳 39, 70
左心房斜静脈 13, 72, 153, 161
左側分界稜 19, 73, 83
左房後壁 122
左房天蓋静脈 80, 89
左房天井 80
左房天井憩室 90
左房天井線 85
催不整脈性右室心筋症 48
臍静脈 13, 157
三心房心 75
三尖弁後尖 52
三尖弁前尖 54
三尖弁中隔尖 52, 55, 108, 133, 136
三尖弁輪 28, 49, 129

室間孔 20

室上稜 144, 147
櫛状筋 16, 39
重症心不全 149
小心(臓)静脈 37, 153, 160
上大静脈遺残 161
上肺静脈 72
静脈洞 7, 9, 19, 157
静脈洞右角 9, 13, 16, 157
静脈洞左角 9, 16, 157
心外膜 7, 80
心外膜前駆細胞 13
心球 7, 20
心筋外套 7
心筋症 48
心筋鞘 14, 89
心腔内エコー 116
心腔 7
心室期外収縮 60
心室(間)中隔 116, 128
心室(間)中隔筋性部 7, 20, 128
心室(間)中隔膜様部 21, 51, 128, 134
心室頻拍 48
心室ペーシング 107
心室流出路 21
心ゼリー 7
心尖部四腔断面像 116, 128
心臓骨格 133, 136
心臓再同期療法 149
心臓十字 139
心臓静脈 149
心臓水平断面解析法 136
心臓発生過程 6
心内膜 7, 83
心内膜床 17
心不全 149
心房一次中隔 16
心房細動 106, 116, 120
心房細動アブレーション 107
心房二次中隔 7
心房(間)中隔 115, 117, 128
心房(間)中隔穿刺法 115
心房頻拍 70
心膜横洞 41, 83
心膜腔 83
心膜斜洞 85
心膜翻転部 83

スクリューインリード 47

線維性結合組織 10
線維輪 136
選択的右心耳造影 43
前外側交連 98
前室間静脈 152
前心臓静脈 153
前尖 94
前僧帽弁アーチ 97
前乳頭筋 144
前乳頭筋群 101
前半月弁 23, 143

僧帽弁 94
僧帽弁下アプローチ 102
僧帽弁後尖 92
僧帽弁前尖 95, 136
僧帽弁弁尖 94
僧帽弁輪 49, 94, 129
僧帽弁輪-左下肺静脈間峡部 76
総主静脈 13, 157
総肺静脈 19
臓側心膜 83

た行

胎生期静脈洞 157
大静脈洞 43, 123, 157
大心(臓)静脈 13, 152
大動脈洞 23, 136
大動脈弁 23

中隔縁柱 143
中隔乳頭筋 55, 144
中心線維体 10, 49, 136
中心(臓)静脈 152, 161
調節帯 143

ツインドーム構造 43
通常型心房粗動 28, 160

テベシウス弁 157

洞房結節 16, 73
洞房結節動脈 46

洞房口(弁) 158
洞房弁 16
動脈円錐 143
動脈幹 21

な行

2次心房中隔 7, 117
2次心房中隔心筋 123
二次孔 17
乳頭筋 94

は行

バルサルバ洞 66
バンプ現象 79
肺動脈幹 23, 62, 73
肺動脈洞 23, 65
肺動脈弁 23, 67
肺動脈弁尖 63
肺動脈弁前尖 143
肺動脈弁中隔尖 144

ヒス束 108
ヒス束アブレーション 106
ヒス束貫通部 109
ヒス束電位記録法 139
ヒス束分岐部 109
非拡張部心筋 8
左冠動脈主幹部 69
左上大静脈遺残 14, 73
左線維三角 78
左半月弁 23, 144

ブロッケンブロー法 115
副伝導路 93, 139
副伝導路焼灼法 92
分界溝 39
分界稜 16, 39, 76, 83

ペーシングリード 149
ペースメーカ植込み 107
弁 94
弁下アプローチ 92, 104
弁下組織 94
弁上アプローチ 105
弁尖 94

弁膜 24
弁輪 94

房室管 16, 20
房室結節 49, 127, 134
房室結節遅伝導路アブレーション 141
房室結節動脈 134, 139
房室結節リエントリー性頻拍 127, 140
房室中隔 116, 128, 129, 136
房室中隔膜様部 57, 134
房室ブロック 107
房室弁 94
房室弁輪 24
房室リエントリー性頻拍 91, 159
房房間伝導 120

ま行

膜性心室中隔 21
膜性中隔 49, 55, 108, 133

右線維三角 136
右肺動脈 85
右半月弁 23, 143
右卵黄嚢静脈近位部 20

無冠尖 23
無冠尖交連部 102
無冠大動脈洞 49, 136

ら行

卵円窩 117, 121
卵円窩縁 120
卵円孔 19
卵円孔開存 19
卵黄静脈 157
卵黄嚢静脈 13

流出路-大血管接合部 62
臨床心臓構造学 1

ループ形成 10

漏斗部 143

欧文索引

A

accessory pathway : AP　93
activation sequence　35
annulus　94
anterior cardiac veins : ACVs　153
anterior interventricular vein :
　AIV　152
anterior mitral arch　97
anterior mitral leaflet : AML　94
anterior papillary muscle　144
anterior pulmonary cusp　143
anterior semilunar cusp　143
anterior tricuspid leaflet : ATL　52
anterolateral commissure : ALC
　　　　　　　　　　　　98
anterolateral papillary muscle :
　APM　101
anterolateral scallop : ALS　98
anteromedial free wall : AMFW
　　　　　　　　　　41, 44
aortic leaflet　94
aortomitral fibrous continuity :
　AMFC　12, 78, 94
apical 4 chamber view　116, 128
atrioventricular canal　16, 20
atrioventricular nodal reentrant
　tachycardia : AVNRT　127
atrioventricular node : AVN
　　　　　　　　　　49, 134
atrioventricular node artery :
　AVNA　134, 139
atrioventricular septum : AVS
　　　　　　　　116, 127, 128
atrioventricular valve　94

B

Bachmann 束　47, 83, 120
basal chordae　99
basal ring : BR　63
blocking area　33
branching portion of His bundle :
　HB (BP)　49, 108, 109, 136
breakthrough point　144

Brockenbrough　116
bulbus cordis　7

C

C 型 WPW 症候群　139
cardiac adipose tissue　83
cardiac jelly　7
cardiac resynchronization
　therapy : CRT　149
cardiac skeleton　133
cardinal vein　13
cavotricuspid isthmus : CTI
　　　　　　　　　　20, 28
central fibrous body : CFB
　　　　　　　　10, 49, 136
Chiari network (網)　157
cleft　98
clinical cardiac structurology　1
common cardinal vein　157
common trunk of the pulmonary
　vein　19
common type atrial flutter : C-AFL
　　　　　　　　　　　　28
conus　21
conus arteriosus　143
conus cordis　7
Cor triatriatum　75
coronary sinus atresia　159
coronary sinus musculature : CSM
　　　　　　　　　　14, 153
coronary sinus : CS　13, 152
crux　139
CTI dependent tachycardia　28

D

delamination　24
double potential　33, 120
duplication of the coronary sinus
　　　　　　　　　　　　158

E

Ebstein 奇形　25
endocardial cushion　17

endocardium　7, 83
epicardium　7, 80
Eustachian ridge/valve : ER/V
　　　　　　　　　　20, 34

F, G

fan-shaped chordae　55
fibrous annulus　136
fragmented potential　120

great cardiac vein : GCV　13, 152

I

infundibulum　143
interatrial septum : IAS　116, 128
interleaflet triangle : ILT　67
interventricular foramen　20
interventricular septum : IVS
　　　　　　　　　　116, 128
intracardiac echo : ICE　116
isthmus dependent tachycardia
　　　　　　　　　　　　34

K

Kent 束　93, 139
Koch の三角　49, 108, 134

L

lateral free wall : LFW　41, 44
leaflet　94
left atrial appendage : LAA　39, 72
left atrial auricle : LAA　39
left atrial posterior wall : LAPW
　　　　　　　　　　　　123
left atrial roof line　85
left atrial roof vein　89
left fibrous trigone : LFT　78
left horn　157
left inferior pulmonary vein : LIPV
　　　　　　　　　　　　71
left main trunk : LMT　69
left posterior ventricular veins :

LPVVs 153
left semilunar cusp 144
left sinus horn 9
left superior pulmonary vein：
　LSPV 72
left terminal crest：LTC 19, 73, 83
ligament of Marshall：LOM
　72, 161
limbus 120
looping 10

M

main bronchus 71
marginal vein of left ventricle 153
Marshall 静脈 13, 72, 153, 161
Marshall 靭帯 13, 72, 161
membranous interventricular
　septum 21
membranous portion of
　atrioventricular septum 134
membranous portion of
　interventricular septum
　　21, 128, 134
membranous septum：MS 49, 133
middle cardiac vein：MCV 153
middle scallop：MS 98
mitral isthmus 76
mitral valve 94
mitral valve annulus：MVA 129
moderator band 143
mural leaflet 94
muscular cord 24
muscular interventricular septum
　20
muscular portion of the
　interventricular septum 20, 128
myocardial mantle 7
myocardial sleeve 89

N

neutral position 1
non-coronary aortic sinus：NAS
　49

O

oval foramen 19
oval fossa：OF 117

P

papillary muscle 94
parietal limb 144

pectinate muscle：PM 16, 39
penetrating portion of His bundle：
　HB(PP) 49, 109, 136
pericardial cavity 83
pericardial oblique sinus：POS 85
pericardial reflection：PR 83
pericardial transverse sinus：PTS
　41, 83
persistent left superior vena cava：
　PLSVC 14, 73, 161
posterior interventricular vein：
　PIV 152, 161
posterior mitral leaflet：PML 94
posterior pulmonary cusp 143
posterior tricuspid leaflet：PTL
　52
posteromedial commissure：PMC
　98
posteromedial papillary muscle：
　PPM 101
posteromedial scallop：PMS 98
primitive atrium 7
primitive heart tube 7
proepithelium 13
pulmonary septal cusp 144
pulmonary trunk：PT 62, 73
pyramidal space 137

R

RAA pocket 43
RAA suddle 42
right atrial appendage：RAA 39
right atrial auricle：RAA 39
right bundle branch：RBB 49
right fibrous trigone：RFT 136
right horn 157
right inferior pulmonary vein：
　RIPV 71
right pulmonary artery：RPA 85
right semilunar cusp 143
right sinus horn 9
right superior pulmonary vein：
　RSPV 72
right terminal crest：RTC 83
right ventricle：RV 142
right ventricular outflow tract：
　RVOT 62, 143
RV inflow tract：RVIT 144
RV outflow tract：RVOT 144
RV ring 144

S

saddle of RAA 42

sagittal bundle：SB 42
second chordae 55
septal papillary muscle 144
septal tricuspid leaflet：STL
　52, 133
septomarginal trabecula 143
septoparietal trabecula 146
sinoatrial node：SAN 16, 73
sinoatrial valve 16
sinotubular junction：STJ 63
sinus node artery：SNA 46
sinus of pulmonary trunk：SPT 66
sinus venarum：SV 43, 123
sinus venosus 7, 157
sinusoid 様管腔 37
small cardiac vein：SCV
　37, 153, 160
Subeustachian pouch：SEP 28, 31
subvalvular space 55
supraventricular crest 144, 147

T

tendinous cords 24, 94
tendon of Todaro 108, 134
terminal crest：TC 16, 39, 76, 83
terminal groove：TG 39
Thebesian valve：ThV 157
Thebesius 静脈 150
transverse myocardial bundle：
　TMB 83
triangle of Koch 134
tricuspid valve annulus：TVA
　129
twin dome structure 43

U

U 字ループ構造 12
umbilical vein 13, 157

V, W

valve 94
valve of coronary sinus：CSV 157
vein of Marshall：VOM
　72, 153, 161
ventricle 7
ventriculoarterial junction：VAJ
　62
Vieussens 弁 153
visceral pericardium 83
vitelline vein 13, 157

WPW 症候群 91, 139, 159